AF472599

TRÉSOR MÉDICINAL

DES FAMILLES

OU

LA SANTÉ PAR LES PLANTES

PAR

J. A. DURAND-CAUBET

D'après les manuscrits
Du docteur Des GUERROIS, Chevalier de la Légion d'honneur, médecin des hospices de Troyes, de l'Ecole normale, ancien Président de la Société médicale de l'Aube, etc.

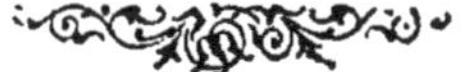

PARIS

BIBLIOTHÈQUE INSTRUCTIVE ET PRATIQUE

49, Avenue du Maine, 49

TRÉSOR MÉDICINAL

DES FAMILLES

TRÉSOR MÉDICINAL

DES FAMILLES

OU

LA SANTÉ PAR LES PLANTES

PAR

J. A. DURAND-CAUBET

D'après les manuscrits
Du docteur Des GUERROIS, Chevalier de la Légion d'honneur, médecin des hospices de Troyes, de l'École Normale, ancien Président de la Société médicale de l'Aube, etc.

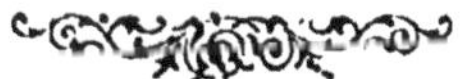

PARIS

BIBLIOTHÈQUE INSTRUCTIVE ET PRATIQUE

49, Avenue du Maine, 49

PRÉFACE

La maladie, du berceau à la tombe, nous poursuit sans relâche.

Prévenir ses attaques, quand nous n'avons pas à les repousser, est la tâche de tous les jours.

Le médecin, assurément, doit être toujours le guide éclairé qui intervient dans les maladies graves ; mais, combien de fois, n'arrive-t-il pas que le mal pourrait se traiter sans l'homme de l'art ; celui-ci, du reste, souvent n'est pas là, à la campagne surtout, où les distances sont si grandes ; le cas est parfois pressant, le malade peut mourir bientôt, et, s'il se trouve auprès de vous une personne au courant des secours à donner, vous aurez sauvé un enfant, un père, une mère, un ami.

Combien la chose est facile, à la portée de tous !

Les remèdes à nos maladies sont sous notre main ; il ne s'agit que de savoir s'en servir ; c'est ce que vient vous apprendre le volume que nous vous offrons.

M. Gladstone racontait dernièrement une anecdote, qui a sa place ici : « Je fis, un jour, une expérience de botanique très simple et néanmoins fort utile. En abattant un chêne, je me fis une entaille au doigt. Je m'aperçus avec consternation que mon mouchoir était absent et, instinctivement, j'arrachai une feuille, que j'appliquai sur la blessure. Le mal disparut, comme par enchantement, et j'admirai, plus que jamais, les applications de la botanique au soulagement de l'humanité souffrante. »

Le traitement par les plantes est le plus vrai, le plus sûr, le plus économique, et le plus facile aussi, grâce aux indications si nombreuses et si claires, renfermées dans cet ouvrage. Personne n'osera contester l'utilité des plantes, au point de vue médical. L'animal lui-même nous l'enseignerait, si nous pouvions l'ignorer. Le chien et le chat, dans leurs maladies, ne se traînent-ils pas vers les plantes qui les peuvent guérir ? L'instinct ne les trompe jamais, et la plante bienfaisante leur rend la santé. Les remèdes les plus vantés ne nous viennent-ils pas des plantes ? Et, il n'y a pas longtemps, le célèbre docteur Nélaton, malade, demandait à une personne étrangère à l'art médical, mais très versée dans la connaissance des plantes médicinales, le secours de ses soins intelligents. N'était-ce pas hautement reconnaître leur incontestable valeur ?

Nous voudrions que chaque famille eût entre ses mains ce livre, comme un guide sûr, un manuel complet ; et nous sommes convaincu qu'il deviendrait bientôt un ami pour tous, car, plus d'une fois, grâce à ses sages conseils, on lui devrait la conservation d'un être bien cher.

En éditant ce manuscrit, qui porte le nom d'un des médecins les plus éminents et les plus estimés, nous croyons faire une œuvre toute humanitaire, en continuant la sienne. Nous avons ajouté ce que les célébrités médicales ont prescrit, depuis, de meilleur et de plus simple pour le traitement des maladies.

L'ouvrage se divise en trois parties.

La Première Partie est consacrée aux plantes médicinales ; nous y donnons le nom scientifique et les noms populaires de chaque plante ; celui de la famille à laquelle elle appartient ; nous en faisons la description dans le détail, et nous en reproduisons, le plus souvent, le dessin, avec ses couleurs naturelles, ou bien en noir, suivant l'édition, afin que chacun puisse bien la reconnaître ; puis on y trouve des indications sur les parties de la plante à employer, feuilles ou fleurs, racines, écorces ou tiges ; enfin, des notions sur ses diverses propriétés médicinales, son mode d'administration, sa dose, en même temps que le nom des maladies dans lesquelles elle est indiquée.

La Deuxième Partie traite des maladies les plus ordinaires, de leurs caractères et de leurs symptômes, en termes simples et à la portée de tous ; puis on en donne le traitement, d'après les meilleurs auteurs anciens et modernes.

La Troisième Partie est une Pharmacie populaire, renfermant un grand nombre de recettes médicinales : Baume, Eaux, Elixir, Pommade, Sirops, Vins médicinaux, etc.

Nous avons ajouté un petit Dictionnaire des rares termes contenus dans le volume, qui auraient besoin d'être expliqués au lecteur.

Tel est ce livre que nous sommes heureux d'offrir à toutes les familles, et aux personnes charitables, si nombreuses de nos jours, qui aiment à secourir ceux qui souffrent.

PREMIÈRE PARTIE

PLANTES MÉDICINALES

AVERTISSEMENT

Le lecteur trouvera, dans un Dictionnaire placé avant la table générale, l'explication de certains mots qui pourraient être nouveaux pour lui.

A

ABRICOTIER

Prunus Armenica, Rosacées.

Description. — Originaire d'Arménie, l'abricotier a été importé à Rome vers le commencement de notre ère. Cet arbre n'est jamais bien élevé ; ses fleurs sont attachées aux rameaux ; les feuilles, cordiformes, sont dentées au bord et pointues à leur sommet.

Récolte. — On emploie les fruits et les amandes.

Propriétés médicinales. — La pulpe fraîche ou en conserve est *dépurative*. Les Arabes font cuire l'abricot, le font dessécher et le donnent, comme seule nourriture, contre l'*aphonie* ou *extinction de voix*.

Bouillis dans de l'huile et mangés, chaque matin, les abricots combattent la *diarrhée*.

Les amandes sont *vermifuges*.

L'huile des amandes est bonne contre les *hémorrhoïdes* et les *bruissements d'oreilles* (Matthiole). On en met sur les tumeurs hémorrhoïdales ; on en imbibe un morceau de coton que l'on met dans l'oreille.

Nous indiquerons le procédé facile de faire la pâte d'abricots. On fait bouillir, quelques instants, la pulpe qu'on passe ensuite, à travers un tamis de crin, ou un linge peu serré. Sur un feu, bien doux, on fait dessécher cette pulpe, et une fois desséchée, on y mêle le double en poids de sucre en poudre. On les pétrit ensemble, et, après avoir aplati avec un rouleau la pâte ainsi obtenue, on la coupe en rondelles, on la soupoudre de sucre fin et on la fait sécher dans un four, à feu très doux, sur des feuilles de papier, pendant 15 ou 20 heures. On conserve cette pâte dans des boîtes, entre deux feuilles de papier, et dans un endroit sec.

ABSINTHE

Arthemisia absinthium, Synantérées.

Etymologie. — Du grec *psinthion*, *a* privatif, et *psinthos*, plaisir, parce qu'elle est très amère.

Noms divers. — Herbe sainte, Herbe aux vers, Alvine.

Description. — Plante à racine vivace; sa tige herbacée s'élève à 1 mètre environ et se termine par une grappe peu fournie, de petites fleurs composées jaunes et garnies, sur leur réceptacle, de longues soies blanchâtres. Les feuilles sont alternes, molles, très découpées et d'un vert argenté. Elle se plaît dans les terrains montueux et arides. Son odeur est pénétrante et assez agréable. Toutes ses parties ont une saveur très amère et fortement aromatique.

Récolte. — On récolte la plante entière, feuilles, fleurs et tige, au mois de juillet et d'août, un peu avant la pleine floraison. Les tiges seront coupées à 4 ou 5 centimètres du sol.

Propriétés médicinales. — L'absinthe jouit de propriétés *toniques* et *excitantes* très énergiques ; elle est aussi *diurétique, vermifuge* et *fébrifuge*.

Pour éviter l'irritation de l'estomac, il faut l'employer à doses modérées. Dans la *dyspepsie,* et autres maladies atoniques du canal digéstif, elle excite l'appétit, aide la digestion. — L'absinthe serait nuisible, s'il existait une irritation chronique de l'estomac.

Dans les *diarrhées rebelles* et les *fièvres intermittentes*, elle opère d'heureux résultats.

On s'en sert contre les *aigreurs*, les *pâles couleurs*, la *jaunisse*, les *obstructions*.

L'absinthe se prend de diverses manières :

Infusion aqueuse : A la dose de 5 grammes par litre d'eau. Cette infusion provoque l'apparition des règles, quand la maladie a pour cause la langueur du système utérin.

Infusion vineuse : On met 30 à 40 grammes d'absinthe sèche dans un demi litre de vin blanc bouillant. Dans les cas pressants, cette infusion peut remplacer le vin d'absinthe, et même le vin de quinquina. On la prend par cuillerées à bouche. On s'en sert dans les fièvres intermittentes, les fièvres automnales opiniâtres, déjà accompagnées d'engorgements, les hydropisies. Comme ce liquide s'altère assez facilement, nous conseillons de n'en préparer à la fois que la quantité indiquée ci-dessus.

Poudre : On l'emploie de préférence contre les fièvres, à la dose de 2 à 5 grammes dans un liquide.

Vin : On met 32 grammes de feuilles dans un litre de vin blanc ; au bout de 24 heures d'infusion à froid, on passe avec expression et on filtre. — On le prend par cuillerée à bouche contre la jaunisse, les pâles couleurs, la débilité, l'épuisement général des forces, contre les vers, chez les enfants, et dans ce dernier cas, on y ajoute de la tanaisie.

Décoction : Dans les ulcères, même avec commencement de gangrène, on recourt avantageusement à la décoction d'absinthe, 30 à 60 grammes par litre d'eau.

Cataplasme : Si les enfants refusent de prendre le vin d'absinthe, on fait bouillir dans du lait des feuilles de cette plante avec quelques gousses d'ail, et on les applique en cataplasme sur le ventre.

Quelques petites boites d'absinthe verte, placées dans les armoires, éloignent les insectes qui attaquent les étoffes et spécialement la laine.

Contre *l'esquinancie* et certaines douleurs *articulaires*, on se trouvera bien d'un cataplasme fait avec 60 grammes de feuilles vertes d'absinthe pilées ; on mêle exactement et on applique à chaud à l'endroit de la douleur.

ACANTHE

Acanthus mollis, Acanthacées.

ÉTYMOLOGIE. — Du grec *akantha*, épine, à cause des dentelures épineuses des feuilles de l'acanthe des Grecs.

NOMS DIVERS. — Branc-Ursine, Branche-Ursine, Inérine.

DESCRIPTION. — Belle plante, haute de $0^{m}40$ à $0^{m}60$; ses feuilles larges, profondément découpées, sinueuses, lisses, sont remarquables par leurs lignes gracieuses et ont jusqu'à $0^{m}50$. De leur touffe s'élancent des pousses élégantes, surmontées par un long épi de grandes fleurs blanches, à einte légèrement rosée. L'acanthe hab ite le midi de la France.

RÉCOLTE. — On emploie les fleurs, la racine, les feuilles.

Ces dernières se récoltent avant la floraison, qui a lieu en juin et juillet.

PROPRIÉTÉS MÉDICINALES. — Les feuilles, *mucilagineuses* et *émollientes*, s'emploient, en cataplasmes, fomentation et lavements, dans les *inflammations viscérales*.

Le suc est très bon dans la *dyssenterie*, les *ardeurs d'urine*, les *hémorrhoïdes*, les *irritations d'entrailles*. Il sera très heureusement pris encore dans les maladies de la peau avec prurit, comme dans les *dartres*. La racine pourra être substituée au suc. A l'extérieur, on se sert de la décoction ou des feuilles bouillies, sur les *contusions* et les *brûlures*.

ACHE

Apium graveolens, Ombellifères.

ETYMOLOGIE. — Du mot celtique *ach*, eau, à cause des lieux humides où croît cette plante.

NOMS DIVERS. — Céleri des marais, Céleri odorant, Persil odorant, Persil sauvage.

DESCRIPTION. — Plante bisannuelle, racine courte, tige herbacée et rameuse, portant des feuilles très découpées et des fleurs d'un blanc verdâtre, disposées en ombelles. On la rencontre dans les marais et au bord des eaux. L'ache, chez les anciens, jouait le rôle, dans les cérémonies funèbres, de notre fleur d'immortelle.

RÉCOLTE. — On emploie la racine, les feuilles, les fleurs et les fruits. Les feuilles se récoltent fraîches ; les racines, la 2e année seulement, et on s'en sert toujours après dessication.

PROPRIÉTÉS MÉDICINALES. — Cette plante est *diurétique*,

expectorante, résolutive, fébrifuge. On l'emploie dans les *obstructions* des viscères abdominaux, *l'hydropisie*, la *cachexie, l'ictère, la gravelle.*

Cette plante est *diurétique*; les feuilles, coupées avec du lait, s'emploient contre l'asthme humide, le catarrhe pulmonaire, l'extinction de voix; ces mêmes feuilles servent en cataplasme, contre contusions, humeurs froides, engorgements laiteux du sein. Le suc, en gargarisme, est *antiscorbutique.* Comme *diurétique,* on emploie le suc des feuilles, à la dose de 30 à 60 grammes.

Le suc exprimé des feuilles, à la dose de 150 à 200 grammes, est un bon *fébrifuge,* au moment de l'accès. Entre chaque accès, on prendra de ce même suc dans 500 grammes de décoction concentrée de la racine sèche. Cette dose sera bue en trois fois.

Le mélange des feuilles contusées, avec du sel commun et du vinaigre, est excellent contre la *gale.*

Pour dissoudre les *glandes* dans l'engorgement laiteux des seins, provenant d'inflammation aiguë, on prépare l'onguent, dont voici la formule: On fait bouillir dans du saindoux des feuilles fraîches d'ache, on passe, puis on jette sur cette pommade une pincée de semences d'ache pulvérisée. On applique cette préparation toute chaude sur les seins.

ACONIT

Aconitum Napellus, Renonculacées.

Etymologie. — Aconit vient du grec *akoné*, pierre, car elle aime les terrains pierreux.

Noms divers. — On nomme vulgairement cette plante Napel, Capuchon, Coquelourde, Tue-loup bleu, Pistolet,

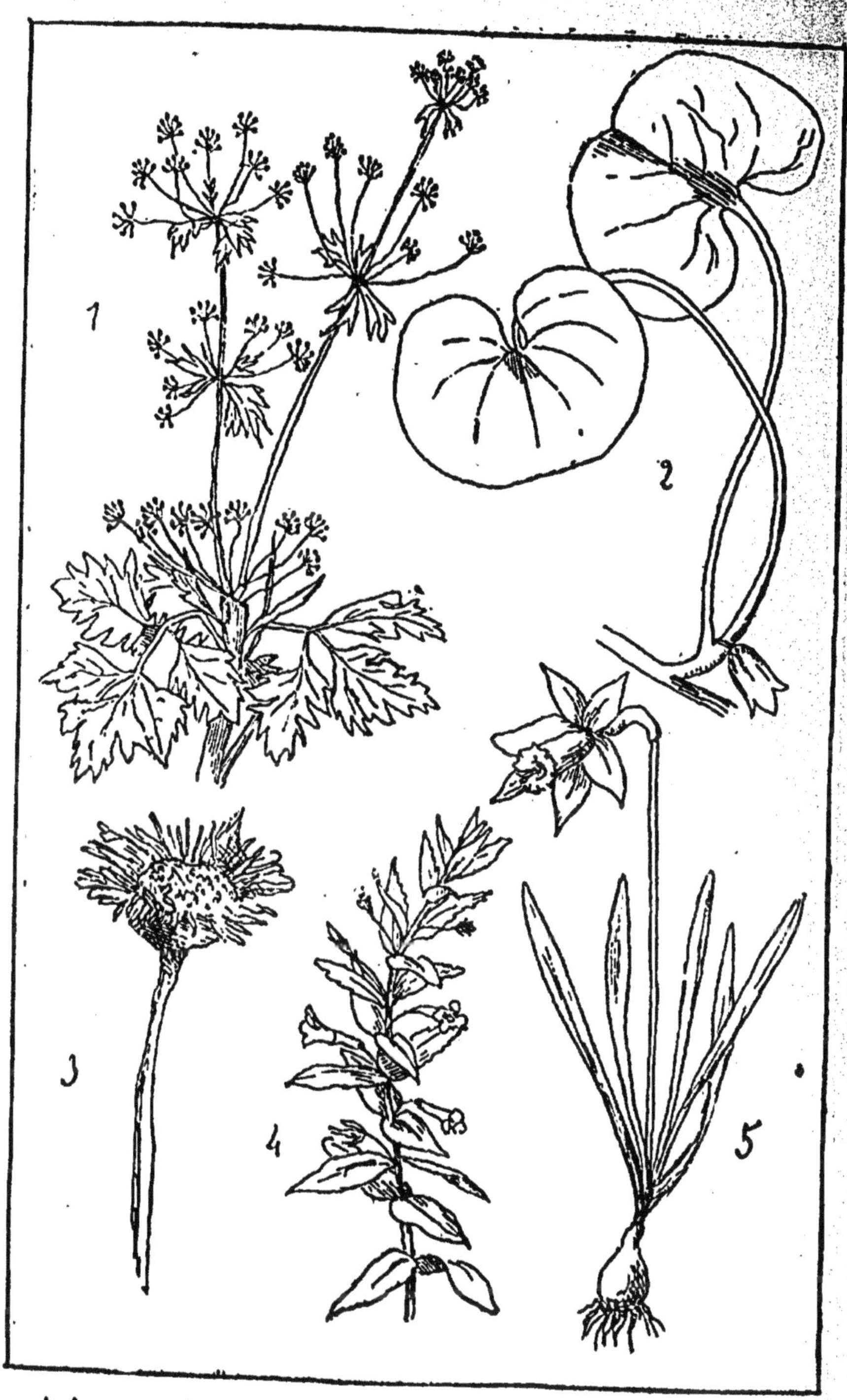

1. Ache; 2. Asaret; 3. Aunée; 4. Gratiole; 5. Narcisse des prés.

Madrielets, Capus ou Capuchon de moine, Sabot du pape, Fève de loup.

DESCRIPTION. — Belle plante vivace, de 1 mètre; racine épaisse et pivotante; grandes feuilles découpées d'un vert sombre, fleurs bleu-foncé, imitant un casque. Cette plante est cultivée dans nos jardins.

RÉCOLTE. — On emploie les feuilles et les racines; celles-ci se récoltent en automne. Il faut les laver, les sécher à l'étuve, les conserver au sec et dans l'obscurité. On doit préférer les espèces sauvages.

PROPRIÉTÉS MÉDICINALES. — L'aconit est un violent poison, dont le suc servait aux flèches des Gaulois et des Germains. Les sauvages s'en servent encore dans ce but.

Cette plante s'emploie dans les *rhumatismes*, les *névralgies chroniques*, les *paralysies*, l'*hydropisie*, et pour augmenter la *sécrétion des urines*. On ne s'en servira que sur le conseil d'un médecin.

La dose de poudre de feuilles ou de racine ne doit jamais dépasser 2 grammes.

ACORE

Acorus Calamus, Aroïdées.

ETYMOLOGIE. — Du grec *koré*, prunelle de l'œil, à cause de ses propriétés curatives pour les maux d'yeux.

NOMS DIVERS. — Jonc odorant, Roseau aromatique, Galanga des marais.

DESCRIPTION. — Cette plante qui ressemble beaucoup à l'iris jaune des marais, est très répandue au bord des étangs, des marais de l'Europe et de l'Amérique. Elle s'élève à 1 mètre, son rhizôme est rampant, aromatique, ses feuilles ont la forme d'épée, ses fleurs jaunes, petites et séniles, apparaissent en juin.

Récolte. — On n'emploie que la racine ; on la récolte au printemps ou en automne. Il faut la sécher promptement à l'étuve et l'enfermer soigneusement, pour la préserver des vers.

Propriétés médicinales. — L'acore est *excitant*, *digestif* et *sudorifique*. Dans le Nord de l'Europe, on le prépare confit avec du sucre et on le prend comme digestif. Les fragments de la racine, par leur odeur, protègent les pelleteries.

Cette plante réussit dans le traitement des *fièvres intermittentes*. La racine s'emploie en infusion, à la dose de 5 à 10 grammes par litre d'eau ; quant à la poudre, sa dose est de 2 à 4 grammes dans un sirop, au choix du malade.

En Sibérie, on l'emploie dans les *catarrhes pulmonaires* ; en Lithuanie et dans l'Inde on s'en sert comme *digestif* et *stomachique*.

AIGREMOINE

Agrimonia Eupatoria, Rosacées.

Etymologie. — Du grec *argemos*, taie, parce que la plante passait pour guérir les taies de l'œil.

Noms divers. — Agrimoine, Ingremoine, Soubeirette, Eupatoire des Grecs, Herbe de Saint-Guillaume.

Description. — Commune le long des haies, sur la lisière des bois, cette plante a des tiges vivaces, de $0^{m},60$, droites, dures, velues, feuillées ; des feuilles alternes, dentelées, vertes au dessus, blanches et velues, en dessous. Mâchées, elles ont une saveur salée. De petites fleurs jaunes, disposées en longs épis grêles, donnent naissance à un petit fruit hérissé des épines durcies du calice.

RÉCOLTE. — On emploie les feuilles et les sommités. Cueillir en juin, juillet, août; mais, pour conserver, on récoltera en automne.

PROPRIÉTÉS MÉDICINALES. — L'aigremoine est utile dans les *maladies chroniques du foie*, les *engorgements des viscères abdominaux*, les *flux muqueux*, l'*hématurie*, la *cachexie*, les *ulcères de la gorge*, l'*engorgement des amygdales*.

On s'en sert en décoction, pour gargarisme, contre les maux de gorge. Faire bouillir trois à quatre pincées de feuilles dans un litre d'eau, passer, sucrer avec le miel et ajouter un peu de vinaigre.

Avec ces mêmes feuilles, mais en plus grande quantité, et en y ajoutant son et vinaigre, on fait des cataplasmes pour *tumeurs* et *foulures*.

La décoction est très efficace contre *l'hydropisie*. (Hortius).

De même, la décoction, en gargarisme, contre l'*angine pharyngienne chronique* des orateurs et chanteurs : 30 à 40 grammes par litre d'eau. (Fleitchmann).

Dans les *diarrhées* et *catarrhes*, on prend une infusion de 15 à 25 grammes par litre d'eau.

Dans le nord de la France, les paysans font leur thé de l'aigremoine ; 4 à 5 grammes pour deux ou trois tasses d'eau.

AGRIPAUME

Leonurus cardiaca, Labiées.

ETYMOLOGIE. — Du latin *ager*, champ, et *palma*, main, allusion aux digitations des feuilles de la plante.

Noms divers. — Cardiaque, Cardiaire, Cardiale, Herbe aux tonneliers.

Description. — Cette plante vivace, qui croît autour des habitations rurales et des vieux châteaux, dans les terrains pierreux, a une tige dressée, carrée, striée, remplie d'une moëlle blanche, et s'élevant à 0m60 et 0m80. Les feuilles sont opposées, larges, cotonneuses, les inférieures à 3 lobes incisés et dentés, les moyennes plus étroites et à lobes plus pointus, les supérieures souvent entières. Les fleurs roses ou blanches, sont ponctuées de pourpre; elles paraissent en juin et en septembre.

Récolte. — On emploie les feuilles et les sommités. La plante perd, par la dessiccation, une grande partie de ses propriétés.

Propriétés médicinales. — Cette plante est *diurétique*, *sudorifique*, *antispasmodique*, *emménagogue*, *vermifuge*, et *vulnéraire*. On la recommande beaucoup dans les *palpitations de cœur*.

Cazin la conseille dans *l'asthme* humide ; sur la fin des bronchites; elle facilite l'expectoration et produit une légère excitation à la peau.

Les feuilles accélèrent la *digestion*, quand elle est dérangée par des embarras gastriques.

AIL

Allium sativum, Lilliacées.

Etymologie. — Du celtique *all*, chaud, à cause de ses propriétés.

Noms divers. — Thériaque des pauvres.

DESCRIPTION. — L'ail est originaire de la Sicile. On le rencontre, à l'état sauvage, en Espagne et en Egypte. Les bulbes renferment du mucilage, du soufre, une huile volatile, de la fécule et du sucre.

PROPRIÉTÉS MÉDICINALES. — Les anciens Egyptiens faisaient de l'ail un dieu, à cause de ses propriétés bienfaisantes.

L'ail est *excitant, rubéfiant* et *émollient, vermifuge, antiseptique.*

Les buveurs préviennent l'*ivresse* en faisant infuser quelques gouttes d'ail dans le vin qu'ils boivent, ou en mangeant de l'ail sur leur pain.

On l'emploie dans diverses maladies chroniques, sans phlegmasies, *fièvres intermittentes, hydropisie, asthme humide, catarrhe chronique, scorbut,* etc.

Les paysans évitent les *fièvres intermittentes des marais,* en mangeant de l'ail, matin et soir.

Dans les *fièvres invétérées,* prendre une gousse matin et soir, et aller progressivement jusqu'à six. La fièvre passée, diminuer progressivement jusqu'à deux, et continuer ce nombre plusieurs semaines (Cazin).

Contre les *vers,* lavements de décoction d'ail ; ajouter deux ou trois bulbes infusées dans du bouillon, du lait, ou de l'eau sucrée. Quelques morceaux de pain frottés d'ail seront également pris ; sur le ventre, appliquer en liniment deux cuillerées d'huile d'olive et deux gousses d'ail écrasées. User prudemment de ce remède dans les cas d'irritation gastro-intestinale, fréquente à la première dentition. On peut employer aussi le sirop d'ail que l'on prépare ainsi :

Gousses d'ail écrasées. . . .	500 gr.
Eau bouillante	1 litre.

Laissez infuser 1 heure, passez et ajoutez sucre, 100 gr. ; on en prend de 30 à 60 gr., le matin à jeun.

Le suc d'ail, mêlé à un verre de vin blanc pris à jeun, dissipe l'*anasarque essentielle* (Cazin).

L'ail cuit dans du lait est expectorant ; bon pour le *catarrhe pulmonaire*, l'*asthme*, la *dyspenée*. (Rosenstein).

La mastication de quelques branches de persil fait en partie disparaître la mauvaise odeur que l'ail communique à l'haleine.

On assure qu'une gousse d'ail avalée tous les matins guérit la goutte.

Contre la *coqueluche*, on donne aux enfants de 6 à 7 ans, trois fois par jour, le tiers, et, à 11 ans, la moitié d'une gousse d'ail, en augmentant graduellement la dose, avec frictions, sur la colonne vertébrale, d'un liniment au suc d'ail. Celui-ci se prépare en pilant l'ail dans un mortier, avec partie égale de saindoux ; on en frotte la pointe des pieds deux ou trois fois par jour, ou bien on le met comme emplâtre. S'abstenir de ce remède, s'il y a fièvre. (Dewees).

Contre le *croup*, prendre 20 grammes d'ail et autant de vinaigre et un double décilitre d'eau d'hysope. Broyer l'ail dans le vinaigre, verser peu à peu l'eau d'hysope, et ajouter 80 grammes de miel ; faire bouillir sur feu doux et passer. Boire par cuillerées, plus ou moins, suivant les forces et l'âge. (W. Turnbull).

Contre le *choléra*, piler cinq bulbes d'ail avec cinquante centigrammes d'encens ; se servir de cette pommade en frictions et cataplasmes sur la poitrine et le ventre, avec tasses d'infusion chaude de quelques gousses. La chaleur et la sueur surviendront promptement. (Michel d'Avignon).

A l'extérieur, l'ail remplace la moutarde ; pilé et étendu sur un linge, il fait *sinapisme*.

Le vinaigre d'ail est *antiseptique.*

Les bulbes sont bonnes pour le *cor aux pieds.* On applique sur le cor une gousse d'ail bien chaude et cuite sous la cendre, et on l'y maintient avec une petite bande de linge. On renouvelle l'application plusieurs fois par jour.

Le suc mis dans l'oreille est bon contre la *surdité;* mêlé avec l'axonge, il guérit la *gale.*

AIRELLE

Vaccinum myrtillus, Vaccinées.

ETYMOLOGIE. — Airelle vient d'*aigrelle,* à cause de son acidité ; Myrtillus veut dire *petit myrte,* à cause de la ressemblance entre ces deux arbustes.

NOMS DIVERS. — Myrtille, Raisin des bois, Gueule de lion noire, Morette, Brembollier, Brembelle, Cousinier, Aradeille, Vaciet.

DESCRIPTION. — Croît dans les pays montueux et lieux ombragés. Sa tige est divisée en rameaux nombreux, anguleux, verts, de 30 à 60 centimètres ; feuilles alternes, ovales, aiguës, finement dentées. Fleurs blanches ou rosées, en forme de grelots, solitaires et pendantes ; baies grosses comme un pois, bleues, noirâtres.

RÉCOLTE. — On emploie, en médecine, les feuilles et les fruits. Ne pas confondre ceux-ci avec ceux de la belladone, plus noirs, plus gros, plus luisants.

PROPRIÉTÉS MÉDICINALES. — Les fruits de l'airelle sont *tempérants* et *astringents.* Les baies en décoction, avec addition d'eau de cannelle, sont bonnes dans la *diarrhée des enfants* (Plasse). Dans le même cas, on emploie 60 grammes de baies sèches dans de l'eau suffisante; faire bouillir une demi heure, donner une demi-tasse, toutes les heures. (Seidl).

ALCHEMILLE

Alchemilla vulgaris, Rosacées.

ETYMOLOGIE. — De l'arabe *al-kèmelych* (alchimique), parce que les alchimistes recueillaient la rosée de cette plante, pour préparer la pierre philosophale.

NOMS DIVERS. — Pied de lion, Manteau des dames, Patte de lapin, Porte-rosée.

DESCRIPTION. — Elle croît partout, près des bois, racine de moëlle jaunâtre; tige de 25 centimètres; rameuse légèrement velue; feuilles alternes, d'un vert-jaune dessus, blanches dessous; velues sur les bords et nervures dentées. Fleurs petites, pédonculées, verdâtres, en corymbes.

RÉCOLTE. — Floraison en juin, juillet, août. Toute la plante est utilisée. Pour conserver, cueillir à la floraison.

PROPRIÉTÉS MÉDICINALES. — Cette plante est *tonique* et *astringente*.

On l'emploie dans les *flux atoniques*, les *hémorragies passives*, les *flueurs blanches*.

100 grammes en décoction dans 1 litre d'eau en font un

excellent *vulnéraire*. Dans les *hémorragies passives*, les *ulcères atoniques*, il raffermit les chairs.

Fr.-H. Hoffmann prétend que cette décoction répare, sur le corps, les outrages du temps.

DOSES. — *Infusion* : 30 à 60 grammes par litre d'eau.
Décoction : pour lotions, etc. : 30 à 60 grammes pour un demi-litre d'eau.

ALKÉKENGE

Physalis Alkekengi, Solanées.

ETYMOLOGIE. — Nom arabe de la plante.

NOMS DIVERS. — Coqueret, Coquerelle, Cerises d'hiver, Herbe à cloques.

DESCRIPTION. — Croît dans les champs cultivés, les bois taillis et les vignes. Sa racine articulée jette çà et là des fibres grêles, qui rampent au loin. Sa tige, de 30 à 50 centimètres, est dressée, anguleuse, un peu velue; verte d'abord, puis rougeâtre, prenant de la consistance à l'automne. Feuilles larges, glabres, géminées à la base, les supérieures ovales et un peu pointues. Fleurs d'un blanc terne, solitaires, inclinées en bas.

RÉCOLTE. — On utilise les baies, la tige et les feuilles; cueillir les premières en septembre; la dessiccation est plus prompte si on sépare les baies des calices. Pour la pulvérisation, les passer au four, à une chaleur de 40 degrés, pendant huit à douze heures, puis piler.

PROPRIÉTÉS MÉDICINALES. — *Rafraîchissantes* et *diu-*

rétiques, les baies sont employées dans la *gravelle*, la *rétention d'urine*, l'*hydropisie*, l'*ictère*. 4 grammes de poudre dans du vin constituent un excellent remède dans la *faiblesse* et l'*anémie* des femmes chlorotiques. Elles sont un préservatif des *accès de goutte*.

La poudre des calices et des baies donne un *fébrifuge* remplaçant la quinine ; en prendre deux fois par jour.

Dans l'*hydropisie*, les *engorgements* passifs des tissus et des organes, la *cachexie paludéenne*, on prend, le matin, à jeun, un verre de vin blanc, dans lequel ont été écrasées sept baies d'alkékenge. Pour boisson, on se sert de l'infusion de cette plante.

Les doses sont : A l'intérieur, baies fraîches et mûres, de 6 à 20 grammes par jour.

Infusion de baies : 15 à 60 grammes par litre d'eau.

Vin : 30 grammes, feuilles, tiges ou fruits, macérés huit jours dans du cidre ou du vin, forment un excellent diurétique; 60 à 100 grammes feront un excellent fébrifuge.

A l'extérieur, 60 à 120 grammes, dans un litre d'eau, serviront pour lotions et injections.

ALLELUIA

Oxalis acetosella, Oxalidées.

Etymologie. — Sa floraison vers Pâques lui a valu son nom d'*Alleluia*.

Noms divers. — Surelle, Oxalide, Pain de coucou, Oseille de bûcheron, Oseille de Pâques, Oseille à trois feuilles.

Récolte. — On emploie toute la plante à l'état frais, car elle perd sa saveur acide par la dessication.

PROPRIÉTÉS MÉDICINALES. — L'alleluia *apaise la soif et la fièvre*, favorise la *sécrétion des urines* et *relâche* quelquefois. On en fait une excellente limonade qui remplace le citron. Quand on fait de longues marches, on calme très bien la soif, en mâchant des feuilles d'alleluia. On les mâche également avec avantage dans les *ulcérations* de la bouche et de la gorge ; cette plante est *antiscorbutique*. Cuite et placée en cataplasmes sur les abcès froids, elle en facilite la suppuration. Observez que cette plante est nuisible à certains calculeux, par son oxalate de potasse.

DOSES. — *Décoction* : 30 grammes pour un demi-litre d'eau ou de petit lait.

Suc : 30 à 80 gr.

AMANDIER

Amygdalus communis, Rosacées.

ETYMOLOGIE. — Du grec *amygdalê*, amande.

NOMS DIVERS. — Mandoule.

DESCRIPTION. — L'amandier, originaire de l'Asie, s'est acclimaté dans le midi de la France, où il a été introduit en 1548. C'est un arbre de 5 à 6 mètres de hauteur, à feuilles oblongues, lancéolées, dentelées, aiguës, à fleurs axillaires, solitaires, au calice campanulé, de couleur blanche ou rosée. L'épanouissement se faisant dès les premiers beaux jours, l'amandier est très exposé à la gelée.

Il nous fournit deux variétés principales : l'une à amandes douces qui produit celles qu'on emploie communément en pharmacie ; elles nous donnent l'huile si connue sous le nom d'*huiles d'amandes douces,* et la *pâte d'amandes douces* ; l'autre, à amandes amères, contient de l'acide cyanhydrique.

RÉCOLTE. — On emploie les amandes douces et les amandes amères.

PROPRIÉTÉS MÉDICINALES DES AMANDES DOUCES. — Un bouillon de veau et d'amandes douces coupées par morceaux est *adoucissant* et *rafraîchissant.*

Des amandes grillées avec du seigle remplacent le café. (Dillon).

Aux convalescents, on recommande les amandes torréfiées, soit entières, mangées avec du pain, soit en potage, pulvérisées et mêlées à l'orge. Observez toutefois que c'est de digestion difficile.

Le biscuit d'amande est recommandé aux *diabétiques.* Pour le faire, verser sur leur poudre de l'eau bouillante, légèrement acidulée par l'acide tartrique ; ajouter des œufs à la farine, puis confectionner le biscuit.

Le lait d'amandes est adoucissant, rafraîchissant, calmant dans les *irritations, fièvres, inflammations* des voies urinaires et gastro-intestinales.

Contre l'inflammation chronique des viscères abdominaux, prendre bouillon de poulet coupé avec lait d'amandes. (Rocques).

Dans les *bronchites aiguës* et *toux* opiniâtres, prendre partie égale d'huile d'amandes douces, de miel et de jaunes d'œufs. Délayer dans une décoction de fleurs de guimauve ou de coquelicot.

Contre l'*inflammation de poitrine* et la *coqueluche,* prendre une poignée de coquilles d'amandes, les concasser, les faire bouillir, une heure dans un litre d'eau, filtrer dans un linge de coton fin, mêler au lait.

Contre les *inflammations abdominales et la constipation opiniâtre*, frictionner le bas-ventre avec la main trempée dans de l'huile d'amandes chauffée. Quand l'huile est absorbée, en prendre de nouvelle, et continuer ainsi, pendant un quart d'heure ou demi-heure. Des bains tièdes aideront au traitement. (Ch. Leroy).

Le *lait d'amandes douces* se prépare ainsi : On pile dans un mortier les amandes privées de leur épiderme, et on délaye le tout dans une certaine quantité d'eau, qu'on passe ensuite à travers un filtre. On se sert du lait d'amandes contre les irritations des organes digestifs et urinaires.

Le *sirop d'orgeat* est un mélange de lait d'amandes douces et de décoction d'orge.

Propriétés médicinales des amandes amères. — L'amande amère renferme le poison connu sous le nom d'acide cyanhydrique ; c'est dire qu'il faut en user avec prudence. Dans les fièvres, prendre une heure avant l'accès, une dose d'une émulsion d'amandes, 6 ou 8 grammes dans 125 grammes d'eau. Dose légère pour enfant.

Dans les *flueurs blanches*, accompagnées d'irritabilité de l'estomac et du système nerveux, qui interdirait les amers et les ferrugineux, prendre des amandes amères entières, de une à six par jour; on diminue ou on suspend, quand il y a vertiges ou nausées.

Dans la *coqueluche*, on prend toutes les trois heures deux gouttes d'huile d'amandes amères : on peut aller jusqu'à huit et dix.

A l'extérieur, la pulpe d'amande amère, humectée d'eau de laurier-cerise, cons[illegible] cataplasme pour les *douleurs névralgiques, gastralgiques, hépatiques, néphrétiques.*

Contre les *migraines et douleurs vives*, recourir au cataplasme de farine de tourteaux d'amandes amères, délayées dans de l'eau tiède. Il est d'abord légèrement *rubéfiant*, pour devenir bientôt *calmant* et *sédatif*.

AMADOUVIER

Boletus ungulatus, Champignons.

Etymologie. — Du grec *bôlos*, boule, parce que le chapeau de la plupart de ces plantes est globuleux. Amadouvier, d'où Amadou, vient de *admanum dulcis*, doux à la main.

Noms divers. — Agaric du chêne, Boula.

Description. — Le champignon se trouve communément sur les arbres des grandes forêts, le chêne, le hêtre, le frêne, le mélèze. Il acquiert parfois une grosseur considérable. On le distingue à son écorce noire, à son aspect intérieur ferrugineux et à ses tubes très petits.

Récolte. — Après avoir choisi les plus beaux morceaux du champignon, on ôte l'écorce, pendant qu'ils sont encore frais, et on en sépare toute la partie tubuleuse, puis on coupe la chair par tranches minces, et on la bat avec un maillet, en la détirant et la mouillant de temps en temps : ensuite, on la fait sécher et on la bat de nouveau à sec ; enfin, on la frotte entre les mains, jusqu'à ce qu'elle soit douce et moelleuse.

Propriétés médicinales. — On l'emploie contre les *hémorragies*, non pas qu'il ait des propriétés astringentes mais parce que, en absorbant rapidement la partie séreuse du sang, il favorise la formation d'un caillot.

On se sert encore de l'amadou pour doubler l'intérieur,

des vêtements appliqués sur la peau, et entretenir ainsi une douce chaleur, chez les personnes atteintes de *douleurs rhumatismales* ou autres.

ANCOLIE COMMUNE

Aquilegia vulgaris, Renonculacées.

ETYMOLOGIE. — *Aquilegia* signifie *urne*, allusion à la forme de ses pétales.

D'autres comparent ses nectaires contournés et aigus à la serre d'un aigle.

NOMS DIVERS. — Gants de Notre-Dame, Eglantine, Colombine.

DESCRIPTION. — Herbe rameuse, un peu velue; feuilles découpées, d'un vert foncé en dessus et glauque en dessous: fleurs pendantes, colorées d'une teinte qui varie du bleu au rouge, au violet et au blanc. L'ancolie croît dans les bois et le long des haies.

RÉCOLTE. — On emploie la racine, les feuilles, les fleurs et les graines. La floraison a lieu en juin et juillet.

PROPRIÉTÉS MÉDICINALES. — L'ancolie est *apéritive*, *diurétique*, *anti-scorbutique*, *diaphorétique*. La poudre des semences, en infusion ou émulsion, favorise l'éruption de la *variole*, de la *rougeole*, de la *scarlatine*. Elle est *dépurative* dans les affections cutanées chroniques, notamment dans les *croûtes de lait ;* dans ce cas on emploie une émulsion de 50 centigrammes à 2 grammes, suivant l'âge, ou une infusion de 1 gramme à 4 grammes, pour 200 grammes d'eau bouillante, coupée dans du lait et sucrée avec du sirop de pensée sauvage; à prendre dans les 24 heures.

Il y a souvent aggravation en commençant, mais après 15 jours, survient l'amélioration, puis la guérison après un ou deux mois. (Cazin).

ANÉMONE

Anemona pulsatilla. Renonculacées.

ETYMOLOGIE. — Du grec *anémos*, vent, parce que cette fleur ne s'épanouit qu'au souffle du vent, et qu'elle aime les endroits montueux et exposés au vent.

NOMS DIVERS. — Silvie, Anémone silvie, Fenouil des bois, Herbe du vent.

DESCRIPTION. — Plante vivace, à feuilles radicales, velues, à découpures fines, pointues; sa hampe haute de 0,30 c. porte une grande fleur violette foncée et velue à l'extérieur. Fleurit le long des haies et bois, au printemps.

RÉCOLTE. — S'emploie fraîche, racine, feuilles et fleurs. Si on veut conserver toute l'année ses propriétés âcres et vésicantes, faire macérer dans 1 litre de vinaigre une poignée d'anémone.

PROPRIÉTÉS MÉDICINALES. — C'est un violent poison dont on empoisonne les flèches, au Kamtschatka. Se borner à l'usage externe.

Les feuilles pilées font *vésicatoire*.

Nous signalerons le danger de la plante pilée mise sur le poignet, contre les fièvres intermittentes.

L'application sur la peau, pendant 4 ou 5 heures, de compresses imbibées du vinaigre, indiqué plus haut, produit l'effet de l'état frais.

Contre la *gale*, user de ce vinaigre, en lotions, tous les soirs.

En Angleterre, on fait usage du vinaigre d'anémone contre le *coryza*. On en répand un peu dans le creux de la main, que l'on tient sous le nez, jusqu'à évaporation.

ANETH

Anethum graveolens, Ombellifères.

ETYMOLOGIE. — Du grec *anéton*, fenouil.

NOMS DIVERS. — Aneth odorant, Fenouil puant, Fenouil bâtard.

DESCRIPTION. — Plante annuelle cultivée. Tige de 0^{m} 40 à 0^{m}50, alternativement blanche et rougeâtre. Feuilles alternes, presque trois fois ailées; fleurs jaunes, en ombelles demi-ouvertes.

Les anciens gladiateurs, pour assouplir et fortifier leurs membres, se servaient d'une huile extraite des graines d'aneth. Les Romains se couronnaient d'aneth dans les festins.

RÉCOLTE. — On emploie les fruits, les feuilles et les sommités. La récolte se fait en août, mais successivement. Cueillir les bouquets à mesure qu'ils brunissent, par un beau jour et avant la rosée; battre au fléau, comme le blé; puis vanner et conserver dans un sac en un lieu bien sec.

PROPRIÉTÉS MÉDICINALES. — L'aneth est *stimulant*. Les fruits sont employés pour *débilité gastrique, coliques venteuses, gastralgie*. Ils augmentent la sécrétion du lait des *nourrices*. L'infusion est de 4 à 8 gr. par litre d'eau.

ANGÉLIQUE

Angelica Archangelica, Ombellifères.

Etymologie. — Du mot *angelus*, par allusion à son agréable odeur et à ses propriétés médicinales.

Noms divers. — Archangélique, Herbe du Saint-Esprit.

Description. — Fleur de jardin. La tige atteint jusqu'à 2 mètres de hauteur; feuilles grandes et dentées, vertes dessus, blanchâtres en dessous ; fleurs très nombreuses, verdâtres, en ombelles très grandes.

La racine est grosse, charnue, fusiforme. Les fruits sont oblongs, durs, cannelés; les semences sont anguleuses. La plante a une odeur et une saveur musquées et aromatiques.

Récolte. — On emploie la racine, la tige et les fruits. La récolte se fait quand les premières ombelles commencent à défleurir, vers juin et juillet; on coupe ras-terre. Les racines se récoltent en septembre ; on les fend en morceaux, pour les sécher, puis on les met dans des boîtes de bois.

Propriétés médicinales. — Cette plante *tonique, excitante, stomachique, emménagogue*, s'emploie dans l'*atonie des organes digestifs*, la *dyspepsie*, les *coliques flatulentes*, certaines *céphalalgies nerveuses*, les *névroses* avec débilité, la *chlorose*, la *leucorrhée*, les *scrofules*, etc.

Elle est *diaphorétique* et *expectorante*, dans la dernière période des *bronchites aiguës* et dans les *bronchites chroniques* avec atonie.

On doit préférer l'emploi de la racine.

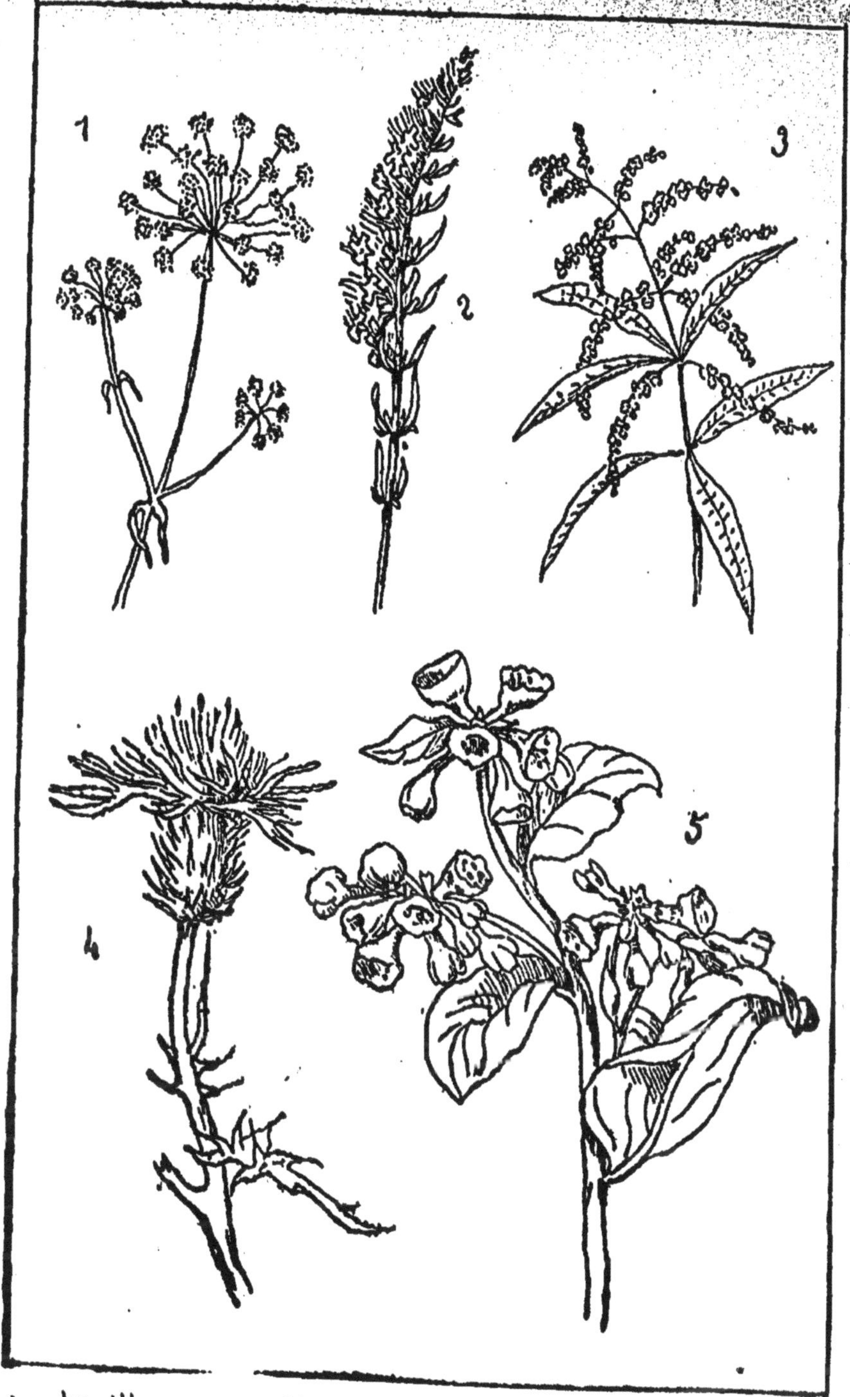

1. Angélique; 2. Hysope; 3. Verveine; 4. Centaurée;
5. Pulmonaire.

Les feuilles à l'extérieur, sont *résolutives*, comme l'ache et le persil.

On donne les sommités des jeunes tiges en infusion, ou bien la racine en tisane, à la dose de 6 gr., pour un demi-litre d'eau. On prépare aussi un vin médicinal : racines coupées par morceaux, 30 gr. ; cannelle, 8 gr. ; vin rouge, 1 litre ; faire infuser à froid, 4 jours, dans un vase bien fermé ; filtrer. Une cuillerée de ce vin, pour stimuler les voies digestives.

On prépare aussi pour les malades une liqueur d'angélique :

Racines d'angéliques coupées en tranches minces	30 gr.
Eau bouillante.	300 gr.
Eau de vie.	1 litre.
Sirop de vinaigre.	40 gr.
Jus de citron	100 gr.

En voici une autre apéritive et digestive :

Tiges vertes d'angéliques. . . .	20 gr.
Eau-de-vie	500 gr.
Eau	300 gr.
Sucre	700 gr.

On met d'abord macérer dans l'eau-de-vie les tiges d'angélique coupées menues ; 4 jours après, on ajoute le sucre et l'eau, on laisse macérer 6 ou 7 jours, et on filtre.

Voici la manière de confire l'angélique : On coupe les tiges de grandeur égale, aussi bien les grosses que les petites, et on les met dans une bassine sur le feu avec beaucoup d'eau ; après quelques bouillons, on ôte la bassine du feu, et, après avoir retiré les tiges d'angélique une à une pour leur enlever les fils, on les remet dans une nouvelle eau. On les replace sur le feu et l'on continue à les faire blanchir à grande eau, jusqu'à ce que, en les touchant avec le doigt, on les trouve assez tendres pour recevoir le sucre. Il faut alors les retirer du feu, les passer plusieurs fois à l'eau froide, les égoutter et enfin les mettre au sucre.

Pour cela, on prépare un sirop, dans lequel on met en sucre le poids de l'angélique. Dans ce sirop, on fait bouillir à gros bouillons les tiges, que l'on a dû laisser égoutter, jusqu'à ce qu'il n'y ait plus d'écume ; alors on verse le tout dans une terrine. Le lendemain, on fait bouillir le sirop seul et on le jette sur les tiges. Cette opération se répète trois jours après. On les met alors sécher à l'étuve, en les saupoudrant de sucre.

Voici maintenant la recette pour fabriquer une crême d'angélique :

On fait infuser, 8 jours, graines d'angélique 250 gr.
Girofle. . . . . 8 gr.
Petite gousse de vanille . . . . . . 1 gousse
Esprit de vin . . . . 2 litres.

On décante l'esprit de vin, et alors on prépare un sirop de sucre :

Sucre. . . . . 3 kil.
Eau . . . . 1500 gr.

On verse ce sirop tout bouillant dans une cruche de grès contenant 250 gr. de râpures d'angélique verte. Quand le mélange est froid, on y ajoute l'esprit de vin et on laisse infuser le tout pendant 1 mois environ, en ayant soin de tenir la cruche bien bouchée. On tire à clair, on filtre et on met en bouteilles.

Le ratafia d'angélique se prépare, en faisant macérer des tiges fraîches de la plante et des amandes amères dans de l'eau-de-vie ; on y ajoute du sirop de sucre, et on filtre, après quelques heures de repos.

La racine d'angélique, 5 à 10 gr., en décoction dans un

demi-litre d'eau et prise chaque matin, maintient la santé ; cette recette vient d'un centenaire qui en a fait usage.

ANIS

Pimpinella anisum, Ombellifères.

ETYMOLOGIE. — De son nom arabe *anisum*.

NOMS DIVERS. — Boucage à fruits suaves, Anis boucage, Pimpinelle anis.

DESCRIPTION. — Plante cultivée à cause de ses graines. Tiges annuelles, glabres, hautes de 0m30. Feuilles radicales cordiformes, arrondies, dentelées, se retrécissent et deviennent linéaires à la partie supérieure. Fleurs petites, blanches, en ombelles. Graines, couleur grisâtre, et recouvertes d'une fine pubescence dans leur jeunesse.

RÉCOLTE. — On emploie les fruits ou semences ; récolte comme pour l'aneth.

PROPRIÉTÉS MÉDICINALES. — Cette plante *stimulante*, *stomachique*, *carminative*, *diurétique*, *expectorante*, *emménagogue*, s'emploie contre la *débilité des voies digestives*, la *gastralgie*, les *flatuosités*, les *coliques spasmodiques*, les *tranchées des enfants*, la *dyspepsie*, *la céphalalgie*, dépendant de l'estomac, les vertiges, et les éblouissements. L'anis est nuisible, s'il y a irritation.

Les nourrices calment les *coliques des nourrissons*, en buvant une infusion d'anis. Il purge bien les nouveaux-nés, à la dose de 1 gr. 20 cent.

On l'emploie à l'extérieur pour résoudre les *engorgements laiteux* et les *ecchymoses*, en fomentations, lotions, cataplasmes.

L'anis est recommandé aux *goutteux* et aux *hypocondriaques*. On dissipe souvent les *flatuosités* et l'oppression de l'*asthme*, en fumant des semences d'anis.

Infusion de graines, 4 à 8 gr. par litre d'eau; poudre, 2 à 6 gr. mêlés avec du sucre, ou délayés dans de l'eau ou du vin.

Le ratafia d'anis s'obtient par la macération de 45 gram. d'anis dans 1500 gram. d'eau-de-vie, à 24 degrés; on ajoute 80 gram. de sucre dans un litre d'eau; on laisse reposer et on filtre.

ARGENTINE

Potentilla anserina, Rosacées.

ETYMOLOGIE.—Argentine à cause de la couleur argentée des feuilles. — Potentille, du latin *potentia*, puissance, vertu, à cause de ses vertus curatives. — Anserina, parce que les oies la recherchent.

NOMS DIVERS. —Bec d'oie, Agrimoine sauvage.

DESCRIPTION. — Ressemble beaucoup au fraisier. Très abondante dans les gazons un peu humides. Tiges grêles, presque filiformes, couchées; feuilles profondément divisées et dentées, recouvertes d'un duvet à teinte d'argent, qui lui a valu son nom. Fleurs solitaires, jaunes, à pétales beaucoup plus longs que le calice.

RÉCOLTE. —On emploie l'herbe et la racine.

PROPRIÉTÉS MÉDICINALES. — *Astringent*, conseillé dans la *diarrhée*, la *dyssenterie*, les *hémorragies*. La racine se prend en décoction, 40 à 50 gr. par litre d'eau, contre l'*anasarque* consécutive aux fièvres paludéennes ; en lotions et tomentations, pour les *hémorrhoïdes enflammées.*

Un morceau de sa racine, mâché de temps en temps, raffermit les *gencives* et *prévient le mal de dents.*

ARISTOLOCHE

Aristolochia clematis, Aristolochées.

Etymologie. — Du grec *aristos*, très bon, et *locheïa*, accouchement, allusion à ses propriétés curatives.

Noms divers. — Aristoloche clématite, Aristoloche des vignes, Sarrazine.

Description. — Tige frêle de 50 à 70 cent. Feuilles un peu plissées sur les bords, veinées en dessous. Fleurs jaunâtres, de 3 à 6 ensemble. On la trouve dans les haies, bois, lieux incultes. Vivace.

Récolte. — On emploie la racine. La floraison a lieu en juin et juillet.

Propriétés médicinales. — L'aristoloche est employée en médecine comme *apéritive, tonique, vulnéraire.* L'infusion de 12 à 15 gr. dans un litre d'eau, édulcorée de miel, est un remède énergique dans les *flux d'urine* et les *menstrues.* On peut aussi prendre 4 gr. de poudre dans du vin. Même remède recommandé dans les *pâles couleurs, fièvres intermittentes, asthme humide, paralysie, goutte-sereine.*

La dose de la racine fraîche, en décoction, est de 10 à 15 gr. par litre d'eau ; si la racine est sèche, on double la dose.

On s'en sert en décoction, à l'extérieur, contre les *ulcères sordides*. Contre la *goutte* : prendre par verrées, dans la journée, la décoction aqueuse. Même remède, pour ranimer les *fonctions de l'utérus*.

Plante nuisible aux femmes nerveuses ; et quand il y a spasme et pléthore.

Le *baume samaritain* est fait avec l'aristoloche : huile d'olive fine 250 gr., vin rouge vieux, 200 gr. ; racine hâchée d'aristoloche, 4 gr. ; battre le mélange, puis faire cuire jusqu'à ce que le vin soit évaporé. Excellent contre les douleurs.

ARMOISE

Arthemisia vulgaris, Composées.

Etymologie. — Du mot *Artémis*, nom donné par les Grecs à la Diane des Latins.

Noms divers. — Herbe de la Saint-Jean, Couronne de Saint-Jean, Ceinture de la Saint-Jean, Herbe de feu, Herbe à cent goûts.

Description. — Plante vivace, d'une odeur peu agréable et d'une saveur amère, atteint jusqu'à 1 mètre 50 centimètres de hauteur ; tige rougeâtre et ligneuse, feuilles grandes, d'un vert sombre dessus, grisâtres et cotonneuses dessous, et placées tout le long de la tige. Fleurs jaunâtres ressemblant à de petits grelots.

Récolte. — On emploie la racine, les feuilles et les sommités. Récolter en juin ou juillet ; en faire des guirlandes, que l'on met au séchoir. Prévenir la moisissure des racines. Préférer la plante cueillie dans les lieux secs, arides.

Propriétés médicinales. — *Tonique, stimulante, antispasmodique, emménagogue,* l'armoise est efficace dans l'*hystérie,* la *chlorose,* l'*aménhorrée,* la *chorée,*les *convulsions des enfants,* l'*épilepsie,* etc.

La vapeur de la décoction dirigée sur le point convenable rappelle les règles ; les lavements produisent le même effet. Les cataplasmes des feuilles et des sommités, sur le bas-ventre des nouvelles accouchées, aident à l'expulsion des caillots sanguins.

Contre l'*aménorrhée,* prendre de 30 à 80 gr. de suc, à jeun, pendant les 10 jours qui précèdent l'époque habituelle des règles. Si le suc répugne, remplacer par une décoction des sommités à prendre tiède chaque matin. (Cazin).

Contre l'*hystérie,* 4 gr. de feuilles en poudre, répétés quatre fois par jour. (Home).

Contre les *convulsions de la 1re dentition,* 2 centigr. et demi de poudre de racine, mêlés à 25 centigr. de sucre pulvérisé ; prendre la dose d'heure en heure ; aller jusqu'à 10 centigr.

M. Burdach raconte avoir obtenu par l'armoise des guérisons complètes d'épileptiques. Voici comment il procéda : Il faisait coucher le malade et lui donnait la potion au lit, puis le couvrait fortement. La sueur survenait avec abondance, et le malade ne sortait du lit, que lorsque la transpiration avait cessé. La guérison radicale arrivait quelquefois le premier jour, mais il y avait toujours du soulagement. On doit mettre un jour d'intervalle entre chaque dose.

Ce même traitement sera avantageusement suivi par les jeunes filles de 12 à 15 ans, atteintes d'*accidents épilepti-*

formes, provenant des efforts de la nature à cet âge critique.

ARNICA

Arnica montana, Synanthérées.

ETYMOLOGIE. — Altération du grec *ptarmicos*, qui fait éternuer.

NOMS DIVERS. — Bétoine de montagne, Bétoine des Vosges, Herbe aux prêcheurs, Plantain des Alpes, Tabac des Savoyards, Quinquina des pauvres, Herbe aux chutes, Herbe à éternuer.

DESCRIPTION. — Tige d'un vert pâle, poilue au sommet; feuilles fermes, adhérentes à la tige, pubescentes en dessus, nervées comme celles du plantain; fleurs grandes d'un jaune doré, la principale accompagnée de deux autres plus petites, se trouve dans les montagnes du Centre et du Midi de la France.

RÉCOLTE. — Fleurit en juillet. On emploie les racines, les feuilles et les fleurs.

PROPRIÉTÉS MÉDICINALES. — Les fleurs sont utilement employées dans les *contusions, bosses sanguines*, pourvu qu'il n'y ait pas de plaie. On en fait infuser une pincée, dans une tasse d'eau bouillante; on la donne à boire légèrement sucrée. Les feuilles et les fleurs sont alors employées aussi, sous forme de cataplasme; on les fait bouillir dans de l'eau ou du vin, et on les met sur les parties contuses.

Contre la *chorée* : 10 gouttes de teinture d'arnica, dans une tasse d'infusion de tilleul, à prendre le matin, à jeun;

prendre la même dose, à 5 heures du soir. Faire précéder la première prise, d'une infusion de 4 à 8 gr. de fleurs, à prendre dans un lavement. Les vomissements, qui pourraient survenir, cessent bientôt.

Contre la *coqueluche*, 2 gr. en décoction, à prendre dans la journée.

Contre la *dyssenterie putride*, 15 décigrammes de poudre, toutes les deux heures, dans une tasse d'eau.

Stoll vante l'arnica comme *fébrifuge* et l'appelle le *quinquina des pauvres* ; il le regarde aussi comme le spécifique de la *dyssenterie*.

Voici la formule de la potion anti-typhoïde de Bornedz : Fleurs d'arnica, 8 gr. Eau bouillante, 210 gr. Laissez reposer, passez et filtrez. Ajoutez, gomme arabique, 8 gr., sirop d'écorces d'orange 32 gr. ; prendre une cuillerée toutes les 5 heures.

La teinture d'arnica se prépare ainsi :

Fleurs d'arnica.	25 gr. ;
Canelle	5 gr. ;
Girofle	5 gr. ;
Semences d'anis	50 gr. ;
Alcool	500 gr. ;

Laissez macérer pendant 8 jours ; passez et tenez la bouteille bien bouchée pour la conservation de la teinture. On l'administre à la dose d'une cuillerée, 2 ou 3 fois par jour, dans un demi verre d'eau sucrée.

Voici une autre formule :

Fleurs d'arnica.	50 gr. ;
Canelle	10 gr. ;
Girofle	10 gr. ;
Fleurs de balsamines. . . .	15 gr. ;
Fleurs de millepertus. . . .	10 gr. ;
Alcool	1 litre.

Faire macérer 15 jours et passer.

Mélangée avec quantité égale d'eau et mise en compresse, sur les contusions, cette teinture est un excellent remède.

Si la contusion est intérieure, on prend une cuillerée de cette teinture, dans 1 verre d'eau sucrée, et on renouvelle cette potion 3 fois par jour.

ARRÊTE-BŒUF

Ononis spinosa, Légumineuses.

Etymologie. — Ses tiges traînantes font obstacle à la charrue, de là son nom.

Noms divers. — Bugrane, Chaupoint, Tenon, Herbe aux ânes, Tabouret du diable.

Description. — Tiges dures et traînantes, épineuses; feuilles allongées et velues; fleurs rouges, en juillet. Elle croît partout, surtout dans les lieux incultes.

Récolte. — Racine, feuilles et fleurs sont employées. La racine peut s'arracher en tout temps.

Propriétés médicinales. — Cette plante agit sur les *organes urinaires*; la dose est de 2 gr. de poudre dans du vin, ou de 30 à 60 gr. de la racine en décoction dans un litre d'eau.

Contre la *gravelle*, le *catarrhe chronique de la vessie*, on prendra une demi-tasse, toutes les heures, d'une décoction d'arrête-bœuf et d'oignon, édulcorée avec le miel.

La décoction aqueuse de feuilles et de fleurs, en gargarismes, avec un peu de miel et de vinaigre, est bonne pour les *maux de gorge*.

La décoction de toute la plante est efficace en gargarismes contre les *ulcères scorbutiques* des gencives.

ARROCHE

Atriplex hortensis, Chénopodiacées.

Etymologie. — De son nom grec *atraphaxis*, qui n'est pas nourrissant, à cause des propriétés relâchantes de cette plante.

Noms divers. — Bonne-dame, Folette, Épinard rouge.

Description. — Plante potagère, originaire de la Sibérie, annuelle, glabre, qui s'élève jusqu'à 2 mètres. Ses tiges herbacées sont rameuses, anguleuses, et ses feuilles assez grandes, presque triangulaires, sont d'un blanc jaunâtre des deux côtés; les fleurs, petites et verdâtres, sont en grappes.

Récolte. — Juin et juillet. On emploie les feuilles et les fruits.

Propriétés médicinales. — Les feuilles sont *émollientes*, dans le bouillon de veau ou de poulet, pour les *inflammations* des organes digestifs et des voies urinaires. Les fruits sont un *vomitif* doux, à la dose de 2 à 8 gr. en infusion. Ils sont aussi purgatifs.

ARTICHAUT

Cynara Scolymus, Synanthérées.

Etymologie. — De l'arabe *ardischoki*, formé de *ardi*, terre, et *schok*, épine.

Description. — L'artichaut, qui a passé de l'Ethiopie chez les Hébreux et les Grecs, est une plante potagère acclimatée dans nos jardins.

Récolte. — On emploie les involucres, réceptacle, les feuilles, la tige et la racine.

Propriétés médicinales. — Contre l'*hydropisie*, la *jaunisse*, on recommande la décoction de la racine qui est *diurétique* et *apéritive*, dans du vin blanc, ou bien de 30 à 100 gr. du suc de ses feuilles, dans un verre de vin blanc.

Contre la *diarrhée* et affection chronique des *intestins*, un excellent remède consiste à manger, pendant quelque temps, chaque jour, 4 artichauts crûs à la poivrade. (Moissonnet.)

Avant la découverte du quinquina, l'artichaut était employé comme *fébrifuge*. Les habitants du Berry en font encore un fréquent usage contre les fièvres intermittentes de saison.

ARUM MACULÉ

Arum maculatum, Aroïdées.

Etymologie. — Les taches des feuilles lui ont donné le nom de maculé. L'étymologie du mot arum est inconnue.

Noms divers. — Gouet, Pied de veau, Vaquette, Langue de bœuf, Herbe à pain, Chou poivré.

Description. — Plante vivace; le rhizôme de l'arum est assez volumineux, arrondi, blanchâtre. La feuille, en forme de flèche, est tachetée de points noirs. La hampe est rougeâtre; la spathe, ou enveloppe de la fleur, en forme de cornet, est un peu violette sur les bords. Abonde dans les lieux humides.

RÉCOLTE. — On emploie la racine et les feuilles. On doit récolter ces dernières avant la fructification, d'août à octobre. Les racines s'arrachent au printemps et en automne. Employer la racine de l'année.

PROPRIÉTÉS MÉDICINALES. — L'arum est un violent poison. Par la torréfaction ou des ébullions répétées, il perd ses propriétés toxiques et donne une fécule blanche très nourrissante, qui a une grande analogie avec le manioc.

Contre la *coqueluche*, prendre, en commençant, trois fois par jour, puis cinq fois, 30 cent. de racine pulvérisée. Ne pas s'inquiéter s'il survient des vomissements ou de la diarrhée; ils disparaîtront.

Contre l'*asthme humide*, la *cachéxie*, l'*hydropisie*, prendre la racine, comme *purgative* et *diurétique*, 2 ou 3 gr. dans une tisane d'orge.

Contre le *scorbut*, on l'emploie ajoutée au vinaigre.

Contre le *rhumatisme chronique*, on prendra 50 centigr. de poudre de racine, 3 fois par jour, dans un petit verre de vin blanc d'Espagne. (Hooper).

Les feuilles fraîches ou les racines coupées en tranches minces, sur la peau, forment un *vésicatoire*.

On emploie le cataplasme de racines réduites en pulpe grossière sur la *gorge* contre ses inflammations.

Le suc exprimé de l'arum est un très bon caustique pour les *polypes nasaux*. (Matthiol).

Un mélange de feuilles d'arum et d'oseille, cuites sous la cendre, dans une feuille de chou, et incorporées avec du saindoux, constitue un très bon remède pour hâter la maturation des *abcès froids*, des *tumeurs scrofuleuses*, ouvertes, mais encore engorgées dans leur voisinage.

ASARET

Asarum Europæum, Aristolochiacées.

Etymologie. — Du grec *azéros*, rebuté, parce que les anciens ne faisaient pas figurer cette plante dans leurs couronnes.

Noms divers. — Cabaret, Oreille d'homme, Oreillette, Nard sauvage, Rondelle, Girard, Roussin, Panacée des fièvres quartes.

Description. — Petite plante herbacée, vivace, croissant dans les lieux humides et ombragés; ses fleurs solitaires sont portées sur des pédoncules courts et colorées d'un pourpre noirâtre. Sa racine répand une odeur fortement pénétrante et aromatique, la saveur en est âcre et amère.

Récolte. — La racine se récolte au printemps, avant la floraison ou à l'automne; les feuilles, tout l'été. Remarquer que cette racine, aux propriétés essentiellement vomitives, les perd si on la garde longtemps; après six mois, elle n'est plus que purgative; après deux ans, elle ne purge plus, mais a une vertu diurétique.

Propriétés médicinales. — Les feuilles réduites en poudre fine ont des propriétés *vomitives* plus énergiques que l'Ipecacuahna. La poudre des racines produit le même effet : dose, 60 à 80 centigr.

10 à 12 centigr.de poudre d'asaret,dans du miel ou autre liquide, sont un très bon remède dans la dyssenterie.

La poudre des feuilles sèches est un *sternutatoire* énergique, efficace dans les *maux de tête opiniâtres*, et la suppressi n d'un *flux nasal habituel*.

ASPERGE

Asparagus sativa, Asparagées.

Etymologie. — Du grec *asparagos*, jeune tige, qui vient de *spargao*, pousser, enfler ; d'où *spargo*, semer, des Latins.

Description. — Cette plante est caractérisée par une souche horizontale, à fibres épaisses, donnant tous les ans des pousses blanches terminées par un bourgeon verdâtre, rougeâtre, violet, et comestible. Si on ne le coupe pas, il produit une tige rameuse, à feuilles minces, lisses, des fleurs jaunâtres. Les baies sont d'un beau rouge.

Elle offre deux variétés principales : la verte ou commune, et la grosse violette ou asperge de Hollande, à bourgeons violets ou rougeâtres, qui est la plus estimée. Les sous-variétés ne proviennent que des différences de terrain.

Propriétés médicinales. — Bon *sédatif* pour la circulation du sang, l'asperge est encore *diurétique* et *apéritive*. Les personnes souffrant de *palpitations de cœur*, ou menacées de *transports au cerveau*, celles qui ont un engorgement de la rate, aimeront à savoir comment se fait le sirop de pointes d'asperges : hachez une certaine quantité d'asperges, exprimez-en le suc à froid, puis dans 500 gr. de suc filtré, faites fondre au bain-marie et à très petit feu avec 1 kilo de sucre blanc. Conservez dans des bouteilles bien bouchées. On peut continuer en quelque sorte la saison des asperges, en prenant de 30 à 100 gr. de ce sirop étendu d'eau. La racine, comme *diurétique*, se prépare aussi en infusion, 10 à 20 gr. pour 1 litre d'eau.

L'extrait est une meilleure préparation. Pour l'obtenir,

on pile les racines en y ajoutant un peu d'eau ; on exprime le suc, on passe et on fait évaporer, au soleil ou à l'étuve, sur des assiettes.

L'odeur forte donnée aux urines par l'asperge se dissipe, quand on met une poignée de sel dans le vase de nuit.

ASPERULE

Asperula odorata, Rubiacées.

ETYMOLOGIE. — Du latin *asper*, âpre, parce que ses feuilles sont rudes.

NOMS DIVERS. — Muguet des bois, Petit muguet, Reine des bois, Rubrole, Apérinette.

DESCRIPTION. — Cette jolie petite plante vivace, à tiges simples, carrées, nombreuses, noueuses, à petites feuilles pointues, allongées, à fleurs campanulées et blanches, qui répandent une suave odeur, fleurit en mai et juin.

RÉCOLTE. — On emploie toute la plante ; on la récolte en pleine floraison ; on la fait sécher rapidement au grenier, en ayant soin de l'entourer de papier gris.

PROPRIÉTÉS MÉDICINALES. — *Excitante* et *diurétique*, on l'emploie dans la *dyspepsie*, l'*ictère*, la *gravelle*, l'*hydropisie*. La dose est de 45 gr. de la plante sèche dans un litre d'eau ; on prend quatre grands verres par jour.

Prise en infusion théiforme, cette plante est tonique et stimule avantageusement l'appareil digestif. On raconte que Stanislas, roi de Pologne, faisait usage, tous les matins, de cette boisson.

AUBÉPINE

Cratægus oxyacantha, Rosacées.

Etymologie. — Francisé de *alba spina*, épine blanche.

Noms divers. — Épine blanche, Albe épine, Bois de mai.

Description. — Tout le monde connaît cet arbrisseau qui, chez les Grecs, présidait au mariage ; les flambeaux destinés aux nouveaux mariés devaient être faits en bois d'aubépine. Le 25 août 1572, au lendemain de la Saint-Barthélemy, un pied d'aubépine fleurit au cimetière des Saints-Innocents ; inutile de dire que les interprétations ne manquèrent pas sur ce singulier phénomène.

Récolte. — On emploie les fleurs et les fruits, les feuilles et l'écorce.

Propriétés médicinales. — Les fruits, les feuilles et l'écorce, comme *astringents*, sont employés dans la *diarrhée* et la *dyssenterie*.

Les fleurs en infusion sont excellentes contre l'*angine simple* ; au début, elles la font avorter.

AUNE

Betula alnus, Bétulacées.

Etymologie. — Aune est dérivé d'un mot celtique qui veut dire *bord des rivières* ; cet arbre croît dans les vallons, au bord des eaux,

Noms divers. — Vergne, Bouleau vergne, Aulnet, Anois.

Description. — Cet arbre peut atteindre de grandes dimensions ; son écorce est d'un vert olive foncé, sur les tiges jeunes et sur les branches; elle devient d'un brun foncé sur les vieux troncs. Ses feuilles sont ovales, arrondies ou échancrées au sommet, plus ou moins visqueuses et d'un vert lustré sur les deux faces.

Récolte. — On emploie l'écorce et les feuilles.

Propriétés médicinales. — L'aune est excellent comme *fébrifuge* et *astringent*. Contre les *fièvres intermittentes*, on prend le matin à jeun et au lit, 30 gr. de poudre d'aune dans un verre de vin blanc. Une sueur abondante ne tarde pas à se déclarer.

Une décoction d'écorce ou de feuilles, en gargarisme, est très bonne pour les *affections de la gorge*, les *angines* peu intenses, les *engorgements des gencives* et les *ulcérations muqueuses de la bouche*.

Cette même décoction, en injections, réussit très bien dans la *leucorrhée*. On s'en sert aussi, en lotions, pour traiter les *ulcères variqueux* des jambes.

Les feuilles, exposées préalablement à la chaleur du feu, et placées sur le sein de la nourrice, arrêtent les *écoulements laiteux*. Renouveler deux ou trois fois par jour. Le même remède dissipe les engorgements laiteux des seins. (Murray).

Les feuilles vertes d'aune guérissent les *rhumatismes* et les *paralysies*, chez ceux qui ont contracté ces infirmités en couchant dans les lieux humides ou bien sur la terre. Voici comment on procède à ce traitement qui est des plus simples. On fait réchauffer, soit au soleil, soit près du four, quelques sacs de feuilles vertes d'aune; on les étend sur le lit du malade; on l'y fait coucher, puis on le recouvre d'une couche de ces mêmes feuilles échauffées, sur lesquelles on place une couverture un peu forte. Une abondante transpiration soulage promptement le malade.

AUNÉE

Inula helenium, Synanthérées.

ETYMOLOGIE. — Son nom lui vient de ce que la plante croît dans la terre humide des aunes. *Helenium*, parce que la mythologie faisait naître l'aunée des larmes d'Hélène.

NOMS DIVERS. — Inule campane, Hélénine, Lionne, Œil de cheval, Panacée de Chiron, Aster de chien.

DESCRIPTION. — Herbe vivace, s'élevant souvent à plus d'un mètre; feuilles aiguës et dentées; les feuilles sont pédonculées et disposées en corymbes d'un jaune d'or. Les fleurs ont assez de ressemblance avec celles du tournesol. Sa racine est grosse, allongée, de couleur rougeâtre en dehors, blanche en dedans.

RÉCOLTE. — On emploie la racine, qui se récolte la deuxième ou troisième année. Quand elle est grosse, il faut la fendre avant de la sécher, pour éviter la pourriture. La couleur et l'odeur se modifient par la dessiccation; la première devient grisâtre et l'autre a l'arôme de la violette ou de l'iris, mais les propriétés restent les mêmes.

PROPRIÉTÉS MÉDICINALES. — L'aunée est *fébrifuge*, *excitante*, *expectorante*, *tonique*, *diurétique*, *emmanégogue*, *vermifuge*.

Pour les *plaies* et les *membres fatigués*, on recommande une décoction de 60 gr. de racines desséchées qu'on fait bouillir, une demi heure, dans un litre d'eau, et dont on se sert pour laver les plaies, les ulcères et les membres fatigués.

La racine, desséchée au feu et pilée, peut remplacer, dans ses différents usages, le quinquina.

Voici la formule d'un vin *stomachique* et *fébrifuge* : faire infuser à froid, deux ou trois jours, dans du vin blanc, 15 ou 20 gr. de la racine d'aunée, remuer de temps en temps, puis tirer au clair. En prendre un petit verre dans les *faiblesses d'estomac* et *pâles couleurs*.

Contre la *faiblesse*, le *catarrhe*, la *diarrhée persistante*, l'*asthme*, la *débilité générale* des convalescents, on conseille l'infusion de 15 à 30 gr. de racine dans un litre d'eau.

On la recommande aussi dans l'*anémie*, la *chlorose* et les maladies où domine l'*appauvrissement du sang*. Cette infusion est bien plus efficace, si on se sert de l'eau rouillée ou infusée dans la limaille de fer.

La décoction est bonne à l'intérieur contre les *dartres*, à l'extérieur contre la *gale*.

La poudre se prend à la dose de 4 à 8 gr. dans du sirop ou un liquide, au choix du malade.

AVOINE

Avena sativa, Graminées.

ETYMOLOGIE. — Du sanscrit *av*, manger, et *ava*, nourriture, d'où *avana*, jouissance.

NOMS DIVERS. — Aveine.

PROPRITÉ MÉDICINALES. — On ne saurait trop recommander le gruau d'avoine, qu'on prépare en faisant passer les grains entre deux meules, pour les débarrasser de l'épicarpe. On s'en sert en décoction, sous forme de tisane, avec du lait, des amandes douces et du sucre ou simplement du bouillon ; ce gruau est excellent pour les *valétudinaires*, les *femmes en couches* et les *enfants*.

La tisane de gruau est adoucissante dans le rhume et l'enrouement.

Comme *diurétique*, on se trouvera bien de prendre une décoction de 20 gr. d'avoine par litre d'eau. Cette boisson est très rafraîchissante pendant les chaleurs.

Contre le *point de côté* et le *lumbago*, faire frire de l'avoine avec du vinaigre, en faire un cataplasme bien chaud, qu'on met sur le côté malade.

Pour triompher des *hydropisies* rebelles, boire une décoction de deux poignées d'avoine dans un litre et demi d'eau, réduit par l'ébullition à un litre. (Cazin).

L'avoine torréfiée et en poudre constitue un café *laxatif* pour les hémorrhoïdaires et les constipés. En prendre deux ou trois tasses, le matin à jeûn, avec un peu de sucre et de lait, pendant deux ou trois jours. (Roques).

La balle d'avoine est bonne pour les paillassons d'enfants, ainsi que pour les oreillers des personnes qui souffrent de la tête.

Dans les *ulcères putrides*, on obtient un effet très prompt avec un cataplasme de farine d'avoine arrosée de levure de bière.

B

BAGUENAUDIER

Colutea vesicaria, Légumineuses.

Etymologie. — De *baghenodad*, signifiant *niaiser*, en celtique d'Armorique, d'où *baguenauder*, en français, parce qu'on s'amuse souvent à faire crever bruyamment les gousses du baguenaudier.

Noms divers. — Séné bâtard, Séné d'Europe, Arbre à vessie, Colutier.

Description. — Arbrisseau très rameux, pouvant s'élever à plus de 2 mètres; feuillage léger, très élégant; fleurs d'un beau jaune et en grappes lâches, comme celles de l'acacia; gousses complètement closes, allongées et qui éclatent quand on les presse entre les doigts. On le trouve dans le Midi, en Auvergne, en Bourgogne; il est cultivé dans nos jardins.

Récolte. — On emploie les feuilles, les gousses et les semences. Les feuilles se récoltent à la fin de l'été; on les monde et on les fait sécher à l'ombre. La floraison a lieu en juillet.

Propriétés médicinales. — Les feuilles et les semences, *purgatives*, peuvent remplacer le séné. Prendre de 30 à 100 gr. pour un litre d'eau, avec des feuilles de scrofulaire et des semences d'anis. L'infusion, suivant quelques praticiens, agit mieux, comme purgatif, que la décoction.

L'infusion purgative se prépare ainsi, d'après M. Bodard :

Feuilles de baguenaudier de. . . .	50 à 100 gr.;
Racine verte de réglisse effilée . .	30 gr.;
Semences d'anis ou de fenouil . .	15 gr.;
Eau	1 litre.

On fait infuser sur des cendres chaudes, pendant la nuit; le lendemain, on fait bouillir légèrement. On en prend le matin 3 verres, pendant 2 jours de suite, en mettant 2 ou 3 jours d'intervalle.

Le purgatif procure plusieurs selles, sans occasionner de fatigues. Les feuilles fumées amènent une quantité de *sérosités nasales.*

BALLOTTE NOIRE

Ballota nigra, Labiées.

ETYMOLOGIE. — Nom de cette plante, en grec.

NOMS DIVERS. — Marrube noir, Marrube puant.

DESCRIPTION. — Herbe vivace, à fleurs garnies de bractées souvent épineuses, à odeur repoussante. Ses fleurs rouges sont placées à l'aisselle des feuilles. Le bétail n'y touche pas. Cette plante est commune le long des haies, des chemins, des murs, dans les lieux incultes.

RÉCOLTE. — On emploie les feuilles et les sommités fleuries. Aucun soin particulier pour sa dessiccation. La floraison a lieu en juillet et août.

PROPRIÉTÉS MÉDICINALES. — Cette plante est *tonique, excitante, antispasmodique, emménagogue, vermifuge.*

L'infusion est bonne contre l'*hystérie* et l'*hypocondrie*. (Ray).

Bonhaave la recommande contre les *névroses*.

Contre la *goutte*, prendre chaque jour trois ou quatre verres d'une infusion faite, dans 3 litres d'eau, avec une poignée de ballotte et égale quantité de marrube blanc et de bétoine.

La ballotte constitue un excellent *vermifuge* en lavement. Dans le même cas, on peut employer, comme suppositoire, le suc épaissi.

Une tige de poireau, trempée dans ce suc et fréquemment mise dans le rectum, produit le même effet.

La plante contusée est très bonne en cataplasme sur les *ulcères* de mauvaise nature.

BALSAMINE

Impatiens balsamina, Balsaminées.

ETYMOLOGIE. — *Balsamum,* baume, parce que les anciens employaient cette plante dans la composition d'un baume bon pour les plaies.

DESCRIPTION. — Cette plante annuelle est bien caractérisée par l'élasticité de ses capsules, qui s'ouvrent comme par un ressort et lancent leurs graines avec vivacité, dès qu'on y touche; de là son nom d'*impatiens*. Elle est originaire des Indes orientales, d'où elle a été apportée, en 1596. La culture en a fait une foule de variétés, soit à fleurs simples, soit à fleurs doubles, rouges, roses, violettes, panachées et blanches.

RÉCOLTE. — On emploie les fleurs fraîches.

Propriétés médicinales. — La balsamine est utilement employée sur les *blessures*. Avec les fleurs on prépare l'eau dite *des Chartreux*. Voici comment on procède : Vous pilez des fleurs de balsamine ; vous les mettez ensuite dans une bouteille, que vous bouchez bien et que vous exposez au soleil. Bientôt l'huile des fleurs se dégage et donne l'*Eau des Chartreux*.

BALSAMITE

Tanacetum balsamita, Synanthérées.

Etymologie. — Du grec, *balsamum*, baume, à cause de son odeur aromatique.

Noms divers. — Grand baume, Baume coq, Coq des jardins, Menthe-coq, Menthe de Notre-Dame, Grande tanésie, Passé-thé, Tanésie, Baumière, Herbe à omelette.

Description. — Plante vivace, herbacée, veloutée, à fleurs jaunes en capitules et apparaissact de juin en septembre. Les feuilles, dentées, allongées, sont d'un vert blanchâtre. Elle croît dans les lieux incultes, dans le midi ; on la cultive dans nos jardins.

Récolte. — On emploie les feuilles, les fleurs et les fruits. Comme certains ignorants, ne pas confondre cette plante avec la balsamine. Pressée entre les doigts, la balsamite rend une odeur pénétrante et suave.

Propriétés médicinales. — La balsamite est *excitante, vermifuge, antispasmodique, vulnéraire.*

Une infusion de 8 à 15 gr., pour un litre de vin, est un excellent *stomachique*, pour les habitants des lieux marécageux ; ajouter une pincée de mélisse et d'aspérule odorante. (Roques).

4

On fait un puissant *vermifuge* avec deux grammes de la poudre de ses feuilles, de ses fleurs ou de ses fruits, prise en infusion, pendant 3 ou 4 jours.

Les feuilles macérées dans l'huile d'olive sont un bon *vulnéraire*, dans les plaies et les contusions.

BARBARÉE

Erysimum barbarea, Crucifères.

ETYMOLOGIE. — *Sainte Barbe*, à cause de ses propriétés vulnéraires.

NOMS DIVERS. — Herbe de sainte Barbe, Cresson de terre, Roquette des marais, Herbe aux charpentiers, Herbe aux chantres, Julienne jaune.

DESCRIPTION. — Plante bisannuelle, de 65 centimètres environ, à tige dressée et rameuse, à feuilles lisses et lyrées. Ses fleurs, disposées en thyrse, s'épanouissent en mai, et sont d'un beau jaune. On la trouve surtout dans les lieux humides. On la cultive parfois dans les jardins, à cause des fleurs doubles qu'elle y donne.

RÉCOLTE. — On emploie les feuilles à frais, car la barbarée perd ses propriétés par l'ébullition et la dessiccation. On se sert aussi des semences.

PROPRIÉTÉS MÉDICINALES. — Les feuilles *antiscorbutiques* valent celles du cresson ; on les mange en salade, et on en boit le suc.

Cette plante est *diurétique ;* bonne dans l'*hydropisie*, l'*engorgement des viscères abdominaux*, la *gravelle*.

Les semences sont plus actives que les feuilles ; on les

emploie, à la dose de 2 à 4 grammes dans un litre de vin blanc, comme *apéritif*.

Contre les *plaies* et *blessures*, employer les feuilles macérées dans de l'huile d'olive; excellent baume pour les *coupures*.

BARDANE

Arctium lappa, Synanthérées.

ETYMOLOGIE. — De l'italien *barda*, couverture de cheval, à cause de l'extrême largeur de ses feuilles.

NOMS DIVERS. — Herbe aux teignes, Glouteron, Dogue, Herbe aux pouilleux, Catoles.

DESCRIPTION. — Plante bisannuelle; feuilles cordiformes et cotonneuses en dessous, vertes en dessus; racine longue, charnue; fleurs de couleur purpurine; ses fruits mûrs s'attachent aux habits des passants et aux poils des animaux, au moyen de crochets qui lui ont fait donner son nom de lappa, *lapp*, main. Par sa fructification, la bardane a une grande affinité avec les chardons. Elle croît dans les lieux incultes.

RÉCOLTE. — On emploie la racine, les feuilles, quelquefois les fruits. Récolter la racine, la première année, en octobre; celle de la 2e année, au commencement du printemps. Après l'avoir mondée et coupée par rondelles, on la fait sécher au soleil ou à l'étuve. Rejeter les racines ligneuses, mettre en sac, quand elle est bien sèche; sinon elle moisit. Visiter souvent, car au bout d'un an les vers attaquent la racine. On peut récolter en tout temps, si on doit l'employer à l'état frais.

PROPRIÉTÉS MÉDICINALES. — La bardane est *sudorifique*, *diurétique*, *dépurative*; s'emploie dans les *rhumatismes*, la *goutte*, le *catarrhe*, les *dartres* et les *engorgements de la rate.*

4 gr. de semences dans un litre de vin font un très bon diurétique. (Cazin).

On prépare ainsi un sirop de bardane :

Racine fraîche de bardane.	130 gr.
Sucre.	1000 gr.
Eau	1 litre.

On fait bouillir le tout une demi-heure, puis on passe. Ce sirop se prend à la dose de 30 à 100 gr.

La poudre de racine s'administre, soit dans du sirop, soit dans un liquide du choix du malade, à la dose de 3 à 4 grammes.

M. Hill, docteur anglais, conseille beaucoup la bardane aux goutteux, car il en a fait lui-même l'expérience sur sa personne, dans une attaque de goutte. Il recommande de la prendre ainsi : Coupez 45 grammes de racine fraîche de bardane, par tranches minces. Sur ces tranches versez trois quarts de litre d'eau bouillante, pour laisser infuser jusqu'à refroidissement ; puis passez. Vous prendrez cette infusion en deux fois, de la manière suivante : chauffez modérément la moitié de cette dose, ajoutez-y un quart de litre de lait nouvellement trait et une demi-once de miel. Vous prendrez la moitié de ce breuvage seul ou avec du pain, à votre choix, le matin comme déjeuner, et le reste sera pris de la même manière au souper. Si vous le préférez, vous pouvez encore prendre cette boisson, dans vos repas, comme thé ordinaire. (Cazin).

On fait, avec les feuilles, un excellent onguent pour les *ulcères* : prendre un demi-verre de suc des feuilles pilées, non clarifié, et autant d'huile ; agiter à froid avec de petites balles de plomb, dans un vase d'étain ; on obtient une pommade verte, avec un peu d'oxyde de plomb, qui augmente la vertu de la plante. On se sert de cet onguent dans les *croûtes de lait*, la *teigne*, les *ulcères*, les *tumeurs scrofuleuses* ouvertes, les *cancers*. On recouvre la plaie avec de la charpie trempée dans cet onguent et, par dessus, on met une feuille de bardane.

Dans les *gonflements articulaires* chroniques, user de cataplasmes de feuilles de bardane avec du son, soir et matin, et recouvrir de feuilles fraîches.

Contre la *chute des cheveux*, employer la décoction de bardane, en lotions et frictions sur la tête. (Hupland.)

Les cataplasmes des feuilles sont excellents pour les *engorgements hémorrhoïdaux*, et les *engorgements articulaires* des *goutteux*.

Ses larges feuilles, placées autour des pieds, en amènent la *transpiration*.

Placées sur la poitrine et entre les épaules, elles sont excellentes pour les maladies des *voies respiratoires*, et provoquent un effet comme la poix de Bourgogne.

Avoir soin d'appliquer sur la peau le côté des feuilles revêtu de duvet. (Cazin).

Les jeunes pousses remplacent, en certains pays, l'asperge et l'artichaut. On les mange quelquefois crues avec du sel. En Ecosse, les racines et les jeunes pousses, dépouillées de leur écorce, sont préparées comme les cardons et mangées en salade.

BASILIC

Ocimum Basilicum, Labiées.

ETYMOLOGIE. — Du grec *basilikos*, royal, à cause de son odeur suave et des plus agréables.

NOMS DIVERS. — Oranger de savetier.

Description. — Plante annuelle, de 30 centimètres, à tiges très rameuses et pubescentes, à feuilles ovales, glabres, un peu dentées et ponctuées en dessus. Les feuilles florales, souvent colorées, sont garnies de cils et dépassent un peu le calice en longueur. Ses fleurs, blanches ou purpurines, sont disposées en grappe.

Cette espèce nous vient de l'Asie et de l'Afrique, et se cultive à cause de son excellente odeur.

Récolte. — On emploie les feuilles et les sommités fleuries. L'arracher avant la floraison, la mettre en paquets, sécher à l'ombre, dans un lieu bien aéré, puis la renfermer dans des boîtes.

Propriétés médicinales. — Pulvérisé, le basilic est un *sternutatoire* agréable, employé dans le *coryza* et *l'amaurose.*

Cette même poudre réussit très bien contre les *maux de tête nerveux*, la *migraine*, certaines *paralysies* liées à l'hystérie, les *névroses.*

Ces feuilles donnent une huile très efficace. On l'obtient ainsi :

Herbe fleurie de basilic . . .	800 gr.
Eau	1 litre.

On distille, et l'huile qui surnage est recueillie. Contre la paralysie et la goutte sereine, on prend 6 à 10 gouttes de cette huile sur un morceau de sucre, que l'on fait fondre dans de l'eau sucrée.

BELLADONE

Atropa belladona, Solanées.

Etymologie. — De l'italien *bella dona*, belle dame, parce qu'on tirait de la plante une eau qu'on regardait comme infaillible pour faire disparaître les taches de la peau et entretenir la fraîcheur du teint ; mais son nom d'*Atropa* est le revers de la médaille : c'est une allusion au nom mythologique, *Atropos*, de celle des 3 Parques, qui tranchait le fil de la vie des hommes, car la belladone est un poison mortel.

Noms divers. — Belle-dame, Moulle furieuse, Guigne de côté, Parmenton, Herbe empoisonnée.

Description. — Plante vivace, s'élevant parfois à plus d'un mètre ; tige herbacée, bifurquée ; feuilles ovales, aiguës ; fleurs solitaires et colorées d'un rouge ferrugineux. Ses baies pulpeuses et sphériques, de la grosseur d'une petite cerise, sont d'un violet livide. L'aspect général de la plante est sombre et triste ; son odeur nauséabonde semble indiquer ses propriétés malfaisantes. La belladone habite les lieux montueux et ombragés des climats tempérés ; on la trouve le long des fossés, des haies, des murs, dans les décombres et les bois-taillis. On la cultive dans les jardins ; elle fleurit en juin et juillet.

Récolte. — On emploie la racine, les feuilles, les fruits et les graines. Les feuilles se récoltent en juin ; les baies, en août ; la racine, de mai en juin. Les feuilles, et les sommités, disposées en guirlandes, les racines coupées en rondelles, sont séchées à l'étuve.

Propriétés médicinales. — La belladone, comme *calmant*, est le remède, par excellence, des *névralgies*. Sa racine, mise en pulpe, par ébullition, est placée constamment, en cataplasmes, jusqu'à cessation des douleurs. On peut employer aussi la racine fraîche et écrasée. Ne pas s'inquiéter du trouble qui pourrait survenir dans les idées ; il est de bon augure. (Cazin).

Des compresses trempées dans une solution de cette plante, et placées sur le front, soulagent la *migraine*.

Le cataplasme de feuilles fraîches est excellent contre le *panaris*.

On recommande, contre l'*incontinence d'urine* des enfants, la poudre de belladone. En prendre, de 2 à 3 centigrammes, dans un peu d'eau, une heure avant le coucher, jusqu'à guérison, puis on recommence, pendant huit jours, chaque mois, pour prévenir contre une rechute. L'amélioration se manifeste, ordinairement, après une semaine.

BELLE DE NUIT

Mirabilis Jaluppa, Nyctaginées.

ETYMOLOGIE. — Cette fleur s'épanouit vers le soir, entre 6 et 7 heures; de là son nom.

NOMS DIVERS. — Faux jalap, jalap indigène.

DESCRIPTION. — Belle plante annuelle du Pérou, à tiges hautes de 0 m 60 à 0 m 80, à feuilles pointues, lisses et d'un beau vert, cultivée dans nos jardins et dont les fleurs varient du pourpre au jaune ou au blanc. Celles-ci, en forme de petites cloches, ressemblent à celles du liseron des champs, mais elles sont plus petites.

RÉCOLTE. — La racine est seule employée; elle est assez grosse, noire à l'extérieur, blanche au dedans.

PROPRIÉTÉS MÉDICINALES. — Cette plante est un excellent *purgatif*. On l'emploie, à la dose de 2 à 5 gr., dans un verre d'eau sucrée ou dans du bouillon maigre.

BENOITE

Geum, urbanum, Rosacées.

Etymologie. — De *herba benedicta*, herbe bénite, à cause de ses propriétés salutaires.

Noms divers. — Galiot, Récise, Sanicle des montagnes.

Description. — La tige de cette plante, herbacée, dressée, grêle et velue, porte des fleurs petites et jaunes, communes pendant tout l'été ; sa racine a une odeur agréable, qui se rapproche du girofle. Elle fleurit dans les bois et les haies.

Récolte. — On emploie les racines et les feuilles. Récolter la racine en automne, et la sécher à l'étuve.

Propriétés médicinales. — La racine fraîche, cueillie dans les lieux chauds, est bonne dans les *catarrhes* et les *céphalalgies* ; sèche elle est plus *astringente*, et s'emploie comme *tonique* pour les maladies d'*estomac* et d'*intestins*. La décoction de racines, avec des râpures de cornes de cerf, est recommandée dans la *petite vérole* et les *fièvres malignes*.

Les feuilles pilées et appliquées sur le poignet, avant l'accès, guérissent quelquefois les *fièvres intermittentes*.

Les racines et les feuilles sont *astringentes*, *vulnéraires* et *sudorifiques*.

C'est un puissant *tonique*, qu'on ne saurait trop recommander : d'un côté, il resserre les tissus, quand il y a relâchement dans les intestins ; de l'autre, elle fait cesser la constipation produite par l'inertie du canal intestinal. Ce double effet, totalement opposé, provient de la même cause, à savoir l'influence tonique de cette plante. Comme tonique, la poudre de la racine s'administre à la dose de 2 à 5 gr.

C'est pour ce motif aussi qu'elle est *sudorifique*, car cette même influence tonique se porte sur la peau, et en augmente la fonction. La décoction de la racine fraîche est de 20 gr.; 10 gr., si elle est sèche. A l'état frais, elle est préférable. On la prend à raison de 4 à 5 tasses par jour.

Pour les maux et faiblesses d'*estomac*, on recommande la recette suivante :

Racine de benoîte concassée : 31 gr. Faites légèrement bouillir dans un litre d'eau, pour tirer un demi litre de liqueur; ajoutez-y sirop d'absinthe, 62 gr. On en prend 2 cuillerées à bouche, et le reste se prend dans les 6 heures qui précèdent l'accès fébrile, si c'est pour la fièvre.

L'infusion dans le vin est fort réputée, comme *fébrifuge*.

Racine desséchée	60 gr.
Vin rouge. . .	1 litre.

Faites digérer pendant 8 jours, et passez la liqueur; on en prend par cuillerée.

BERBERIS

Berberis vulgaris, Berbéridées.

ETYMOLOGIE. — Du grec *Berberi*, coquille, allusion à la forme des pétales.

NOMS DIVERS. — Epine-Vinette, Vinettier.

DESCRIPTION. — Arbuste de 1 à 2 mètres, écorce grisâtre, rameaux diffus, de couleur cendrée. Les fleurs en grappes pendantes, qui paraissent en mai et en juin, sont jaunes et d'une odeur fade et désagréable. Les feuilles ont le bord dentelé comme des épines. On trouve l'épine-vinette dans les bois, le long des haies et dans le voisinage des fermes. Les fleurs sont très intéressantes par le phénomène d'irritabilité de leurs étamines. Celles-ci touchées légèrement se relèvent avec force vers le pistil, et ce mouvement est d'autant plus vif que la température est plus élevée. Les grappes roses de ces fruits ressemblent aux groseilles.

RÉCOLTE. — On emploie les racines, les feuilles et les fruits. Les fruits se récoltent à la fin de l'été ; ils ne perdent, par leur dessiccation, ni leur volume, ni leur couleur. On recueille les fleurs à la floraison, et les racines en automne.

PROPRIÉTÉS MÉDICINALES. — La racine, *purgative*, est bonne dans l'*hydropisie*.

Les feuilles, qui ont le goût de l'oseille, s'emploient dans le *scorbut* et l'*angine*.

Les fruits servent à faire une limonade acide et agréable, recommandée dans les *fièvres inflammatoires*, bilieuses, typhoïdes, dans le *scorbut* et l'*inflammation de la gorge*. Cette limonade est préconisée aussi dans les *fièvres atoniques* des organes digestifs. Les fruits, par leur propriété *tempérante*, poussent plus aux urines que la limonade ou l'orangeade. Les feuilles et l'écorce des racines ont une vertu diurétique incontestable.

On peut manger les baies comme les groseilles, ou bien en exprimer le jus sur du sucre. On en fait des confitures très délicates, surtout à Chanceau et à Saint-Seine-l'Abbaye, près de Dijon.

Pour obtenir une tisane diurétique, nettoyer les racines et en ôter la première pellicule, puis retirer la deuxième écorce et faire bouillir 30 à 40 gr. dans un litre d'eau, pendant un quart d'heure. Passer, sucrer, et prendre 3 verres par jour. Cette tisane est excellente dans l'hydropisie.

L'écorce en poudre ou en décoction s'emploie contre la jaunisse. La dose du suc est de 15 à 30 gr.

BERCE

Heracleum sphondylium, Ombellifères.

Etymologie. — Cette plante était consacrée à Hercule, à cause de la forme de ses feuilles d'achante.

Noms divers. — Branche Ursine, Branc-Ursine, Panais des vaches, Angélique sauvage, Achante, d'Allemagne, Patte d'oie.

Description. — Cette plante est très commune dans nos climats, au bord des ruisseaux. Elle est bisannuelle, tige droite, velue, rameuse, haute de plus d'un mètre; fleurs blanches, quelquefois un peu rougeâtres et formant de larges ombelles; feuilles amples, rondes, blanches dessous, rudes, très velues, sortant de terre. La floraison à lieu en juin et juillet.

La racine, grosse et blanche, laisse couler un suc jaunâtre et laiteux, quand on la coupe. Sa saveur est âcre; celle de la tige et des feuilles, au contraire, est assez douce. Cette plante aime les prairies humides.

Récolte. — On emploie les feuilles, les racines et les semences. Certains habitants du Nord se servent de la berce comme d'aliment.

Propriétés médicinales. — Les Polonais, avec la semence et les feuilles, font une boisson spiritueuse, nommée *Parst*, et qui remplace la bière. En Sibérie, les tiges râtissées et séchées au soleil se couvrent d'une efflorescence sucrée qu'on recueille avec soin et qui est une friandise très délicate.

En médecine, ses racines sont *carminatives*, excellentes contre les *coliques venteuses*.

Elles sont également *vermifuges*.

La racine, desséchée et pilée est employée contre l'*épilepsie*, à la dose de 8 gr.

BETOINE OFFICINALE

Betonia officinalis, Labiées.

ETYMOLOGIE. — En langue celtique, *benotic ;* des mots *ben*, tête, et *ton*, bon, à cause des propriétés céphaliques et sternutatoires de la plante.

DESCRIPTION. — Herbe vivace, poilue, s'élevant à 40 centimètres environ. Ses tiges ressemblent beaucoup aux tiges de la grande ortie. Les feuilles sont étroites, dentées et velues. Les fleurs, disposées en épis oblongs, sont rouges ou blanches et s'épanouissent en juillet et août. Elle répand une odeur pénétrante, qui monte à la tête.

RÉCOLTE. — On emploie la racine et les feuilles.

PROPRIÉTÉS MÉDICINALES. — La racine est *émétique* et *purgative*, à la dose de 2 à 4 gr. dans un verre d'eau.

Les feuilles, desséchées et réduites en poudre fine, sont *sternutatoires* et opèrent une révulsion utile dans l'*ophtalmie*, l'*odontalgie*, la *migraine* et la *bronchite chronique*. Les feulles sont aussi fumées, en guise de tabac.

Toute la plante peut être employée comme *vulnéraire*, *apériitve*, *céphalique* et *fébrifuge*.

L'infusion des feuilles et des fleurs se fait à la dose de 4 à 10 gr. Si on se sert de la poudre, on en prend de 1 à 2 gr.

BETTERAVE

Betta rapa vulgaris, Chénopodées.

Étymologie. — Du celtique *bet*, rouge ; betterave veut donc dire rave rouge.

Noms divers. — Carotte, Racine de disette.

Description. — On la dit originaire de l'Espagne et du Portugal. Elle fut importée d'Italie en France, vers la fin du XVIe siècle. Ce n'est qu'au commencement de ce siècle qu'elle est devenue une plante agricole de premier ordre, par suite de l'extraction du suc de sa racine.

Récolte. — On se sert de la racine.

Propriétés médicinales. — La pulpe de betterave, réduite à l'état de fermentation acéteuse, est donnée, en Lithuanie, comme un préservatif des *fièvres* putrides et des affections *scorbutiques*.

Mais c'est surtout le sucre extrait de cette plante qui joue un rôle important dans la médecine.

Le sucre est un excellent *calmant*. Rien n'est meilleur, quand le corps est échauffé, qu'une boisson faite avec une once de sucre dissous dans un verre d'eau. De même contre la *fièvre*, les maladies *inflammatoires*, le *catharre*, les *émotions* violentes, la peur, le chagrin, la colère, le sucre non seulement calme, mais fait évacuer la *bile* échauffée. Ajouté aux matières échauffantes, le sucre modère leur action ; ainsi le café noir sucré est bien moins excitant que pur et sans sucre.

Le sucre dissout les *glaires* ; un long abus pourrait seul produire l'effet contraire, par suite de l'affaiblissement de l'estomac. Excellente est, contre le *catharre* gastrique et celui du poumon, contre la *toux* sèche, la solution sucrée indiquée plus haut.

Le sucre nettoie l'estomac et l'intestin ; il *purge*, pris en grande quantité. Il est très utile dans tous les cas où l'estomac est surchargé d'impuretés ; après un repas trop copieux, tout malaise disparaît souvent, après l'ingestion d'une once de sucre. Excellent *digestif*, il peut être employé, aussi bien que le sel, pour assaisonner les aliments. (Hufeland).

Le sucre a la propriété remarquable de remédier aux accidents de l'*empoisonnement* par le vert-de-gris.

A l'extérieur, on l'emploie en insufflations sur les *taies* et *ulcères* de la cornée, dans les fosses nasales des enfants atteints du *coryza*. On l'emploie encore pour les *gerçures* non enflammées, les *ulcères* blafards et atoniques, pour dissoudre les éclaboussures de lait de chaux dans l'œil.

La cassonade et la mélasse sont de bons *laxatifs*, en lavements.

La solution aqueuse de sucre est employée en gargarismes contre les *aphthes* des enfants et certaines ulcérations de la *bouche* ; en injections dans l'oreille, contre les *écoulements* sanieux, et en lavements, pour provoquer doucement l'action du *gros intestin*. Dans ce dernier cas, on fera bien d'y ajouter un mélange de lait et de cassonade.

BISTORTE

Polygonum Bistorta, Polygonées.

Etymologie. — *Bistorta*, du latin *bis*, 2 fois, et

tortus, tordu, à cause des racines entrelacées de la plante.

NOMS DIVERS. — Renouée, Bistorte, Grande bistorte, Couleuvrée, Serpentaire rouge.

DESCRIPTION. — La racine épaisse est repliée plusieurs fois sur elle-même ; les feuilles sont ovales, lancéolées, vertes, lisses, luisantes dessus, blanchâtres dessous, à bords rudes et ondulés ; les fleurs disposées en une sorte d'épi et purpurines. Elle est indigène et habite spécialement les prairies et les endroits montagneux.

RÉCOLTE. — On emploie la racine qui se récolte en décembre et qu'on fait sécher au jour, après l'avoir lavée et dégagée de son chevelu.

PROPRIÉTÉS MÉDICINALES. — Cette plante est un excellent *astringent* et un bon *tonique*. La macération de la racine est préférable. On en prend 30 à 60 grammes pour un litre d'eau ; la poudre s'emploie à la dose de 2 à 4 gr. On prend le suc pur ou mêlé à du vin blanc.

Les gargarismes de la racine dans du vin sont employés contre le *scorbut*, l'*asthme*, les *maux de gorge* ; ils tonifient les gencives et la muqueuse bucale. La décoction est recommandée, en injections, contre la *leucorrhée*, en lavements, dans les *fissures de l'anus*, en lavements ou bien en poudre, dans la *diarrhée* et la *dyssenterie*. Des lotions de la racine macérée dans le vin sont bonnes pour cicatriser les plaies.

BLÉ

Triticum, Graminées.

PROPRIÉTÉS MÉDICINALES. — La farine du froment est *émolliente*. Appliquée en cataplasme sur les *erysipèles*

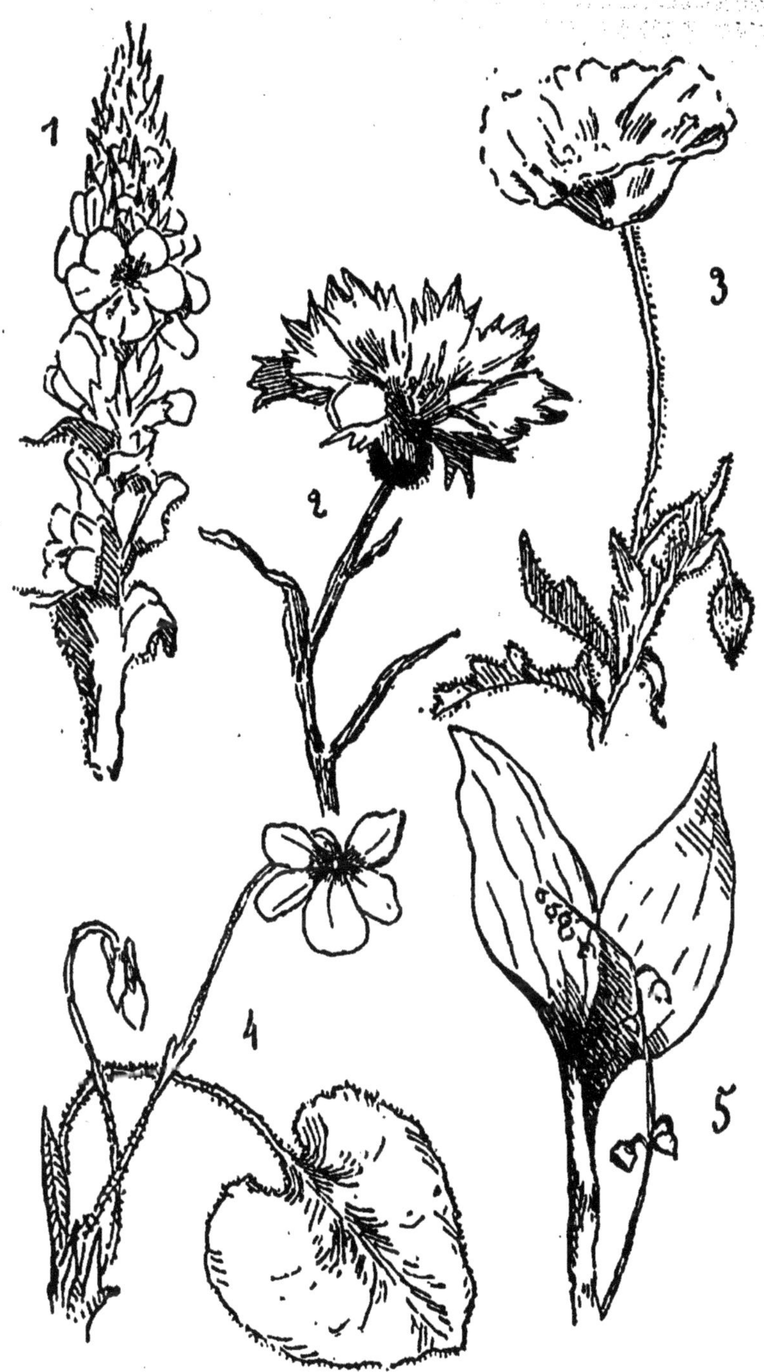

1. Bouillon blanc ; 2. Bleuet ; 3. Coquelicot ; 4. Violette ; 5. Muguet.

elle en diminue l'inflammation ; sur les *érythèmes* suintants, elle absorbe le liquide séreux, calme la surface irritée et la dessèche.

Le pain, par décoction, donne l'eau panée, si goûtée des malades ! On peut l'obtenir, en faisant griller une croûte de pain qu'on met dans l'eau.

La mie de pain, bouillie dans de l'eau et du lait, donne de très bons cataplasmes ; malheureusement, ils aigrissent vite.

Le son, par décoction, se donne en lavements, en lotions, en injections, en bains, en cataplasmes émollients.

L'amidon, délayé dans de l'eau chaude, s'applique sur les *parties enflammées, excoriées*, les *dartres vives*, les *brûlures*, remplaçant avantageusement les autres cataplasmes émollients.

BLUET

Centaureax Cyanus, Composées.

Etymologie. — Le beau bleu de cette fleur lui a donné son nom.

Noms divers. — Barbeau, Aubifoin, Foin blanc, Blavelle, Casse-lunettes.

Description. — Herbe annuelle, couverte d'un duvet floconneux ; ses tiges dressées, rameuses, peuvent atteindre 1 mètre ; ses feuilles sont linéaires, entières et sessiles. Cette jolie plante croît abondamment dans les champs cultivés, et, plus particulièrement, avec les blés.

Récolte. — On emploie les fleurs, les graines et même toute la plante.

Propriétés médicinales. — Les graines sont *purgatives*, à la dose de 2 gr.

Les fleurs, en poudre et à la dose de 4 gr., sont employées contre la *jaunisse.*

Contre *l'ophtalmie*, on se sert de l'eau distillée de la plante. La bière, dans laquelle on fait bouillir une poignée de cette plante, pour un verre de liquide, est *très apéritive* et *hépatique ;* guérit la *jaunisse* et la *rétention d'urine.*

BOUILLON BLANC

Verbascum Thapsus, Scrofulariacées.

ETYMOLOGIE. — Verbascum est un dégénéré de *barbassum*, à cause des filets barbus de la plante. Thapsos, dans la mer de Sicile, dont la plante est originaire, lui a aussi donné son nom.

NOMS DIVERS. — Molène, Blanc-Bouillon, Bouillon jaune, Oreille de loup, Herbe de Saint-Fiacre, Bonhomme.

DESCRIPTION. — Cette herbe, vivace ou bisannuelle, d'un mètre de hauteur, est d'un vert jaune, recouverte d'un duvet cotonneux. La racine est pivotante, blanche et fibreuse. La tige est raide, droite et effilée ; les feuilles sont grandes. Les fleurs, qui paraissent en juillet ou en août, sont grandes, jaunes, légèrement odorantes et en épis. On trouve cette fleur dans les lieux incultes et pierreux, dans les décombres, les champs, et au bord des chemins.

RÉCOLTE. — On emploie les feuilles et les fleurs. On récolte les fleurs dès qu'elles sont épanouies, et on les dessèche promptement ; si l'opération est bien faite, elles exhalent une légère odeur de violette. Avoir soin de conserver les fleurs à l'abri de la lumière, qui les noircirait. Les feuilles se récoltent pendant toute la saison.

PROPRIÉTÉS MÉDICINALES. — Les fleurs en infusion

sont bonnes contre le *rhume*. Avoir soin de passer l'infusion, car les poils rudes de la plante provoqueraient la toux.

La décoction des feuilles, en lavements, est recommandée contre les épreintes de la *diarrhée* et de la *dyssenterie;* en fomentation sur les *brûlures* et le *prurit dartreux*.

Les feuilles, bouillies dans du lait, forment un très bon cataplasme pour *la colique*, les *furoncles*, les *panaris* et les *hémorrhoïdes*. Dans ce dernier cas, on joindra des feuilles de jusquiame.

Quand on veut combattre une *colique violente*, il faut changer la tisane, et boire chaud.

Pour guérir les *ulcères* à la peau, on se sert des feuilles fraiches et pelées.

BOULEAU

Betula alba, Betulinées.

Etymologie. — De *Bêtu*, son nom, en langue celtique.

Description. — Le bouleau est un arbre qui atteint de hautes dimensions. Elancé, grêle, il croît de préférence dans les terres sablonneuses de l'Europe et de la Sibérie. Les fleurs sont en chatons cylindriques ; les fruits consistent en petites noix, ailées *des deux côtés*.

Récolte. — On emploie en médecine les fleurs, les feuilles et les graines.

Propriétés médicinales. — Au Kamtchatka, l'écorce constitue une nourriture populaire. L'écorce, encore verte, est pressée et coupée comme du vermicelle, avec une hache de pierre ou d'os. Cette écorce, fermentée avec la sève du même arbre, est une boisson fort goûtée.

La sève du bouleau est abondante au printemps. On la

récolte par incisions faites à cet arbre, ou simplement en cassant, au printemps, une de ses branches. Elle est bonne contre la *gale*, le *scorbut*, la *pierre*, les *coliques néphrétiques*, la *jaunisse*. Elle a surtout la propriété d'enlever les taches du visage, lavé ainsi plusieurs fois sans s'essuyer.

Un seul rameau de bouleau donne jusqu'à 5 litres de suc par jour. La liqueur est plus sucrée, si l'incision est plus profonde; d'acide elle devient vineuse et se garde près d'un an. Le suc est une liqueur agréable et acide, dont les bergers se désaltèrent au printemps; elle n'est plus bonne, dès que les feuilles paraissent. Mais on peut la mettre en bouteille; alors elle devient mousseuse, et acquiert par la fermentation un goût vineux. En y ajoutant un peu de sucre, on en corrige l'acidité.

BOURRACHE

Borago officinalis, Boraginées.

Etymologie. — De *cor ago : cor*, cœur; *ago*, je donne, à cause de ses effets cordiaux.

Description. — Plante velue, rude, à odeur légèrement vineuse; tige dressée, creuse, rameuse; feuilles alternes, ridées, vertes, hérissées de poils; fleurs grandes, bleues ou blanches, de juin à septembre. On la rencontre dans les terrains sablonneux, les tas de décombres, les terrains où se trouvent beaucoup de cendres.

Récolte. — On emploie feuilles, fleurs et la plante entière. Dessécher avec soin à cause du suc abondant de la plante, en renouvelant fréquemment la partie exposée à l'air. On peut terminer la dessiccation à l'étuve. La plante entière se récolte pendant toute la belle saison; les fleurs au milieu de l'été. On préfère la plante cueillie à l'état sauvage.

PROPRIÉTÉS MÉDICINALES. — La bourrache est excellente dans les *inflammations de poitrine*, les *bronchites*, les *pneumonies* ; elle facilite l'expectoration. On emploie les feuilles en infusion ; les feuilles et petites tiges, en décoction.

Les fleurs sont émollientes, à cause de l'assez grande quantité de mucilage qu'elles renferment. Les feuilles et les tiges renferment du sel de nitre.

Contre l'*irritation des reins* et de la *vessie*, on se trouvera bien du remède suivant conseillé par le docteur Roques. On mêle 120 gr. de suc de bourrache pilée, avec 3 ou 4 tasses de petit lait. En même temps on prendra des bains de siège, et on se frictionnera les reins et le bas-ventre avec de l'huile d'olive tiédie.

BOURSE A PASTEUR

Thlaspi bursa pastoris, Crucifères.

ETYMOLOGIE. — Les semences, aplaties et triangulaires, ressemblent à une panetière de berger.

NOMS DIVERS. — Tabouret, Molette de berger, Boursette, Bourse à berger, Capselle.

DESCRIPTION. — Cette plante, que l'on rencontre à peu près partout, est annuelle et herbacée ; sa tige simple et rameuse, ronde et grêle, atteint de 0m 20 à 0m 40. Un petit bouquet de fleurs blanches la termine, et ce bouquet fait bientôt place à une grappe allongée de petites cosses plates. Celles-ci ont la forme d'un cœur renversé.

Récolte. — On emploie la plante et les graines; la plante, autant que possible, doit être employée fraîche.

Propriétés médicinales. — Cette plante, légèrement *astringente,* rend de grands services dans les règles trop abondantes, à *l'époque de l'âge critique.* On l'emploie à la dose de 100 gr. pour un litre d'eau, et on en boit 2 verres et 1/2 par jour : 1 le matin, 1/2 dans la journée, 1 le soir. Il faut renouveler cette médication, tous les mois, au retour des règles.

Les *urines sanguinolentes* seront traitées de la même manière; on en prendra pendant quelques jours.

La *dyssenterie,* le *scorbut,* les *crachements de sang* trouvent un précieux remède dans cette plante.

Pour *saliver abondamment,* on n'a qu'à mâcher des semences de bourse à pasteur.

Nous indiquerons une préparation de cette plante si utile, afin qu'on puisse s'en servir en toute saison.

Sirop : Suc de bourse à pasteur. . . . . . 100 gr.
Sucre blanc . . . . 200 gr.

Faire cuire au bain-marie.

Doses. — Décoction : 30 à 60 gr. par litre d'eau. Faire bouillir 3 tasses et réduire d'un tiers; on prend une tasse à la fois. *Suc :* 8 à 16 gr.

BRYONE

Bryonia alba, Cucurbitacées.

Etymologie. — Du grec *bruô,* je végète vite, à cause de l'accroissement très rapide de cette plante.

Noms divers. — Vigne blanche, Couleuvrée, Navet du diable, Navet fou, Navet galant.

DESCRIPTION. — Plante vivace et grimpante; racine pivotante, grosse comme le bras ou la jambe; tiges anguleuses, velues, s'attachant au moyen de vrilles en spirale; feuilles palmées, un peu rudes; fleurs petites, en grappes et d'un jaune pâle; fruit, d'un rouge foncé, ressemblant à une petite cerise. La bryone est commune dans les bois et les haies.

RÉCOLTE. — On emploie seulement la racine, à l'état frais ou desséchée. Il faut rejeter celles où l'on remarque des piqûres de vers.

PROPRIÉTÉS MÉDICINALES. — La bryone est un très violent poison, dont il faut user avec prudence. Elle *purge* sans irritation ni coliques. On prépare la dose en mettant 20 gr. de racine dans deux litres de bière ou de vin; on en prend une seule verrée, le matin à jeun. Les Suédois, plus primitifs, se contentent de boire la bière qui a séjourné 12 heures, dans une excavation pratiquée dans la racine de la bryone. Cette purgation est excellente dans les hydropisies de cause palustre.

A l'extérieur, la pulpe et les sucs seuls ou associés avec la mie de pain, constituent d'excellents cataplasmes, qui remplaceraient la moutarde.

La bryone est prise aussi comme *vomitif* et *diurétique*.

Cette plante est avantageusement employée dans l'*hydropisie*, la *dyssenterie*, les *catarrhes*, la *coqueluche*, les *fièvres muqueuses*, la *pneumonie*.

Comme *diurétique*, on administre avec succès, dans l'hydropisie, le vin de bryone ainsi préparé :

Racine sèche de racine de bryone . 80 gr.
Vin blanc . . . . 1 litre.

Laisser infuser et passer.

Pour vomitif, on se trouvera bien de prendre en poudre

dans un verre d'eau 1 ou 2 gram. de racine de bryone.

Contre les catarrhes aigus ou chroniques, faites la préparation suivante :

Racine de bryone concassée .	45 gr.
Miel	500 gr.
Vinaigre	750 gr.

Faites bouillir une demi heure et passez.

La dose à prendre est de 1 cuillerée, toutes les deux heures.

Selon le docteur Reusner, le suc de la racine de bryone, administré 2 fois par semaine, aurait guéri plusieurs enfants *épileptiques*. Le suc se prend à la dose de 4 à 10 grammes, dans un liquide.

Les *douleurs de goutte* les plus violentes sont soulagées par des cataplasmes de racine fraîche et râpée de bryone. L'usage continué de ce remède fait disparaître complètement le mal.

La décoction est de 20 à 30 gr. de racine par litre d'eau.

On prépare ainsi un sirop de bryone :

Suc de la plante fraîche .	300 gr.
Sucre	400 gr.

On fait cuire jusqu'à consistance de sirop. La dose à prendre est de 30 à 50 gr. ; dans un liquide ou pur.

BRUYÈRE

Erica vulgaris, Ericacées.

ÉTYMOLOGIE. — Du celtique *brug*, qui veut dire arbuste. Bruyère se dit aussi *frych*, en celtique ; d'où vient

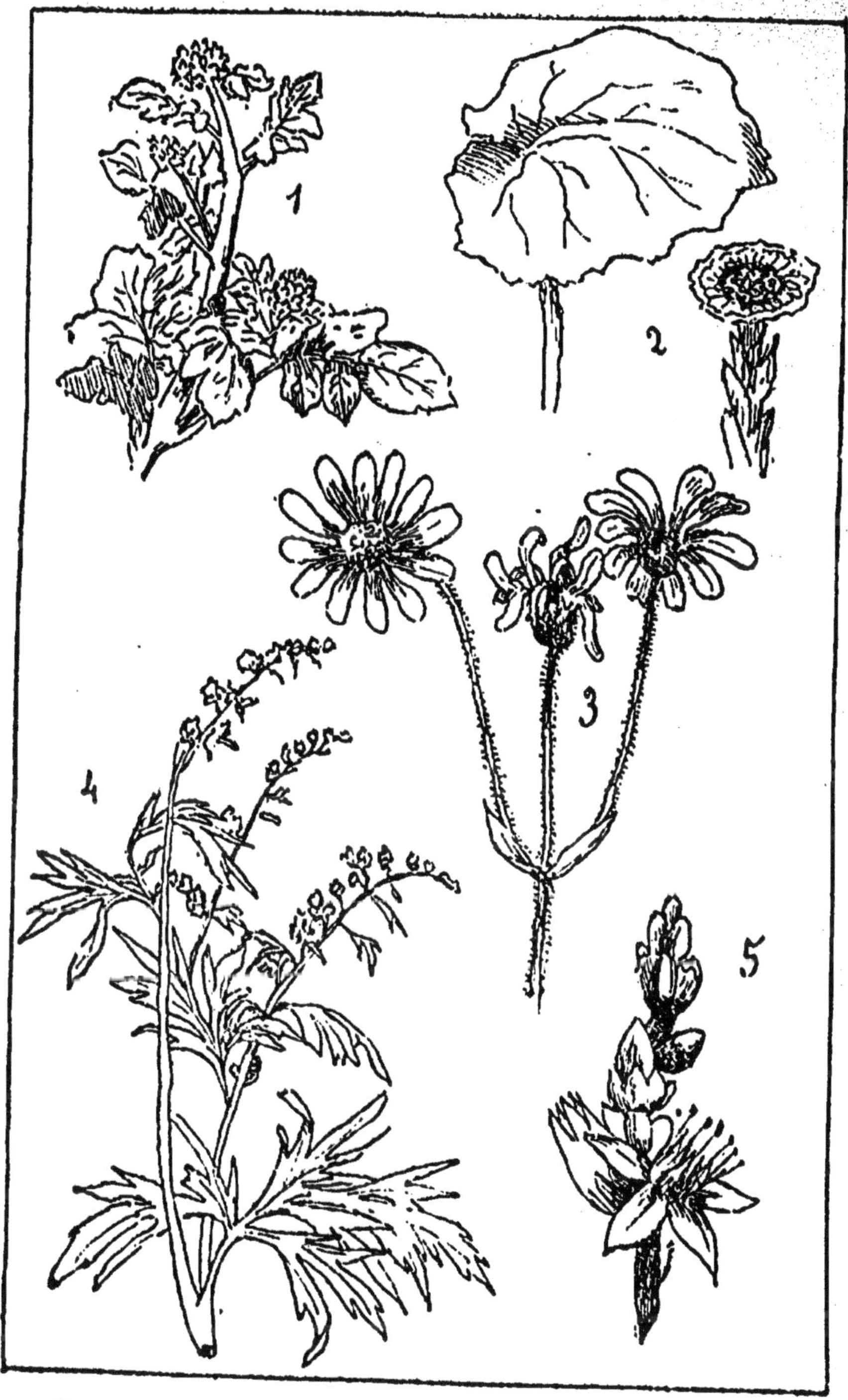

1. Cresson; 2. Tussilage; 3. Arnica; 4. Absinthe 5. Petite Joubarbe.

l'expression de terre en friche, pour désigner une terre inculte.

Erica vient du grec *ericó*, je brise, à cause de la propriété attribuée à cette plante de rompre les calculs de la vessie.

Description. — Ce petit sous-arbrisseau, à rameaux raides et cassants, à feuilles linéaires, à petites fleurs violacées, est excessivement répandu sur les côteaux arides.

Récolte. — Toute la plante est médicinale.

Propriétés médicinales. — Les fleurs sont *astringentes* et *diurétiques*. On s'en sert contre la *pierre*, les *coliques*, et pour augmenter le *lait des nourrices*.

Les fleurs infusées dans de l'huile donnent un très bon remède contre les *dartres du visage*. (Rondelet).

Les fleurs, en fomentations, apaisent les douleurs de la *goutte*. (Tabernamontanus).

Contre la *goutte* on se trouvera bien d'user de bains de vapeur, avec la plante entière desséchée. (Tournefort).

BUGLE

Ajuga reptans, Labiées.

Etymologie. — Diminutif de *buglosse*, parce que cette plante en possède un peu les propriétés.

Noms divers. — Consoude moyenne, Petite Consoude.

Description. — Cette plante, très commune dans les bois et les prés humides, compte, à la base de sa tige, un grand nombre de rejets rampants ; ses feuilles sont opposées ovales, presque glabres ; ses fleurs, en épi terminal, sont bleuâtres, blanchâtres ou rougeâtres.

RÉCOLTE. — On emploie les sommités fleuries, que l'on cueille au moment de la floraison, en mai.

PROPRIÉTÉS MÉDICINALES. — Le vieux dicton : *Avec la bugle et la sanicle on fait au chirurgien la nique*, nous dit assez la vertu attribuée autrefois à cette plante. Elle est très *vulnéraire*, dissout le sang grumelé ; on la fait boire en décoction aux personnes qui ont fait de grandes chutes. La bugle est *astringente* et *résolutive*. Elle est recommandée dans les *crachements de sang*, les *hémorragies*, la *phtisie*, les *ulcères internes*.

Deux pincées de ces fleurs, bouillies dans du lait, donnent une décoction, qu'on édulcore avec du miel et qu'on emploie en gargarismes, contre les *maux de gorge*.

BUGLOSSE

Anchora officinalis, Borraginées.

ETYMOLOGIE. — Du grec *boos*, bœuf, et *glossa*, langue, à cause de la ressemblance de ses feuilles avec une langue de bœuf.

NOMS DIVERS. — Fausse bourrache, Langue de bœuf, Buglosse élevée.

DESCRIPTION. — Plante vivace, que l'on rencontre au bord des chemins, au pied des murs, dans les lieux pierreux. Sa tige est cylindrique et velue ; ses feuilles alternes et très aiguës ; ses fleurs bleues, assez semblables à celles de la bourrache, sont disposées en grappes.

RÉCOLTE. — On emploie la plante entière fraîche, et on exprime le suc.

Propriétés médicinales. — La buglosse est précieuse pour les *maladies de cœur*. On pile toute la plante dans un mortier ; on tord dans un gros linge ; on exprime le suc dans un verre à boire, de façon à obtenir 4 ou 5 cuillerées ; on sucre convenablement, et on prend une cuillerée, 3 heures après le dernier repas. Elle s'administre comme la bourrache et pour les mêmes maladies.

BUIS

Buxus semper virens, Euphorbiacées.

Etymologie. — De *buxos*, nom de la plante en grec.

Noms divers. — Pâques fleuries, en souvenir de l'emploi qu'on en fait, le jour des Rameaux, appelé Pâques fleuries.

Description. — Cet arbrisseau de nos montagnes et de nos jardins, si connu de tous, atteint en Corse et en Sardaigne des dimensions considérables. Quelques individus y mesurent jusqu'à 26 mètres d'élévation.

Récolte. — On emploie les feuilles et les rameaux.

Propriétés médicinales. — Les feuilles, en infusion ou décoction, sont *purgatives*, à la dose de 60 à 100 gr. pour un litre d'eau. On obtient le même résultat, avec 3 ou 4 gr. de poudre, sous forme de pilules mêlées à de la confiture ou du miel.

Contre les *fièvres intermittentes*, le buis est parfois un remède aussi prompt qu'énergique. On prend de 3 à 5 gr. de feuilles séchées et pilées ; on en fait une infusion dans du vin blanc, du thé ou de l'eau sucrée, et on la prend au commencement de l'accès.

Pour combattre les *digestions difficiles*, 3 ou 4 gr. de feuilles par litre d'eau font un excellent remède. Les rameaux du buis, bouillis dans du vin, s'emploient extérieurement en friction pour *les nerfs* et les *membres affaiblis*, et, en lotions, pour prévenir la *gangrène*.

L'usage continué du buis combat efficacement les rhumatismes.

C

CAILLE-LAIT

Galium molugo, Rubiacées.

ETYMOLOGIE. — Cette plante ne caille pas le lait, ainsi que son nom pourrait le faire croire ; seulement, en Angleterre, elle sert à la préparation des fromages renommés de Chester, leur donne une saveur agréable et les colore en jaune. C'est le Caille-lait jaune qui sert à cet usage. — *Gala*, lait, a donné son nom au Galium.

NOMS DIVERS.— Gratteron, Gaillet.

DESCRIPTION.— Plante fort commune dans les bois et les prés ; tige grêle ; feuilles ressemblant à des bractées, à la face supérieure lisse, l'inférieure blanchâtre et velue ; fleurs blanches, en panicules allongées.

RÉCOLTE. — Employer à l'état frais toute la plante.

PROPRIÉTÉS MÉDICINALES. — *Antispasmodique* renommé, le gaillet a une grande analogie avec le tilleul, et s'emploie pour les *affections convulsives* et aussi contre les *sueurs rentrées*. Le jus de la plante pilée est préférable. On peut aussi se servir de l'infusion : 60 gr. pour un litre d'eau. Les *épileptiques* se trouveront bien de l'usage de cette plante pendant toute sa floraison.

Le caille-lait jaune a aussi des propriétés antispasmodiques.

Le caillet gratteron est très utile aux personnes *lymphatiques.*

Doses. — *Infusion* : Sommités fleuries, 8 à 30 gr. par litre d'eau; poudre : 4 à 8 gr.; *suc* : autant qu'on en peut supporter.

CAMOMILLE ROMAINE

Anthemis nobilis, Composées.

Etymologie. — Du grec *kamayé,* à terre, et *mêlon,* pomme, à cause de l'odeur de cette plante qui rappelle celle du coing ou de la pomme.

Description. — Herbe vivace, à tiges rameuses, velues, à feuilles un peu pubescentes, sessiles; fleurons jaunes, demi-fleurons blancs. Toutes ses parties sont odorantes. Elle aime les pâturages secs, les allées sablonneuses, les pelouses des bois. Sa floraison a lieu de juin à septembre.

Récolte. — Préférer les camomilles des jardins. Les capitules sont seuls employés. Choisir de préférence les fleurs petites, grisâtres, non entièrement développées. Dessécher promptement et placer les fleurs dans des caisses garnies intérieurement de papier collé, que l'on conserve dans un lieu sec, frais et obscur.

Propriétés médicinales. — Cette plante, *stimulante* et *fébrifuge,* possède, aux yeux de certains praticiens, plus de vertu que le quinquina, pour la guérison des *fièvres intermittentes* rebelles. Elle excelle surtout contre les *fièvres du printemps,* mais non paludéennes.

La camomille s'emploie surtout dans les *digestions difficiles,* les *coliques venteuses,* les *affections spasmodiques,* les *pâles couleurs,* la *constipation,* en infusion prise le matin, plusieurs jours.

La décoction est excellente en bains, pour les *enfants débiles et scrofuleux*.

La camomille *tue les vers intestinaux*. Prendre pour cela tous les mois, pendant 2 ou 3 jours, une infusion de cette plante.

L'huile de camomille est recommandée, extérieurement en frictions et en fomentations, pour calmer les *douleurs de ventre* et d'*articulations*, dans le *rhumatisme* et la *goutte*. En voici la préparation : Fleurs de camomille romaine, 64 gr. ; huile d'olive, 500 gr. ; faire digérer, pendant 2 heures, dans un vase ouvert, à la chaleur du bain-marie ; agiter de temps en temps, passer avec expression.

La camomille mâchée *excite la salive*, facilite la digestion et guérit, si on en prolonge l'usage, la *migraine*.

CAMPANULE RAIPONCE

Campanula rapunculus, Campanulacées.

ETYMOLOGIE. — Du latin *campanula*, petite cloche, à cause de la forme de ses fleurs. — *Rapunculus*, de *rapa*, rave, allusion à sa racine, qui se mange en salade avec les jeunes feuilles, avant la pousse des tiges.

DESCRIPTION. — Cette plante, annuelle et herbacée, se rencontre très communément sur les bords des chemins, dans les bois. Sa tige droite, cannelée, atteint jusqu'à 0m60. Ses feuilles sont allongées et pointues. Ses fleurs d'un joli bleu garnissent le long de la tige.

RÉCOLTE. — On emploie les feuilles.

PROPRIÉTÉS MÉDICINALES. — Les feuilles écrasées et appliquées sur les *verrues* les guérissent.

Sa racine épaisse est *rafraîchissante* comme aliment.

CAPILLAIRE

Adianthum capillus Veneris, Fougères.

Etymologie. — La finesse de ses tiges et de ses feuilles, simulant jusqu'à un certain point des cheveux, lui a valu son nom. Pline assure qu'on l'appelait ainsi parce qu'on l'avait reconnue propre à faire croître et à embellir la chevelure.

Noms divers. — Capillaire de Montpellier.

Description. — Cette plante aime les lieux humides et pierreux ; ses feuilles, longues de 0m25 à 0m39, glabres, d'un beau vert, exhalent un léger arôme.

Récolte. — On emploie les feuilles fraîches.

Propriétés médicinales. — Le capillaire a des propriétés très réelles dans la *phtisie pulmonaire*, les *rhumes*, les *maux de gorge*. On l'emploie en infusion et en sirop. Voici la recette de ce dernier : Préparer d'abord une infusion de 60 gr. de capillaire dans 3 litres d'eau. Cette infusion doit être faite dans un vase clos ; on verse l'eau bouillante sur la plante ; on ferme le vase et on n'en tire l'infusion à clair que quand elle est complètement refroidie.

Elle sert à faire un premier sirop, en y faisant fondre, sur un feu doux, 3 kilos de sucre blanc. Quand le sucre est fondu, on verse le sirop bouillant sur une étamine, sur laquelle on a placé 60 gr. de capillaire et 25 gr. de thé. On ajoute à ce sirop 100 gr. de fleurs d'oranger. Conservez ce sirop au frais dans des bouteilles exactement fermées.

Le capillaire se prend aussi en conserve ainsi préparée :

Feuilles fraîches de capillaire pilées avec un peu d'eau . . . . 200 gr.

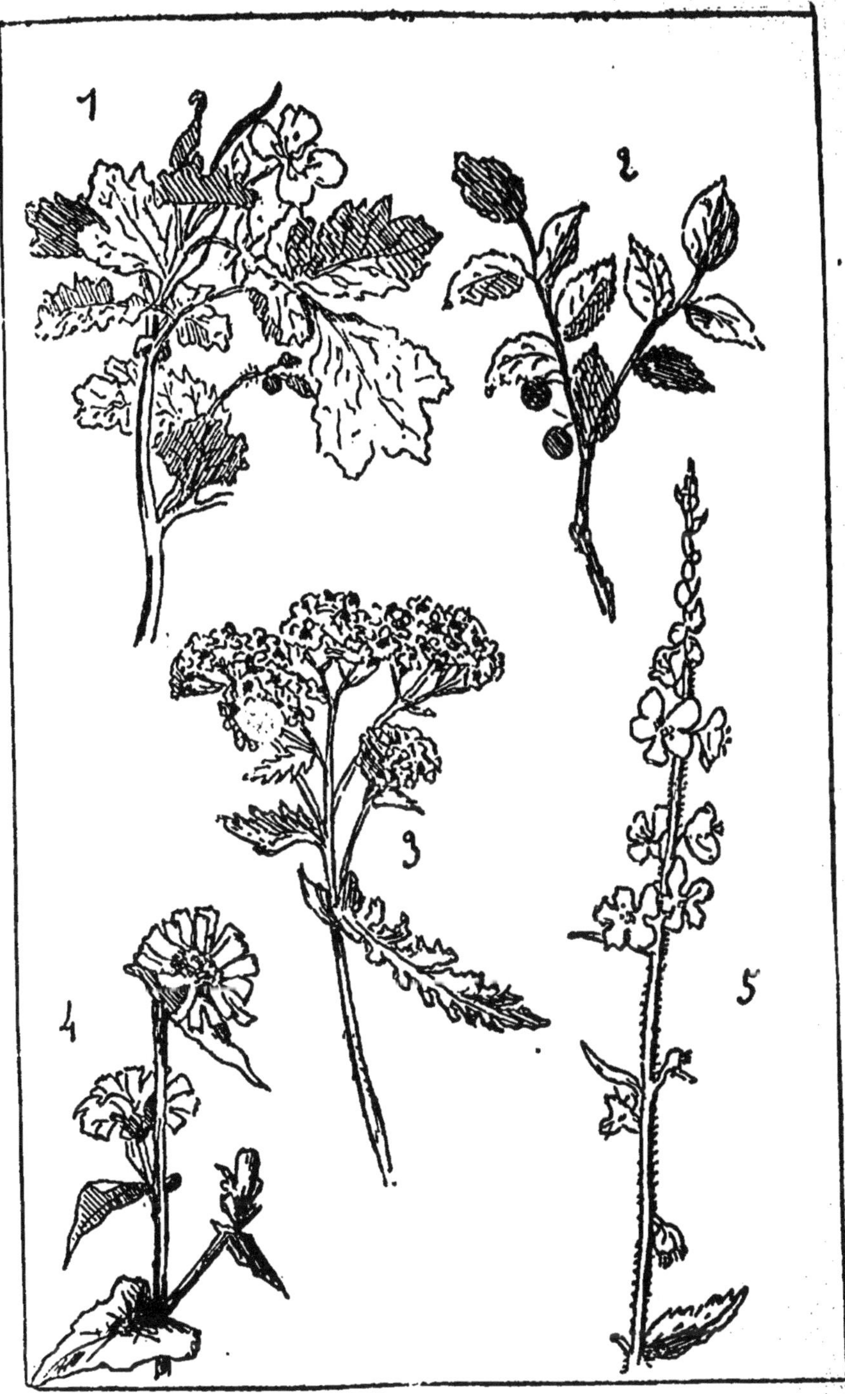

1. Chélidoine ; 2. Airelle ; 3. Millefeuilles ; 4. Chicorée ;
5. Aigremoine.

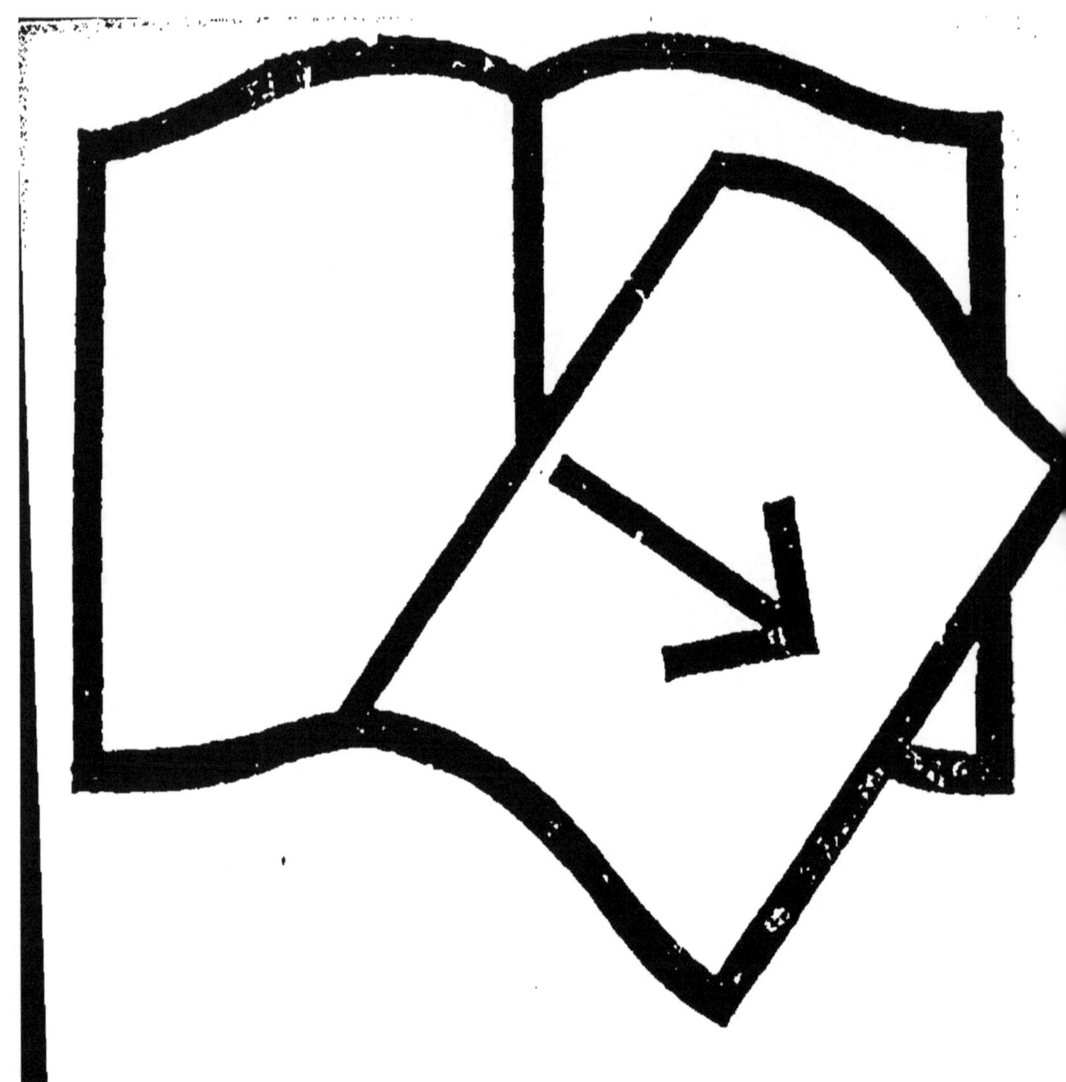

Documents manquants (pages, cahiers...)

NF Z 43-120-13

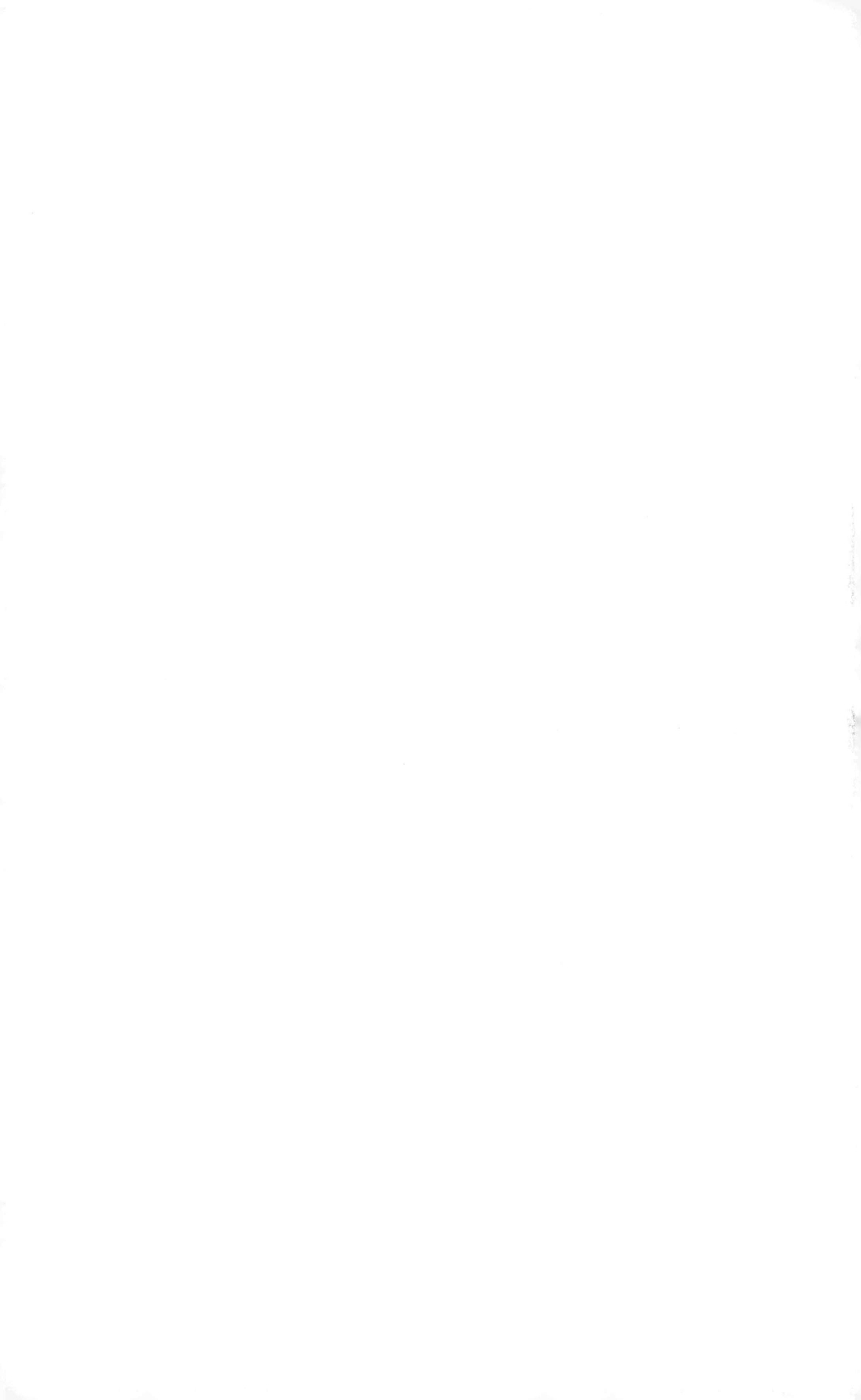

CHÊNE

Quercus robur, Quercinées.

ETYMOLOGIE. — *Quer*, beau, en celtique, et *cuez*, arbre, l'arbre par excellence. Chêne se disait anciennement *quesne*, de *quernus*, employé dans la basse latinité pour *quercus*.

NOMS DIVERS. — Quesne, Rouvre, Robure.

DESCRIPTION. — Le chêne atteint des grosseurs extraordinaires. Nous citerons, dans la Seine-Inférieure, le chêne-chapelle d'Allouville. Sa circonférence est de 11 mètres. La partie intérieure, détruite, est transformée en une chapelle, d'environ 2 mètres de diamètre, lambrissée et marbrée. Son sommet, couronné, est couvert d'un toit formant clocher et surmonté d'une croix. Il est âgé de 500 ans.

RÉCOLTE. — On emploie l'écorce, les feuilles, les fruits, les galles. Les feuilles se récoltent en juin, les glands en automne. L'écorce doit être prise sur de jeunes rameaux de 2 à 3 ans, et avant la floraison. Les glands seront séchés promptement à l'étuve.

PROPRIÉTÉS MÉDICINALES. — L'écorce est *astringente* et *fébrifuge*. Elle s'emploie en poudre, à la dose de 7 à 23 gr. dans les *règles abondantes*, les *crachements de sang*, les *selles sanguinolentes*. Pour les fièvres, on fait un mélange de 100 parties d'écorce de chêne ; noix de galle, 20 ; racine de gentiane, 25 ; camomille, 20 ; lichen d'Islande, 5. On en donne 31 gr. avant l'accès ; 15, quelques heures après ; 31, avant le 2e accès.

L'écorce en décoction est très bonne pour faire des lotions ou gargarismes dans les *ulcères* et la *gangrène*.

Les feuilles, infusées dans du vin rouge, forment un ex-

7

cellent gargarisme dans le *relâchement des gencives* et *les angines.*

La décoction de la poudre de l'écorce est excellente, en lavements ou lotions, pour la *diarrhée*, la *dyssenterie*, les *écoulements*; et, en gargarismes, pour les *maladies ulcéreuses de la gorge.* Dans ce dernier cas, y joindre du sirop de guimauve.

La décoction de l'écorce fraîche assainit les *ulcères* et les cicatrise.

Contre les *tumeurs du genou*, faites bouillir, jusqu'à réduction de moitié, 32 gr. d'écorce de chêne pulvérisée dans 1 litre d'eau, passez et ajoutez 8 gr. d'alun pulvérisé. On l'applique en compresses, matin et soir.

Contre *l'asthme* avec souffrances et convulsions, une poignée de bourgeons de chêne, infusée 1 heure dans l'eau bouillante, calme les souffrances les plus intolérables. Deux ou trois tisanes souvent suffisent.

L'écorce de chêne râpée bien fine et placée sur des *blessures saignantes* peut arrêter l'hémorrhagie. On répand la râpure à l'intérieur de la plaie; on en met par dessus et on bande. On peut ajouter à cette poudre du sucre pilé très fin et même du charbon pulvérisé. On renouvelle s'il est besoin.

L'écorce, en bain, est recommandée pour fortifier les *enfants affaiblis*; et aussi dans les *fièvres intermittentes*, les *engorgements glanduleux*, les *ulcères scrofuleux*, les *dartres.*

Les glands torréfiés et mélangés avec du sucre et des aromates forment le Racahout. On les emploie torréfiés et pris en guise de café dans les *scrofules*, les *engorgements abdominaux;* cette boisson fortifie l'estomac.

Les glands torréfiés, pulvérisés et infusés, 60 gr., dans un litre de vin, sont un excellent tonique pour certaines *dyspepsies*, pour les enfants atteints *d'affections scrofuleuses*, du *carreau* ou d'*engorgements abdominaux*.

Doses : *Décoction* de l'écorce : 5 à 15 gr. par demi-litre d'eau pour l'intérieur ; 30 à 60 gr. pour l'extérieur.

Infusion de glands torréfiés : 30 à 40 gr. par litre d'eau.

Poudre de l'écorce : 7 à 4 gr. dans du vin ou autre liquide, antidiarrhétique, tonique et désobstruant pour les enfants.

CHÊNE-LIÈGE

Quercus Suber, Quercinées.

DESCRIPTION. — C'est une espèce de chêne cultivée pour son écorce épaisse et spongieuse, qui nous donne le liège des bouchons, semelles, etc. La culture se fait dans le midi de la France, en Corse et en Algérie.

RÉCOLTE. — Ce n'est guère qu'à l'âge de 40 ans que cet arbre donne un liège d'une valeur commerciale assurée. L'écorçage de la 20ᵉ et même de la 30ᵉ année, est presque toujours mis au rebut comme grossier. L'exploitation a lieu tous les dix ans et on pratique l'opération du 15 juillet au 15 septembre.

On emploie, en médecine, les glands et l'écorce.

PROPRIÉTÉS MÉDICINALES. — Les glands sont *astringents* ; ils conviennent dans les *coliques* venteuses, à la dose de 1 à 4 gr. en poudre.

L'écorce, prise en poudre ou en décoction, est astringente aussi ; elle arrête les *hémorragies* internes et les *diarrhées*.

Les cendres du liège des vieux bouchons, qui ont servi aux tonneaux de vin, sont recommandées dans la *dyssenterie* et le flux immodéré des *hémorrhoïdes* ; ces mêmes cendres, mêlées à du beurre frais, sont un bon liniment pour les hémorrhoïdes enflées.

CHÈVRE FEUILLE

Lonicera Caprifolium, Caprifoliacées.

ETYMOLOGIE. — Cet arbrisseau grimpe comme une chèvre.

DESCRIPTION. — Arbrisseau aux rameaux longs, flexibles, grimpants et à écorce grisâtre ; feuilles sessiles, ovales, d'un vert glauque en dessous ; fleurs ramassées en gros bouquets odorants et d'un blanc jaunâtre. Ses fruits, à leur maturité, ont beaucoup de ressemblance avec les groseilles rouges.

RÉCOLTE. — Feuilles, fleurs et fruits sont employés.

PROPRIETÉS MÉDICINALES. — Recommandé dans les *maux de gorge*, le *rhume*, l'*asthme*, le *hoquet*, l'*inflammation des amygdales*. Les feuilles sont employées alors en gargarismes, et les fleurs en sirop, dont on prend, dans la toux et l'asthme, une cuillerée à café.

Toutes les parties de la plante sont *diurétiques*.

Le suc est *détersif* et *vulnéraire*.

CHICORÉE SAUVAGE

Cichorium intybus, Synanthérées.

ETYMOLOGIE. — De l'arabe *chikouzych*.

DESCRIPTION. — Herbe vivace, à tiges dressées, anguleuses, rudes au toucher, à feuilles roncinées ; fleurs bleues. Habite les champs, les chemins, les prairies maigres.

Récolte. — Les feuilles se récoltent en juin, les racines en septembre. Les premières doivent surtout être conservées en lieu bien sec, car elles attirent fortement l'humidité de l'air, ce qui serait une cause d'altération.

Propriétés médicinales. — Excellente dans les *affaiblissements des organes de l'estomac*, dans la *jaunisse*, l'*hydropisie*, les *coliques hépatiques* et *intestinales*. — On la recommande dans les *fièvres intermittentes de l'automne*.

Les feuilles fraîches s'emploient en infusion ; la racine et les feuilles sèches, en décoction ; dans ce cas, à la dose de 8 à 12 gr. par litre d'eau, et, pour la racine, de 15 à 30 gr. Le suc des feuilles fraîches se prend à la dose de 40 à 120 gr. Le suc exprimé des feuilles, uni à d'autres plantes amères, et à la dose de 50 à 100 gr., est excellent comme *tonique*, *fébrifuge* et *dépuratif*.

La chicorée combat avantageusement la *constipation*. On en prend 2 tasses, le matin à jeun.

Cette plante convient parfaitement aux enfants ; il est préférable de la leur administrer sous forme de sirop.

CHIENDENT

Cynodum, *Triticum repens*, Graminées.

Etymologie. — Ainsi nommé de ce que les chiens mangent de cette plante pour se faire vomir.

Noms divers. — Chiendent rampant, Chiendent des boutiques.

Description. — Les racines de cette plante, vivaces,

articulées, tranchantes, blanchâtres, s'enfoncent profondément en terre. Ses tiges grêles, noueuses, sont hautes d'un mètre environ. Ses feuilles allongées sont pointues, rudes. Ses fleurs sont en épi, comme celles du blé.

Récolte. — On récolte en octobre. Choisir les racines les plus jeunes et les plus tendres, les battre pour enlever les filaments durs et rigides et faire sécher à l'ombre. La bien préserver des vers. Elle est meilleure fraîche.

Propriétés médicinales. — La tisane de chiendent convient dans la plupart des *malaises inflammatoires* ; elle calme et fortifie le sang, rafraîchit les entrailles. Son action *diurétique* la recommande aux personnes souffrant de la *rétention d'urine* ou de la *gravelle*. On fera bien de lui associer des racines de pissenlit et de fraisier. On la mêle avantageusement aux boissons de l'été.

Fréquemment on édulcore la tisane de chiendent avec la racine de réglisse. Bien prendre garde de n'ajouter la réglisse à la décoction de chiendent que quelques instants avant de la retirer du feu, car la matière âcre et résineuse qu'elle renferme se détache sous l'action d'une ébullition trop prolongée.

CHOU

Brassica, Crucifères.

Propriétés médicinales. — Le chou rouge est préférable, bien que les autres puissent être utilement employés.

Le chou rouge est bon dans l'*inflammation chronique des poumons*. On boit l'eau de la cuisson, dans le *catharre pulmonaire*, l'*enrouement*, la *toux*. L'application des feuilles de chou sur la poitrine doit être ajoutée : Prendre plusieurs feuilles de chou, dont on enlève les parties saillantes; on les échauffe et ramollit près du feu et on les met sur la poitrine.

Ce même remède est recommandé contre la *goutte* et le *rhumatisme*.

On fait aussi, avec le chou, un *sirop pectoral :* piler les parties pommées du chou rouge, dans un mortier, ajouter de l'eau de fontaine filtrée; quand le légume, mélangé d'eau, est bien pilé, exprimer dans un linge et faire fondre au bain-marie, une certaine quantité de sucre dans ce jus. La dose du sucre est double du jus filtré. On met ensuite ce sirop dans une bouteille bien fermée; pour en user dans les *maladies de poitrine*, dont il hâte la guérison.

La soupe de chou, bonne pour la *poitrine*, prévient et combat l'*ivresse*.

CIGÜE

Œthusa cynapium, Ombellifères.

Etymologie. — Du latin *æstus*, chaleur, à cause de sa saveur brûlante.

Noms divers. — Petite cigüe, Ache des chiens, Faux persil, Persil bâtard, Cigüe de jardin.

Description. — Nous donnerons ici celle de la cigüe et celle du persil, pour prévenir une confusion dont lee conséquences seraient fatales, car nul n'ignore que la cigüe est un violent poison ; confusion d'autant plus facile que cette plante croît aussi dans les lieux cultivés.

La *cigüe :* Racine annuelle, longue, blanche, frêle, sans odeur ; tige dressée, rameuse, cylindrique, cannelée ; ses feuilles d'un vert foncé, ailées, à 3 folioles très aigües ; fleurs blanches, en ombelles très garnies. Les ombelles n'ont pas de collerette ; l'odeur est nauséabonde. Sous les fleurs pendent de petites barbes pointues.

Le *persil :* Cette plante a des ombelles pédonculées, garnies d'une collerette à une seule foliole ; l'odeur du persil est agréable ; ses fleurs sont d'un blanc jaunâtre ; ses feuilles n'ont que deux folioles larges et presque arrondies, et sont d'un vert ordinaire. La racine du persil est grosse, blanche et aromatique.

RÉCOLTE. — On emploie la plante.

PROPRIÉTÉS MÉDICINALES. — La cigüe est employée, comme *fondant* et *résolutif*, en cataplasmes, dans les *engorgements squirrheux* des glandes ; dans le *cancer*, elle calme les douleurs lancinantes, et celles des *affections nerveuses*.

Le célèbre Buchan employait avec succès, pour une *cataracte naissante*, l'application d'un cataplasme de cigüe, renouvelé chaque jour.

La poudre des feuilles séchées, à la dose de 2 à 5 centigrammes, trois fois par jour, est bonne pour la coqueluche. (Cazin.)

Des cataplasmes de cigüe, mis sur la poitrine, calment la toux, rendent l'expectoration plus facile, calment aussi les douleurs de poitrine.

En raison des propriétés vénéneuses de cette plante, nous conseillons de n'en faire usage qu'après l'avis d'un médecin.

CITRONNIER ET ORANGER

Citrus, Aurantiacées.

Etymologie. — On prétend que cet arbre est originaire de Citron, ville de Judée. Le mot orange est une allusion à la couleur jaune du fruit.

Description. — Ces arbres, si connus, furent introduits dans les Gaules, lors de la fondation de Marseille par les Phocéens. Dans le midi de l'Europe, ils atteignent une hauteur de 8 à 9 mètres.

Récolte. — Ce sont particulièrement les feuilles de l'oranger proprement dit et surtout celles du bigaradier, que l'on recueille pour les employer en infusion.

La récolte des orangers proprement dits se fait en trois fois : la première vers la fin d'octobre, alors que les fruits commencent à prendre une teinte jaunâtre ; ces fruits peuvent être expédiés au loin sans se gâter. La deuxième se fait en décembre ; à moitié mars, ils peuvent encore résister à un assez long trajet. La troisième, au printemps, quand ils ont atteint leur maturité ; mais alors ils ne peuvent être transportés à une grande distance sans s'altérer. L'oranger, au maximum de son produit, peut donner en moyenne 3000 fruits de bonne qualité, ou 20 kilos de fleurs. La récolte du citronnier peut s'élever à 6000 fruits.

Propriétés médicinales. — L'acidule du citron est préférable à celui de l'orange, quand l'estomac est atteint d'une phlegmasie aiguë. A doses modérées, le suc de citron rend l'*appétit* et facilite la *digestion*. Le citron convient dans la *jaunisse*, les *nausées*, le *scorbut* et les *maladies fébriles*, quand la soif est vive, par suite de l'augmentation de la chaleur animale. On l'administre ainsi : Eau, 1 litre ; citron et sucre, quantité suffisante. Il faut rejeter l'écorce qui rend la limonade un peu indigeste. L'orange s'emploie de la même manière ; mais cette boisson est moins tempérante.

Les feuilles de l'oranger sont *antispasmodiques*, *stomachiques*, *toniques*, *fébrifuges*, *vermifuges*, *sudorifiques*.

On les prescrit dans les *palpitations*, les *toux convulsives*, les *céphalalgies*, l'*épilepsie*, les *oppressions*, etc.

Pour l'*épilepsie*, on les donne en poudre, à la dose de 5 à 10 gr.

Cette poudre est également un bon *stomachique ;* on le prend, à la dose de 2 à 5 gr., en infusion.

L'eau de fleurs d'oranger est préférable.

L'écorce d'oranges et les jeunes oranges, non mûres, desséchées, sont un excellent *tonique*, *excitant* et *stomachique*.

Le suc de citron, auquel on ajoute du sel, et appliqué en compresses sur la gorge, est un excellent remède contre l'*esquinancie*. — Les tranches de citron, saupoudrées de sel, feraient également bien.

Avec l'écorce d'oranges, on prépare un ratafia tonique et digestif : écorce d'oranges amères, 500 gr. ; clous de girofle, 8 gr. ; canelle, 8 gr. ; eau-de-vie, 10 gr.

On fait infuser 10 jours et on ajoute : eau, 1 litre ; sucre, 2500 gr.

Le jus d'orange, si utile pour faire des boissons rafraîchissantes, se prépare ainsi : On place dans une terrine les zestes d'un certain nombre d'oranges douces ; on coupe les fruits par le milieu et en travers pour en exprimer sur les zestes le jus, puis la pulpe, à l'aide d'une cuiller, en ayant soin d'enlever tous les pépins. Après une heure ou deux de repos, on filtre le jus à travers une flanelle, et on le met dans des bouteilles, qu'il faut remplir à 2 ou 3 centim. du col. Les bouteilles, après un premier bouchage, sont passées au bain-marie, et, après une ébullition de 20 à 25 minutes, on les laisse refroidir et on les bouche définitivement.

Le jus de citron, pour limonade, se prépare de la même manière.

Pour aider puissamment les digestions difficiles, on prépare une teinture d'écorce d'orange : zestes récents d'oranges, 1 partie ; alcool à 33 degrés, 6 parties.

On enlève, en lanières minces, au moyen d'un couteau, la partie jaune la plus extérieure des oranges fraîches. Eviter d'y joindre la partie blanche. On laisse la partie jaune dans l'alcool, autant que l'on veut.

Une cuillerée à café, dans un verre d'eau sucrée, favorise très bien la digestion.

CITRONNELLE

Artemisia abrotanum, Composées.

Etymologie. — Son odeur aromatique et rappelant celle du citron, lui a valu son nom de citronnelle.

Noms divers. — Aurone, Garde-robe, Armoise mâle.

Description. — C'est un arbrisseau vivace, dressé, dépassant quelquefois un mètre de hauteur ; ses tiges sont rougeâtres. Ses feuilles, d'un vert cendré, sont petites, allongées, nombreuses. Ses fleurs placées en bouquets, à l'extrémité des rameaux, sont jaunes. L'odeur de la plante est très aromatique.

La citronnelle est originaire de la France méridionale ; on la cultive dans les jardins.

Récolte. — On emploie les sommités, feuilles et fleurs, qu'on récolte avant la floraison et qu'on fait sécher à l'ombre.

Propriétés médicinales. — Cette plante est *stimulante, tonique, fébrifuge, vermifuge*; elle combat avec succès les *coliques venteuses*. Deux ou trois pincées de sommités, pour 1 litre d'eau, si elles sont fraîches, pour un demi-litre, si elles sont desséchées, donnent une excellente infusion.

CLÉMATITE

Clematis Vitalba, Renonculacées.

Etymologie. — Du grec *Kléma*, pampre, branche de vigne, à cause de ses tiges sarmenteuses et grimpantes.

Noms divers. — Vigne blanche, Berceau de la Vierge, Viorne, Vigne de Salomon, Barbe à Dieu, Herbe aux gueux.

Description. — Cette jolie plante, si commune dans nos haies, a d'amples panicules de fleurs blanches ; ses aigrettes argentées sont d'un très joli effet, après la floraison, et décorent nos haies tout l'hiver.

Récolte. — On emploie les feuilles.

Propriétés médicinales. — Le suc des feuilles fraîches, âcre et brûlant, est souvent employé par les mendiants qui l'appliquent sur leurs membres, pour y faire venir de larges ulcères, peu profonds et facilement guérissables, au moyen desquels ils implorent la charité publique. On peut donc l'employer comme *vésicant*.

COCHLÉARIA

Cochlearia officinalis, Crucifères.

ETYMOLOGIE. — De *cochléar*, cuiller, qui a pour radical *coc*, mot celtique, qui désigne toute chose creuse. Les feuilles de quelques espèces ont la forme de cuiller.

NOMS DIVERS. — Herbe aux cuillers, Herbe au scorbut, Cranson officinal.

DESCRIPTION. — Petite plante annuelle, presque couchée, à feuilles lisses et succulentes. Ses feuilles rondes et concaves, froissées entre les doigts, ont une odeur irritante, qui provoque l'éternûment et les larmes. Ses fleurs sont blanches et en bouquets situés à l'extrémité des tiges, Cette plante croît spontanément dans les lieux humides et bourbeux.

RÉCOLTE. — On emploie les feuilles fraîches; par la dessiccation ou la chaleur, elles perdent leur propriété.

PROPRIÉTÉS MÉDICINALES. — C'est un remède efficace contre les *maladies scorbutiques*. Les feuilles mâchées affermissent les *gencives* et en modifient les *ulcérations*. Leur suc, pris à l'intérieur et associé au raifort sauvage, est excellent dans les *engorgements ganglionnaires*, les *scrofules*, le *catarrhe pulmonaire*, avec sécrétion abondante des bronches, *l'asthme*, *maladies chroniques de la peau*. S'abstenir de ce remède, quand il y a irritation inflammatoire.

Le cochléaria perd ses propriétés par l'ébullition.

La dose du suc est de 50 à 200 gr.; celle de l'infusion, 200 à 50 gr., par litre d'eau.

COGNASSIER

Pyrus Cydonia, Pommacées.

Etymologie. — *Cydonia* vient de Sidon, ville de l'île de Crète, d'où cet arbre est originaire. De Cydonia nous avons fait coing et cognassier.

Description. — C'est un petit arbre, qu'on trouve à l'état sauvage dans le midi de la France. Les feuilles sont ovales, blanches et grandes; son fruit jaune et très odorant.

Récolte. —. On emploie les fruits et les pépins.

Propriétés médicinales. — Le coing est *stomachique* et *astringent*; la confiture et la gelée sont recommandées aux poitrines faibles. — La décoction de coings coupés en morceaux, est recommandée, dans l'*hémoptisie*, la *diarrhée* atonique et séreuse, les *vomissements chroniques*.

Le vin de coing, en gargarisme, sert dans les *affections de la bouche* et des *gencives*; il est très bon en injections pour les *relâchements du vagin* et les *chutes de l'utérus*.

15 pépins, bouillis dans un verre d'eau, font un mucilage assez épais, contre les *gerçures du sein*. On en imbibe un linge fin qu'on applique 3 fois par jour sur la partie malade. Les *hémorrhoïdes emflammées* et *l'eczéma des mains* se trouveront bien aussi de ce mucilage.

COLCHIQUE

Colchicum autumnale, Mélanthacées.

Etymologie. — Le nom Colchique aurait, dit-on, été appliqué à cette plante vénéneuse, parce que les habitants de ce pays avaient la réputation de composer un grand nombre de poisons.

NOMS DIVERS. — Safran bâtard, Safran des prés, Tue-chien, Tue-loup, Veilleuse, Veillette, Ail des prés. Son nom de Veilleuse rappelle l'époque de sa floraison qui semble venir annoncer les soirées d'hiver.

DESCRIPTION. — Plante à bulbe recouvert d'une tunique externe brunâtre, tandis que l'intérieur est blanc ; feuilles lancéolées, larges et d'un vert foncé; les fleurs, d'une belle couleur lilas, ont une partie de leur tube enterrée, ainsi que l'ovaire, dont le développement reste stationnaire, pendant l'hiver. Au printemps suivant, la hampe s'accroît, les feuilles se développent, et la capsule mûrit. Toutes les parties de cette plante exhalent une odeur forte et nauséabonde.

RÉCOLTE. — On emploie les fleurs, mais surtout les bulbes et les graines. Les bulbes se récoltent en août, avant la floraison. On les dessèche à l'étuve ou au soleil ; on les renouvelle chaque année. Les fleurs se cueillent en septembre et les graines à leur maturité.

PROPRIÉTÉS MÉDICINALES. — Ce poison prudemment administré rend de précieux services dans l'*hydropisie*, les *rhumatismes*, la *goutte*, l'*asthme*, l'*hystérie*, la *chorée*, la *leucorrhée*.

Le vin de colchique est, dans ces cas, une excellente préparation. — On prend 60 gr. de graines desséchées ; on les met dans un vase bien clos, pendant 8 jours, avec un demi-litre de vin blanc et même du Xérès ; on remue de temps à autre. La dose est d'une cuillerée à café par jour, dans une infusion de violettes ou de fleurs de mauve. Le malade la prend en se mettant au lit. Ce remède est surtout recommandé dans la *goutte* et l'*hydropisie*.

L'infusion du colchique en poudre comprend de 5 à 25 centigr. dans un liquide.

Doses : Teinture de semence : 1 à 8 gr.; *Vin* : 4 à 16 gr.; *Bulbe sec :* Poudre : 5 à 30 centigr.

CONSOUDE

Sumphutum officinale, Borraginées.

Etymologie. — Allusion aux propriétés vulnéraires de la plante, qui jouit de la propriété de souder les *hernies*.

Noms divers. — Oreille d'âne, Grande langue de vache, Herbe aux coupures.

Description. — Herbe vivace, hérissée de poils nombreux, s'élevant souvent à plus d'un mètre. Feuilles pétiolées, ovales, lancéolées; fleurs blanches, disposées en branche. Elle habite les lieux humides. Sa racine, grosse comme le doigt, a 3 décim. de longueur; noirâtre au dehors, elle est blanche et charnue en dedans, visqueuse et gluante.

Récolte. — On emploie la racine, qu'on peut avoir fraîche toute l'année; si on veut la dessécher, il faut la cueillir en hiver.

Propriétés médicinales. — La consoude est *émolliente*, *béchique*, *astringente*. On l'emploie avec succès, en décoction, dans la *diarrhée*, la *dyssenterie*, les *hémorragies utérines*, l'*hémoptysie*.

La pulpe sur les *brûlures* du premier degré, produit un prompt soulagement. De même pour les *gerçures du sein.* Dans ce cas, on creuse la racine, en forme de dé à coudre, et on introduit la partie malade dans la cavité intérieure; elle apaise la douleur et hâte la cicatrisation.

La dose, en décoction, est de 20 à 40 gr. de racine; il faut éviter de se servir d'un vase en fer, car, dans un tel récipient, la racine deviendrait noire.

COLZA

Brassica campestris oleifera, Crucifères.

DESCRIPTION. — Plante annuelle ou bisannuelle, à feuilles inférieures un peu ciliées, dentées, lyrées; les supérieures, en cœur, terminées en pointes, presque charnues. Les fleurs sont jaunes.

Les différentes variétés ont les mêmes propriétés médicinales.

RÉCOLTE. — On emploie l'huile extraite des graines.

PROPRIÉTÉS MÉDICINALES. — L'huile de colza est *laxative* et *vermifuge.* Contre la *constipation* opiniâtre, on en prend de 60 à 100 gr. par cuillerée; on l'emploie aussi en lavements, dans cette affection, et contre les *vers.*

COQUELICOT

Papaver Rhæas, Papavéracées.

ETYMOLOGIE. — De *coquericot,* allusion à la couleur rouge de la crête du coq. — *Papaver,* d'où pavot, vient du celtique *papa* bouillie, à cause de l'usage qu'on faisait du suc de pavot, mêlé à la bouillie, pour endormir les enfants.

NOMS DIVERS. — Pavot rouge, Ponceau.

DESCRIPTION. — Herbe annuelle, droite, rameuse, hérissée de poils ; feuilles velues, profondément découpées ; fleurs d'un beau rouge, tachées de noir à leur base.

RÉCOLTE. — Les pétales seuls sont employés. On les dessèche rapidement dans un grenier bien chauffé ou à l'étuve, en les étendant sur du papier et évitant de les froisser, quand on les remue, pour empêcher leur agglomération. Ils ne doivent pas noircir. On les crible, pour séparer les étamines et les œufs des insectes. Quand ils sont encore chauds, on les met dans des sacs, où on les tasse fortement. Conserver dans un lieu bien sec.

PROPRIÉTÉS MÉDICINALES. — Le coquelicot, *calmant* et *diaphorétique*, est employé en infusion dans la *bronchite*, la *coqueluche*, l'*angine*, les *fièvres éruptives*.

Chez les personnes délicates et les enfants, on remplace l'opium par les fleurs de coquelicot. La dose est de 10 à 15 gr. par litre d'eau.

CORIANDRE

Coriandrum sativum, Ombellifères.

ETYMOLOGIE. — De *Koris*, punaise, à cause de l'odeur fétide du fruit vert.

DESCRIPTION. — Plante annuelle, à tige rameuse, glabre, élevée de $0^{m}50$; feuilles très divisées ; fleurs blanches, un peu rosées et en ombelles. Son odeur pénétrante peut occasionner des maux de tête très violents aux personnes qui resteraient trop longtemps dans un champ de coriandre. Cette odeur devient agréable, après la dessiccation.

RÉCOLTE. — On emploie les semences, qu'on récolte en septembre et qu'on fait sécher à l'ombre.

PROPRIÉTÉS MÉDICINALES. — La coriandre est *stomachique, carminative, diaphorétique*; on la recommande pour les *affections intestinales*, l'*hystérie*, la *céphalalgie*, la *fièvre quarte*. Elle entre dans l'*Eau de mélisse des Carmes*.

DOSES : *Infusion* : 10 à 30 grammes par litre d'eau; *Poudre* : 1 à 4 gr.; *Teinture* : 2 à 4 gr.

COURGE

Cucurbita, Cucurbitacées.

ETYMOLOGIE. — Du celtique *cuc*, creux.

NOMS DIVERS. — Potiron, Citrouille.

DESCRIPTION. — Cette plante, bien connue de tous, et l'une des plus précieuses de nos plantes potagères, est originaire de l'Inde et de l'Afrique; elle aime la chaleur et l'humidité. Ses différentes espèces sont également bonnes comme plantes médicinales.

RÉCOLTE. — On emploie la pulpe et les graines.

PROPRIÉTÉS MÉDICINALES. — Les graines sont *rafraîchissantes* et *calmantes*. L'émulsion est usitée dans le *rhume*, l'*inflammation du tube digestif*, de la *vessie*, de *l'urètre*.

La pulpe crue fait un très bon cataplasme *émollient* pour les *brûlures* et les *inflammations superficielles*. On sait l'efficacité des graines contre le *tænia*. Nous en donnons à ce mot le mode d'emploi.

CRESSON

Sisymbrium Nasturcium, Crucifères.

Etymologie. — Du latin *crescere*, croître, à cause de la rapidité avec laquelle pousse cette plante.

Noms divers. — Santé du corps.

Description. — Herbe vivace, ne s'élevant pas à plus de 40 centimètres, rameuse, creuse, très tendre, succullente et présentant des cannelures longitudinales. Les feuilles sont ovales et remplies de suc. Les fleurs, petites, blanches, forment des grappes terminales.

Récolte. — On se sert de la plante entière et fraîche, cueillie de préférence quand elle est fleurie. Celle qui vient dans un sol fumé est meilleure ; l'arrosage avec une eau ferrugineuse ajoute encore à ses qualités. Ses propriétés sont conservées, en partie, malgré la dessiccation.

Propriétés médicinales. — Le cresson est *stimulant*, *apéritif*, *diurétique*, *expectorant*, *antiscorbutique*. Il doit ses nombreuses propriétés au fer, au soufre, à l'iode, et au phosphate qu'il renferme. Il convient aux *dartres*, aux *teignes*, aux *maladies de la peau*, aux *pâles couleurs*, aux *catarrhes*. On l'emploie sous la forme de jus dépuratif, ainsi préparé : On prend une forte botte de cresson, une poignée de chicorée sauvage, de laitue, de persil ; on pile, puis on exprime à travers un linge. Cette boisson est excellente pour le *scorbut*, les *fièvres*, les *dartres*, les *engorgements de la rate*, les *scrofules*, l'*hydropisie*, excite l'appétit, pousse à la transpiration et aux urines. On en boit un verre, le matin à jeun, pendant 4 à 5 semaines. On peut le clarifier, en le filtrant. Ce jus peut aussi être mêlé à du lait ou à du petit-lait. Le cresson pilé fait d'excellents cataplasmes pour les ulcères scorbutiques et scrofuleux ; il les modifie et hâte leur cicatrisation.

Récamier a guéri des malades regardés comme phtisiques, en les faisant déjeuner, le matin, avec deux bottes de cresson à l'huile et au sel ; il recommandait de boire un verre de lait après ce déjeuner.

CUSCUTE

Cuscuta Epithymum, Convolvulacées.

ETYMOLOGIE. — De l'arabe *kechout*, nom de la plante.

NOMS DIVERS. — Teigne, Râche, Perruque, Rougeot, Cheveux du diable, Tignasse.

DESCRIPTION. — Les cuscutes sont des herbes parasites, dépourvues de feuilles. Les tiges ont, au lieu de feuilles, de petites écailles peu visibles, leurs petits filets blanchâtres, s'enlacent et s'accrochent, à l'aide de suçoirs, autour de certaines plantes, telles que la luzerne, le lin et même la vigne, et finissent par les étouffer. Les fleurs sont blanches et très petites.

RÉCOLTE. — La plante entière est employée.

PROPRIÉTÉS MÉDICINALES. — La cuscute, *excellent détersif*, nettoie parfaitement les plaies.

CYPRÈS PYRAMIDAL

Cupressus semper virens, Cupressinées.

ETYMOLOGIE. — Du nom de Cyparisse qui, d'après la mythologie, fut métamorphosé en cyprès.

DESCRIPTION. — Il atteint jusqu'à 20 mètres de hauteur ; son bois est odorant, ses chatons mâles sont jaunâtres; ses rameaux serrés et touffus donnent à son ensemble une forme conique élancée. Le bois de cyprès servait à la fabrication des caisses destinées à enfermer les momies d'Egypte.

RÉCOLTE. — On emploie, en médecine, le bois, les feuilles et les fruits. Ceux-ci doivent se cueillir encore verts.

PROPRIÉTÉS MÉDICINALES. — Le bois du cyprès est *astringent*, *sudorifique*, *diurétique*.

Les fruits sont *astringents*.

Le bois et les fruits étaient employées contre la *diarrhée*, par Galien; dans les affections *utérines*, par Hippocrate.

Le cyprès est regardé comme un *fébrifuge* aussi bon que le quinquina.

Les noix ou fruits font de bonnes fumigations pour les *hémorrhoïdes*.

CYTISE

Cytisus laburnum, Papillonacées.

ETYMOLOGIE. — Du nom de *Cythnos*, l'une des Cyclades.

NOMS DIVERS. — Faux-ébénier, Aubour.

DESCRIPTION. — Arbre élégant, qui atteint jusqu'à 5 ou 6 mètres. Ses rameaux sont blanchâtres. Les folioles des feuilles sont légèrement cotonneuses en dessous; ses fleurs, en grappes pendantes, font un brillant effet. Il croît spontanément dans les Alpes.

RÉCOLTE. — Les feuilles, les fleurs, les gousses et les graines sont employées.

PROPRIÉTÉS MÉDICINALES. — Le cytise a des propriétés *purgatives* et *vomitives* assez actives.

D

DATURA

Datura Stramonium, Solanées.

ETYMOLOGIE. — De *datora*, nom arabe de la plante.

NOMS DIVERS. — Herbe des magiciens, Herbe du diable, Pomme épineuse, Endormie, Herbe des taupes. Ce nom d'*Endormie* rappelle que c'est avec la poudre des semences de datura qu'une compagnie de voleurs en France, connus sous le nom d'*endormeurs*, parvenait à endormir les malheureux voyageurs.

DESCRIPTION. — Herbe indigène, annuelle, haute de 0m70 à 0m90, à feuilles ovales, glabres, inégalement sinueuses, dentées ; à fleurs blanches ou d'un violet pâle, à 5 plis réguliers. Celles-ci s'épanouissent vers la fin de l'été. Ses fruits, gros comme une noix, sont couverts de pointes assez raides. L'odeur de la plante est vireuse et nauséabonde.

RÉCOLTE. — On emploie les feuilles et les graines.

PROPRIÉTÉS MÉDICINALES. — Le datura est un poison assez violent. On ne l'emploie qu'à l'extérieur.

Contre l'*asthme nerveux*, il est d'un effet souverain. Dans ce cas, les feuilles sèches se fument pures ou mélangées à des feuilles de sauge et de mauve, ou même à du tabac ordinaire. Au lieu de fumer, l'asthmatique peut faire brûler, sur une pelle rougie ou sur des charbons ardents, des feuilles sèches de datura. La fumée ainsi aspirée procurera du soulagement au malade.

La teinture de datura est recommandée dans les *névralgies* si douloureuses de la face.

Voici comment on la prépare :

Semences de datura.	60 gr.
Vin d'Espagne. .	1/2 litre.
Alcool rectifié. .	1/2 litre.

On laisse macérer pendant quelques jours, puis on met dans une bouteille, qu'on a soin de bien boucher.

Quand on veut s'en servir, on verse dans la main une petite quantité de cette teinture, et avec la main on en frictionne la partie malade. On voit bientôt cesser la douleur.

DENTELAIRE

Plumbago Europœa, Plombaginées.

Etymologie. — Le nom de dentelaire est une allusion à l'emploi de sa racine contre le mal de dents.

Noms divers. — Herbe au cancer, Malherbe.

Description. — Herbe vivace, élevée d'un mètre environ, dont les fleurs bleues ou violacées, groupées en épis, s'épanouissent en septembre et octobre.

Récolte. — On emploie les feuilles et la tige.

Propriétés médicinales. — La plante pilée est un excellent *vésicant*. Elle entre dans le liniment de Sumeire, contre la *gale* et la *teigne*. En voici la recette : Dans 1 livre d'huile bouillante, mettre 2 ou 3 poignées de racines de dentelaire pilées ; agiter quelques minutes ; presser en exprimant le marc, qu'on met dans un nouet de linge, dans lequel on ajoute un peu de sel. Avec ce nouet, qu'on trempe dans l'huile bien chaude, il faut frotter, matin et soir, tout le corps des galeux.

La plante mâchée calme le *mal de dents*, provenant de carie.

DIGITALE

Digitalis purpurea, Scrofularinées.

Etymologie. — *Digitus*, doigt, allusion à la forme de la corolle.

Noms divers. — Gantelée, Gant de Notre-Dame, Doigts de la Vierge, Doitier, Dés.

Description. — Cette plante indigène que l'on rencontre dans les bois, sur les montagnes, parfois même le long des chemins,est vénéneuse. Elle aime les terrains secs, siliceux et calcaires. Bisannuelle et herbacée, elle a une tige de 1 mètre environ, d'un vert grisâtre ; un duvet argenté la recouvre. Les feuilles, pointues, alternes, ridées, dentées, sont d'un vert pâle dessus et au dessous couvertes de duvet. Les fleurs placées en épi, à l'extrémité de la tige, penchent du même côté leurs petites cloches d'un rouge pourpre.

Récolte. — On emploie les feuilles, que l'on récolte la deuxième année de la végétation. Il faut repousser les feuilles radicales ; n'en prendre que de saines sur la tige ; séparer les pétioles et une grande partie de la nervure des feuilles ; les sécher à l'ombre, puis à l'étuve,à 40 degrés. On les conserve, une année, dans un vase bien clos et à l'abri de la lumière.

Propriétés médicinales. — La digitale est le grand remède des *maladies de cœur;* palpitations, contractions violentes et hydropisie, provenant d'une maladie de cet organe.

Comme remède, on prendra en infusion, 30 centigr. de feuilles sèches, pour un verre d'eau, moitié le matin, moitié le soir. Si on met la poudre des feuilles, la dose est de 1 à 2 centigr.

Doses : *Infusion :* 5 gr. par litre d'eau.
Poudre : 10 à 30 centigr.
Teinture : 1 à 5 gr.
Sirop : 20 à 120 gr. progressivement.

DOUCE-AMÈRE

Solanum dulcamara, Solanées.

Etymologie. — Son nom lui vient de la saveur amère et sucrée tout à la fois de ses sucs.

Noms divers. — Vigne de Judée, Loque, Vigne vierge, Morelie grimpante, Bourreau des arbres, Vigne sauvage, Herbe à la fièvre, Crève-chien, Réglisse sauvage.

Description. — Plante vivace, grimpante et qui s'élève communément à 2 ou 3 mètres. Les feuilles sont d'un vert foncé, un peu cotonneuses en dessous, ovales, en forme de cœur. Les supérieures découpées en lobes à la base; ses fleurs sont violettes et teintées de blanc sur les bords. Les fruits mûrs sont d'un rouge écarlate. Elle croît spontanément dans les haies, les taillis et les buissons.

Récolte. — On emploie les feuilles, la tige et les racines. On doit préférer la plante récoltée dans les lieux secs et élevés. Il faut choisir les plantes de l'année, pleines de moëlle et récoltées au printemps ou à la fin de l'automne. On les coupe en morceaux, que l'on fend au besoin, et on fait sécher à l'étuve. Par la dessiccation, la douce-amère devient jaune et perd son odeur désagréable.

PROPRIÉTÉS MÉDICINALES. — La douce-amère est *dépurative;* à ce titre, on la recommande dans la *bronchite chronique*, les *rhumatismes*, la *goutte*, l'*herpès*, l'*eczéma*, le *scorbut*.

Il est bon, dans ces diverses affections, d'employer le traitement suivant. On prend une décoction de 8 à 10 gr. pendant deux semaines ; on double la dose, la troisième semaine ; puis on augmente ainsi de 6 gr. par semaine, jusqu'à 40 gr. ; à cette dose, on diminue de 6 gr. par semaine jusqu'à ce qu'on soit revenu à 8 ou 10 gr. ; à cette époque, il est plus que probable que la maladie aura disparu; s'il survenait des maux de tête, des vertiges, de la diarrhée, ne pas s'en effrayer, car c'est un très bon indice de guérison.

Les baies sont dangereuses.

La douce-amère est encore *sudorifique*, prise à l'intérieur, et *résolutive*, appliquée à l'extérieur. A ce titre, elle est bonne dans l'*hydropisie*, la *jaunisse*, les *obstructions générales*. De 20 à 30 gr. de sa tige ou de sa racine, bouillies dans un litre d'eau, font une excellente tisane. Les feuilles pilées vertes et enfermées dans un linge avec le jus, constituent un bon topique dans les contusions.

Contre certaines tumeurs, on recommande le spécifique suivant : 4 poignées de feuilles, 120 gr. de farine de lin; faire bouillir dans une quantité suffisante d'eau avec une couenne de lard; en faire un cataplasme. (J. Massé.)

E

EGLANTIER

Rosa canina, Rosacées.

ETYMOLOGIE. — *Rosa canina*, Rose des chiens, car sa racine passait pour un spécifique contre la rage. Eglantier vient de *Acanthus*, épine.

NOMS DIVERS. — Rosier des chiens, Rosier sauvage, Rose des bois.

DESCRIPTION. — Cet arbrisseau est commun dans les bois et les haies. Il est épineux, atteint jusqu'à 1 mètre de hauteur. Ses tiges sont rameuses ; ses feuilles dentées présentent 5 ou 7 divisions. Les fleurs d'un blanc-rose, sont simples et solitaires.

RÉCOLTE. — Fleurs, racines et fruits sont employés.

PROPRIÉTÉS MÉDICINALES. — Les fruits mûrs de l'églantier, écrasés et mêlés à du sucre et à du sirop de gomme, font une confiture *astringente*, bonne contre la *dyssenterie* des enfants à la mamelle ; on peut y ajouter du sirop de coing.

La décoction des fleurs également astringente est utile dans les *diarrhées persistantes*, la *dyssenterie ;* on peut aussi y ajouter du sirop de gomme ou de coing.

La racine est bonne contre la *rage*.

Les feuilles infusées dans de l'eau, du vin blanc, de l'eau-de-vie, et appliquées sur les *plaies* en favorisent la cicatrisation.

On trouve sur l'églantier une tumeur ou excroissance spongieuse, produite par la piqûre d'un insecte parasite, nommé *cynips*. Cette excroissance, de forme ovale, quelquefois du volume d'un œuf de poule, naît et se développe sur diverses parties de la plante, le fruit, la tige, les feuilles, et c'est dans son intérieur que l'insecte dépose ses œufs ; les larves s'y développent et y vivent jusqu'à leur métamorphose. Cette excroissance, nommée Bédegar, a été vantée beaucoup comme *astringent*.

ELLÉBORE

Helleborus nigra, Helléborées.

ETYMOLOGIE. — Du grec *élein*, faire périr, et *bora*, aliment meurtrier.

NOMS DIVERS. — Rose de Noël, Rose d'hiver.

DESCRIPTION. — Plante vivace, à feuilles toutes radicales, longuement pétiolées, coraciées, à 8-9 segments. Ses fleurs, ordinairement solitaires à l'extrémité d'une hampe, d'environ $0^{m}30$, sont larges et très ouvertes. L'ellébore fleurit vers la fin de décembre.

RÉCOLTE. — On se sert de la racine et des feuilles.

PROPRIÉTÉS MÉDICINALES. — Cette plante jouissait, parmi les anciens, de la plus grande réputation. Suivant les fictions poétiques des Grecs, Mélampe, célèbre médecin, guérit les filles du roi Prœtus, en leur faisant boire du lait de chèvres qui avaient mangé de l'ellébore. Les anciens employaient l'ellébore particulièrement contre toutes les maladies connues aujourd'hui sous le nom de *névroses des fonctions cérébrales*, telles que l'*épilepsie*, l'*hypocondrie* et surtout les différentes formes de la *manie*.

La racine peut s'administrer en poudre, en infusion, en teinture, contre les *paralysies*, les *hydropisies atoniques*, la *chorée*, les *affections mentales*. L'action *purgative* se manifeste tout d'abord, puis survient une action générale sur l'ensemble de l'organisme, à la suite des secousses violentes qui accompagnent son usage. Comme c'est une plante vénéneuse, il faut l'employer avec prudence.

Avec Hippocrate, nous défendrons de l'administrer à ceux qui crachent du sang, à ceux qui sont débiles et lymphatiques, à ceux qui ont la vue faible, ou à ceux qui ont une forte santé.

Les feuilles sèches et en poudre peuvent se priser dans les maladies cérébrales.

DOSES : *Poudre* : 1 à 3 décigr., comme vomitif.

Teinture : 5 décigr. à 2 gr.

Infusion : 60 gr. par litre d'eau pour usage à l'extérieur.

ÉPINARD

Spinacia oleracea, Chénopodées.

ETYMOLOGIE. — *Spina*, épine, à cause des pointes acérées du fruit.

DESCRIPTION. — Herbe à feuilles alternes, à fleurs axillaires d'une couleur verdâtre. Cette plante aurait été importée en Espagne par les Arabes, et c'est de cette contrée qu'elle nous serait venue.

RÉCOLTE. — On emploie les feuilles.

Propriétés médicinales. — Dans les *inflammations abdominales*, la *constipation*, on recommande les épinards en boissons, en lavements, en larges cataplasmes arrosés d'huile d'olive et placés sur le ventre.

L'eau d'épinards, légèrement sucrée, est excellente dans la *diarrhée*, les *urines difficiles*, les *étouffements*.

On s'en sert aussi avec avantage contre les *inflammations* intérieures et celles de la *peau*.

EUPATOIRE

Eupatorium cannabinum, Composées.

Etymologie. — *Eupator*, roi de Pont, le premier, mit en usage une des espèces.

Noms divers. — Origan de marais, Trèfle de serre, Herbe de Sainte-Cunégonde.

Description. — Cette jolie plante vivace croît dans les endroits humides, au bord des étangs; ses tiges sont velues et rameuses; ses feuilles sont dentées, divisées en trois parties, terminées en pointe ; ses fleurs sont d'un pourpre pâle, quelquefois blanches.

Récolte. — On emploie les feuilles et les racines.

Propriétés médicinales. — Les racines de l'eupatoire *purgent* doucement et sans fatigue. On les prépare de la manière suivante : La racine est coupée par tranches de 8 à 10 rondelles pour un litre de vin ; 30 gr. pour un litre de liquide alcoolique : on prendra, le matin à jeun un verre de cette macération, tous les deux jours. Le remède serait contre-indiqué s'il y avait inflammation.

ESTRAGON

Artemisia dracunculus, Composées.

Etymologie. — Estragon est une corruption du latin *dracunculus*, qui est dérivé de *draco*, dragon, à cause de la racine qui fait plusieurs tours comme le corps d'un dragon.

Noms divers. — Dragon, Herbe dragon, Serpentine, Fargon.

Description. — Plante herbacée, haute de $0^{m}70$ environ. Ses feuilles sont alternes, lancéolées, charnues. Ses fleurs, petites, jaunâtres, sont en capitules globuleux, disposés en grappes. Toutes ses parties ont une odeur agréable et une saveur aromatique piquante.

Récolte. — Toute la plante est employée.

Propriétés médicinales. — L'estragon a des propriétés *stomachiques* et *antiscorbutiques*.

Il est aussi un puissant *fébrifuge* et guérit les fièvres automnales opiniâtres.

EUCALYPTUS

Eucalyptus globulus, Myrtacées.

Etymologie. — Du grec *Eu*, bien, et *Kalupto*, je couvre, parce que le limbe de son calice est clos.

Noms divers. — Globier bleu de Tasmanie.

Description. — L'Eucalyptus est un arbre qui a 8

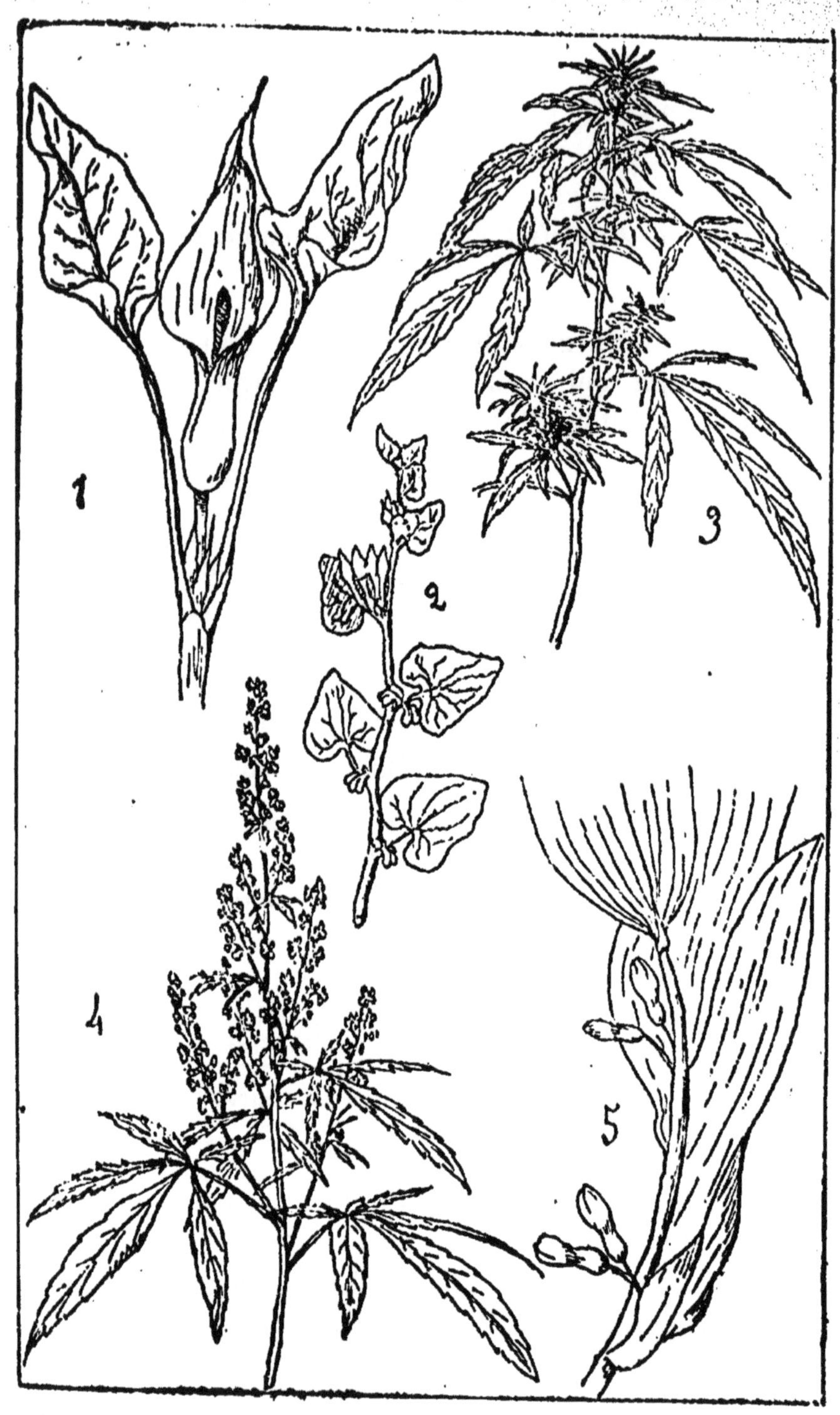

1. Arum; 2. Aristoloche; 3. Chanvre femelle; 4. Chanvre mâle;
5. Sceau de Salomon.

ans, atteint parfois la hauteur de 100 mètres, sur 28 mètres de circonférence. Il est d'apparence bizarre, peu agréable ; la teinte de son feuillage rappelle l'olivier, tandis que son port rappelle le peuplier d'Italie. Le tronc se dégarnit très vite, dans sa partie inférieure, jusqu'à une certaine hauteur, laissant deux ou trois fois par an l'écorce se détacher en longues bandes. Les feuilles nombreuses et persistantes sont opposées et sessiles, quand l'arbre est jeune; dans la suite elles sont alternes et longuement pétiolées, lancéolées, arquées en faulx, entières, pendantes, raides, d'un vert glauque ou bleuâtre, criblé de glandes remplies d'une huile essentielle, d'odeur forte et pénétrante, mais non désagréable. Les fleurs sont blanches ou légèrement rosées. L'eucalyptus est originaire de l'Australie et de la Tasmanie.

Récolte. — On emploie l'écorce et surtout les feuilles, soit en décoction, soit en infusion. On en fait aussi un vin et une teinture.

Propriétés médicinales. — L'eucalyptus est un puissant *antispasmodique* recommandé dans la *toux des phtisiques,* dans les *bronchites* simples.

C'est un très bon *fébrifuge*, qui triomphe même des fièvres qui se sont montrées rebelles à la quinine.

Comme *balsamique*, il réussit dans le *catarrhe de la vessie*, les *affections du vagin*, la *leucorrhée*.

Apéritif et *digestif*, il est recommandé dans les *dyspepsies atoniques*.

A l'extérieur, il est *stimulant* et facilite la cicatrisation des plaies.

Cette plante, absorbant beaucoup d'eau, et ses feuilles purifiant l'air, le séjour est sain et salubre, partout où on trouve son ombre.

On assure qu'en Australie, les émanations des forêts où abonde l'eucalyptus, sont favorables au *phtisiques*.

Doses : *Poudre* des feuilles et de l'écorce ; 4 à 16 gr.

Décoction des feuilles : 8 gr. par litre d'eau, usage externe.

Infusion des feuilles : 20 à 40 gr. par litre d'eau.

EUPHRAISE

Euphrasia officinalis, Scrophularinées.

Etymologie. — Du grec *euphrainô*, je charme, allusion à la vertu opthalmique de cette plante.

Noms divers. — Casse-lunettes, Langeote, Luminet.

Description. — Plante à feuilles dentées et en épis placés d'un seul côté. Ses fleurs sont blanches, veinées de rose et marquées d'une tache jaune, qui, ressemblant à un œil, lui a valu sa réputation de plante ophtalmique.

Récolte. — On se sert des feuilles, des fleurs et de la tige.

Propriétés médicinales. — Nous l'avons dit, cette plante est le spécifique des *maux d'yeux*. On l'emploie à l'intérieur et à l'extérieur. A l'intérieur on s'en sert en tisane, associée à la verveine et au fenouil, que l'on prend pendant plusieurs semaines. A l'extérieur, on fait usage du suc de la plante fraîche, 2 ou 3 gouttes dans l'œil malade.

Doses : *Poudre* : 4 à 12 gr. dans une infusion de fenouil ou de verveine. On continue plusieurs mois pour la vue.

EUPHORBE

Euphorbia lathyris, Euphorbiacées.

Etymologie. — Dédiée à Euphorbe, médecin de Juba, second roi de Mauritanie, qui, le premier, employa cette plante.

Noms divers. — Grande Esule, Epurge, Catherinette, Euphorbe catapuce.

Description. — Plante bisannuelle et herbacée ; tige glauque, rameuse et droite, s'élevant à 1 mètre ; feuilles allongées, d'un vert bleuâtre ; fleurs petites et verdâtres. L'euphorbe a un suc laiteux et très abondant.

Récolte. — On emploie les feuilles, les graines et le suc. Des graines on extrait une huile purgative.

Propriétés médicinales. — L'huile d'euphorbe, *très purgative*, pourrait être employée comme l'huile de croton, mais à plus haute dose. Ce remède violent pourrait être adouci en ajoutant à la poudre d'euphorbe une proportion assez forte de poudre de réglisse, de crême de tartre, de guimauve, etc.

Cinq à six grains mâchés et en avalant sa salive purgent parfaitement. On obtient le même effet avec 5 ou 6 feuilles broyées dans du miel ou un sirop quelconque.

On doit en user prudemment, car à fortes doses l'euphorbe est un poison.

Le suc est employé contre les *maladies de la peau*.

F

FENOUIL

Anethum fœniculum, Ombellifères.

Etymologie. — De *fœnum, fœniculum,* foin, allusion à l'odeur de la plante.

Description. — Herbe d'origine exotique, et naturalisée dans le Midi. Ses tiges, rameuses, grosses, rondes, s'élèvent souvent à 2 mètres. Les feuilles sont découpées en lanières fines et nombreuses. Les fleurs sont jaunes. La plante a une odeur aromatique.

Récolte. — On utilise la racine, les feuilles et les fruits récoltés, ceux-ci en automne, la racine au printemps et en automne.

Propriétés médicinales. — Le fenouil est *stomachique, carminatif, apéritif, emménagogue.* Edulcorée avec de la réglisse verte, la tisane des fruits augmente le *lait des nourrices.*

On fait aussi avec les fruits des cataplasmes pour résoudre les *tumeurs indolentes* et les *engorgements atoniques.*

La racine est *diurétique.*

Les feuilles fraîches, pilées, et mises sur les tempes des enfants souffreteux, *amènent le sommeil*. (Chesnel.)

DOSES. — *Poudre* des fruits : 1 à 5 gr.

Infusion : graines, 10 gr. par litre d'eau.

Infusion : racine, 30 gr. par litre d'eau.

FRAISIER

Fragaria vesca, Rosacées.

ETYMOLOGIE. — Du latin *fragrans*, odorant, à cause du parfum du fruit.

DESCRIPTION. — Cette plante bien connue a une foule de variétés. Le fraisier des quatre-saisons est le meilleur et le plus parfumé.

RÉCOLTE. — On emploie la racine, les feuilles et les fruits. La racine se récolte en hiver.

PROPRIÉTÉS MÉDICINALES. — L'usage du fruit est bon dans la *jaunisse*, la *bronchite* avec toux sèche. La cure des fraises est vantée dans le traitement de la *goutte* et de la *gravelle*.

Sa racine est *astringente*, bonne, par conséquent, en décoction, dans la *diarrhée*, les *hémorrhagies passives*, les *urines sanguinolentes*. En gargarisme, on l'emploie contre l'*angine*. — En décoction ou macérée dans l'eau-de-vie, elle devient un bon *apéritif*.

Les feuilles ont des propriétés analogues et sont de plus un excellent *diurétique*. Leur infusion peut remplacer le thé.

DOSES. — *Décoction* de la racine : 20 gr. par litre d'eau.

FÈVE

Vicia faba, Papillonacées.

Etymologie. — De son nom celtique *faff*.

Noms divers. — Fève commune, fève des marais.

Description. — Tige s'élevant souvent à 1 mètre. Ses feuilles sont ailées, à 4 ou 6 folioles, entières, glauques. Ses fleurs, réunies par 2-3 sur un pédoncule court, sont blanches, avec une tache noire sur chaque aile. Elles répandent une odeur agréable.

Récolte. — On emploie les fleurs, les gousses, les fruits, la tige.

Propriétés médicinales. — Les fleurs sont *antispasmodiques*. Autrefois on en tirait une eau distillée, pour cosmétique.

Les fèves sont *adoucissantes*, *résolutives*, *astringentes*. La bouillie de fèves est excellente dans la *diarrhée*.

L'infusion des cendres de la tige et des gousses, dans du vin blanc, 60 à 90 gr. par litre, est un excellent *diurétique* dans la *gravelle*, *l'hydropisie*, pourvu qu'il n'y ait pas de symptôme inflammatoire. On en boit de 60 à 80 gr. par jour.

La décoction des gousses vertes est bonne, en injections, contre l'acrimonie des *urines*.

La poudre des gousses séchées au four, et infusée pendant la nuit dans un verre de vin blanc, à la dose de 1 à 2 gr., est recommandée dans la gravelle. On le boit le matin à jeun, et on continue plusieurs jours.

La farine donne de bons cataplasmes *résolutifs*.

FIGUIER

Ficus carica, Morées.

Etymologie. — Du nom grec Sykè, qui a donné Ficus, en latin, d'où figuier.

Description. — Cet arbre a été importé dans les Gaules par les Phocéens.

Récolte. — On emploie le fruit, les feuilles et le suc.

Propriétés médicinales. — La figue est *adoucissante* et *laxative*. En décoction, la figue sèche est excellente dans les *rhumes* opiniâtres. Dans l'irritation de la gorge et la fluxion des gencives, on la fait bouillir dans du lait pour *gargarisme*. Une moitié de figue est appliquée avec succès sur l'abcès des *gencives*.

Le café de figues, ou le fruit torréfié, est recommandé dans la *pneumonie* aigüe, le *catarrhe*, la *bronchite* , la *coqueluche*.

Sèches ou fraîches, les figues forment des cataplasmes émollients pour les *tumeurs* douloureuses ou enflammées.

Le suc laiteux du figuier détruit les *verrues* et les *cors*.

Pris à l'intérieur, il est *purgatif*.

Les feuilles sont utiles pour faire saigner, par leur frottement, les surfaces rudes frappées d'*hémorrhoïdes*.

Doses : 2 ou 3 figues coupées, dans un demi litre d'eau, en décoction avec raisins secs et jujubes.

Pour gargarisme, on les fait bouillir dans du lait.

FRAGON ÉPINEUX

Ruscus aculeatus, Liliacées.

Etymologie. — *Ruscus*, mot corrompu d'un mot celtique qui veut dire buis ou houx.

Noms divers. — Petit houx, Houx frêlon, Housson, Buis piquant, Myrte épineux.

Description. — Cet arbuste rameux, toujours vert, à tiges anguleuses, est élevé de 0m,60 à 1 mètre. Ses fausses feuilles sont ovales et terminées en épines. Ses fleurs sont par deux et naissent de la face intérieure des fausses feuilles; elles sont petites et peu remarquables. Ses fruits, d'un rouge de corail, sont de la grosseur d'une petite cerise.
Le fragon croît dans les lieux stériles, et les bois des terrains calcaires.

Récolte. — On emploie la racine et les fruits. La racine se récolte en septembre; on la choisit compacte et pesante, on la coupe et on la fait sécher à l'étuve.

Propriétés médicinales. — Le fragon est *apéritif*, *fébrifuge* et *diurétique*.

On en fait usage dans les maladies des *voies urinaires*, dans l'*ictère*, la *chlorose*, les *scrofules*.

Les semences torréfiées sont prises en guise de café.

Doses : *Décoction* : 20 gr. par litre d'eau.
Infusion à froid : 60 à 100 gr. par litre de vin blanc.

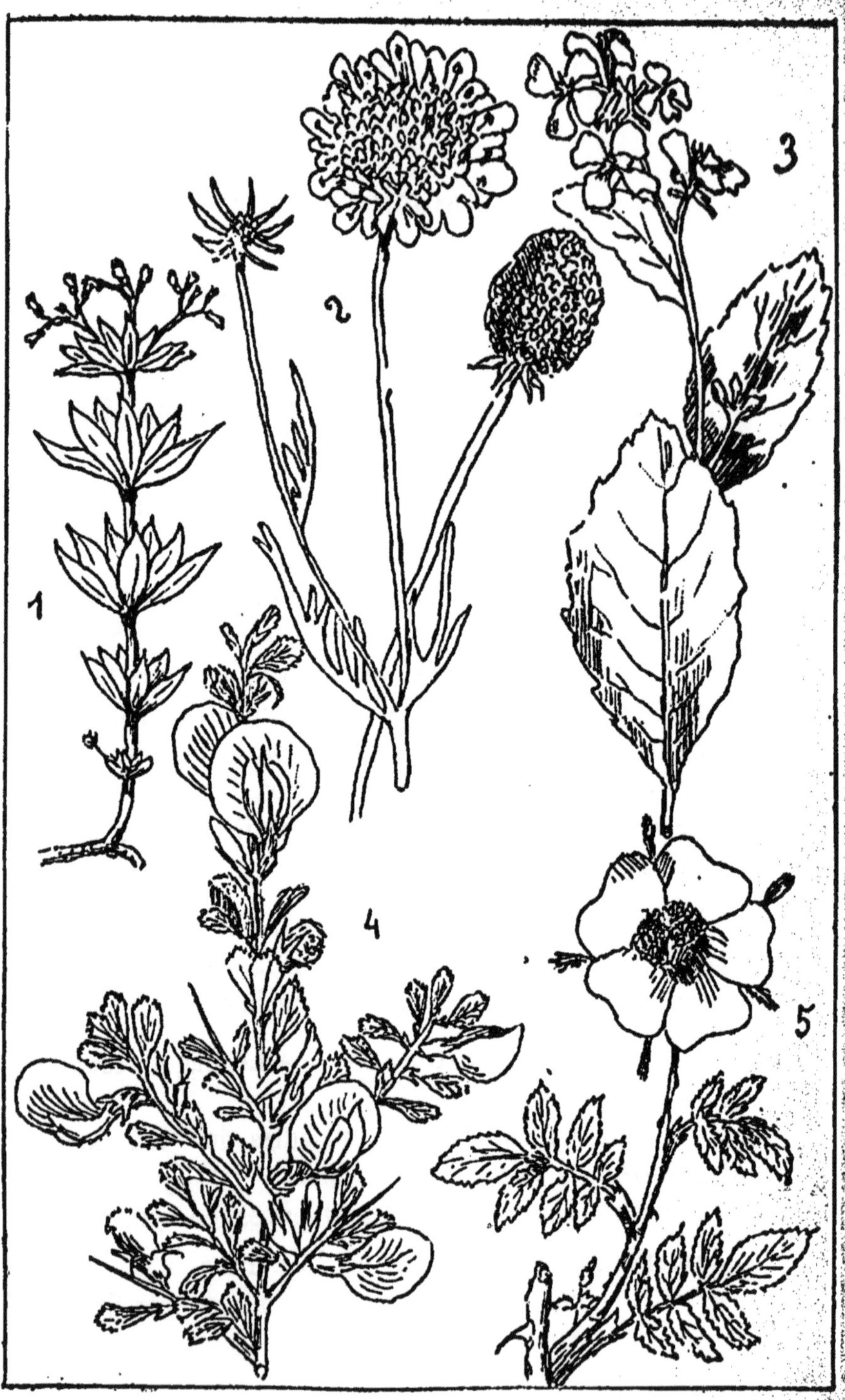

1. Aspérule odorante; *2.* Scabieuse; *3.* Moutarde noire; *4.* Bugrane; *5.* Eglantier.

FRAMBOISIER

Rubus idæus, Rosacées.

ETYMOLOGIE. — De *franc* et de *boise*, buisson en celtique.

DESCRIPTION. — Cet arbrisseau, du genre Ronce, est ainsi nommé parce qu'on le dit originaire du mont Ida, en Crète. Il peut atteindre jusqu'à 2 mètres. Ses tiges sont garnies d'aiguillons peu résistants. Ses feuilles, composées de 3 à 5 folioles, sont cotonneuses en dessous; les fleurs sont blanches, les fruits odorants et rouges à la maturité.

RÉCOLTE. — On emploie les feuilles, les fleurs et les fruits.

PROPRIÉTÉS MÉDICINALES. — Les feuilles ont les propriétés de celles de la ronce. Quant aux fleurs elles sont *sudorifiques*, comme celles du sureau.

Les fruits sont très *rafraîchissants*. Pour s'en servir, mettez 100 gr. de framboises, préalablement écrasées, dans 1 litre d'eau, sucrez, délayez et passez.

FRÊNE

Fraxinus excelsior, Oléinées.

ETYMOLOGIE. — Du grec *phraxis*, séparation, à cause de la facilité avec laquelle son bois peut être séparé.

DESCRIPTION. — Très grand arbre, à écorce cendrée.

Ses feuilles sont à 5 ou 6 paires de folioles ; ses fleurs nues sont disposées en grappe courte et compacte. Il se développe souvent sur son tronc des excroissances, nommées *broussin*, qu'on emploie en ébénisterie.

Récolte. — On emploie le bois, l'écorce, les feuilles et les graines. On récolte les feuilles en été, quand elles laissent suinter une gomme visqueuse ; l'écorce en toute saison.

Propriétés médicinales. — La décoction des feuilles est *purgative*.

Les graines, infusées dans de l'eau bouillante, réussissent dans *l'hydropisie*.

L'écorce est *fébrifuge* ; on fait bouillir, une demi heure, 20 à 25 gr. dans un litre d'eau, et on boit 3 à 4 verres par jour. On obtient une décoction plus forte, en y ajoutant une pincée de menthe poivrée. Cette décoction prise, pendant un mois, matin et soir, guérira le *rhumatisme* et la *goutte*.

L'écorce du frêne, soit en poudre, soit bouillie dans le vin, est excellente dans le *scorbut*, la *goutte*, la *fièvre paludéenne*. Une infusion de 4 gr. de feuilles de frêne, dans un demi-litre d'eau, prise chaque matin, est d'excellente hygiène. Un centenaire en recommande l'usage.

Doses. — *Poudre* de l'écorce : 8 à 24 gr., fébrifuge. Répéter cette dose 3 à 4 fois par jour, plusieurs jours, dans l'intervalle des accès.

FUMETERRE

Fumaria officinalis, Fumariacées.

Etymologie. — On en donne plusieurs. Les uns

disent que ce mot vient du latin *fumus*, fumée, à cause de l'odeur désagréable de la plante, qui fait pleurer les yeux. D'autres disent que ce nom lui a été donné à cause de l'aspect un peu vaporeux de son feuillage, qui semble s'élever du sol comme une fumée.

Noms divers. — Herbe à la jaunisse, Pisse-san g,Fiel de terre.

Description. — Plante annuelle, à feuilles divisées, petites, et d'un vert gris-cendré. Ses fleurs petites, blanchâtres ou purpurines, sont en grappes à l'extrémité de chaque rameau.

Récolte. — On se sert de toute la plante : récolter en juin et sécher promptement.

Propriétés médicinales. — Le suc de la plante pilée et l'infusion sont recommandées, comme *dépurarif*, dans les *maladies chroniques de la peau*, la *gale*, les *dartres ;* comme *tonique*, dans la *faiblesse des organes digestifs ;* comme *antiscorbutique*, dans le scorbut.

Doses : *Infusion* : 20 gr. par litre d'eau.
Sirop : 20 à 100 gr.
Suc : 50 à 150 gr.

FUSAIN

Evonymus europæus, Célastrinées.

Etymologie. — De Evonyme, mère des Furies, allusion aux propriétés vénéneuses de cette plante.

Noms divers. — Bonnet carré, Bonnet de prêtre, Chapeau de curé, Bois à lardoire.

Description. — Cet arbrisseau, si commun dans les haies, a l'écorce lisse et verdâtre; ses feuilles ovales sont finement dentées; ses fleurs sont petites, verdâtres, disposées en bouquet; ses fruits sont d'un beau rouge, à la maturité; leur division en 4 lobes a fait donner au fusain les divers noms sous lesquels il est vulgairement désigné. Celui de bois à lardoire vient de l'emploi qu'on en fait.

Récolte. — On emploie l'écorce et les fruits.

Propriétés médicinales. — Le fusain est un poison assez violent, aussi les ouvriers qui travaillent ce bois sont-ils sujets souvent à des vomissements et à des nausées. Le bois de fusain entre dans la fabrication de la poudre à canons et sert aussi aux dessinateurs, quand on a fait brûler ses jeunes branches dans des moules métalliques.

Les fruits et l'écorce sont un violent *purgatif*, à la dose de 3 à 5 gr.

Contre la *dyssenterie*, prenez 2 gr. d'écorce de fusain, faites infuser dans 1 litre d'eau, prenez par verrées et demi verrées.

Les fruits desséchés et en poudre, ou bien une décoction d'écorce et de fruits, à la dose de 25 gr., sont très utiles contre la *gale* et la *vermine*.

Le charbon de fusain est utile contre les *vomissements* et la *diarrhée*.

G

GAROU

Daphné Gnidium, Thymelées.

Etymologie. — Du grec *Daphné*, laurier, allusion à la ressemblance de ces plantes avec les lauriers.

Noms divers. — Sain-bois, Daphné, Bois-gentil, Bois-d'oreille, Bois-joli, Garouette.

Description. — Arbuste très commun dans les lieux incultes du midi de la France ; tige droite, effilée, qui peut atteindre jusqu'à 1 mètre ; feuilles étroites ; fleurs blanchâtres en dedans, rougeâtres et soyeuses en dehors ; les fruits sont de petites baies rouges.

Récolte. — Toute la plante, mais surtout l'écorce, est employée.

Propriétés médicinales. — Le garou est surtout employé en médecine à l'extérieur pour ses propriétés *vésicantes*. Cette écorce, légèrement ramollie, dans de l'eau tiède ou du vinaigre, et appliquée sur la peau, y détermine à la longue une vésication, avec plus de lenteur que les cantharides, il est vrai, mais sans produire comme celles-ci une action sur la vessie.

Le daphné mezereum a été employé, quelquefois, contre

la *morsure des vipères.* — A l'intérieur il est *sudorifique*, utile dans les *dartres chroniques.*

Les baies sont *purgatives*. En Dauphiné, les montagnards se purgent avec 8 à 10 baies de cette plante.

GENÊT

Genista spartium, Papillonacées.

Etymologie. — Du mot celtique, *gen*, qui signifie arbrisseau.

Description. — Les genêts sont très nombreux. Celui qui nous occupe ici s'élève souvent à 2 mètres : ses feuilles sont à 3 folioles inférieurement, et ses fleurs jaunes sont axillaires et solitaires; ses rameaux fournissent une filasse dont on fait des fils et des cordes.

Récolte. — On emploie les feuilles, la tige, les fleurs, les semences et même les cendres.

Propriétés médicinales. — La décoction des rameaux et sommités fleuries est excellente pour amener les *sécrétions*, surtout celles des urines ; c'est donc un précieux remède dans le *rhumatisme*, la *goutte*, les *scrofules*, la *fièvre intermittente*, les maladies du *foie et de la peau*. La dose de 50 gr. pour 1 litre d'eau, nécessaire ici, sera augmentée contre l'*hydropisie*.

Le genêt a une action puissante contre les accidents morbides *fiévreux* et même *pestilentiels*. Il est donc bon de le prendre en temps d'épidémie ; il neutralisera les principes morbides agissant sur l'estomac et le sang.

Les cendres en décoction, une poignée par litre d'eau, réussissent très bien pour les *rétentions d'urines*. Elles sont bonnes aussi contre certaines *hydropisies*; 1 ou 2 verres par jour guérissent encore la *gravelle*, sans irriter les reins. — Cette décoction ou lessive, extérieurement en lotions et fomentations, résout les *tumeurs*, les *engorgements* et conjure les *abcès froids*.

Les semences sont *purgatives*, 3 ou 4 pincées dans un verre de vin blanc, qu'on fait macérer le soir jusqu'au matin et qu'on tire à clair, forment une excellente *purgation*.

Doses : *Décoction* des fleurs et de l'herbe : 30 à 60 gr. par litre d'eau.

Tisane : Sommités fraîches, 15 gr.; baies de genièvre, 15 gr.; racine de pissenlit, 15 gr., eau, 3 quarts de litre, réduite par ébullition à un demi-litre; passer et sucrer.

Infusion des semences en poudre : 2 à 4 gr. infusés, pendant une nuit dans un verre de vin blanc agit comme diurétique, purgatif, émétique.

Vin de cendres de genêt : 30 à 45 gr. infusés à froid dans 1 litre de vin blanc ou de cidre. On en prend de 60 à 90 gr., 2 ou 3 fois par jour.

GENÉVRIER

Juniperus communis, Cupressinées.

Etymologie. — Le mot celtique *geneprusse*, âpre, rude, par allusion aux feuilles de ce végétal, a donné juniperus et genévrier.

Noms divers. — Genièvre, Pétro, Potron.

Description. — Arbrisseau formant un buisson à rameaux diffus, feuilles linéaires, raides, piquantes, colorées, quelquefois, d'un vert bleuâtre. Ses fruits sont globuleux, presque sessiles, moitié plus courts que la longueur des feuilles, d'un violet bleuâtre lors de leur maturité qui n'arrive qu'à la 2e année.

Récolte. — On emploie le bois, les feuilles, les fruits. Les fruits se récoltent en septembre et octobre ; les choisir gros, mais luisants et pesants.

Propriétés médicinales. — Le genévrier est essentiellement le remède des *urines* ; son usage ne tarde pas à donner à celles-ci une odeur parfumée de violette.

Les baies en décoction sont un très bon *tonique* pour l'estomac. On les mange aussi concassées, pour activer les fonctions digestives et l'action urinaire.

Les baies, pulvérisées et mêlées à de la fleur de soufre, sont recommandées en frictions contre les douleurs *rhumatismales* et *névralgiques*, la *sciatique*, les *articulations engorgées*, le *lumbago*, la *courbature ;* on recommande des fumigations avec des baies, qu'on aura placées sur des charbons ardents. Avec la vapeur, on imprègne de la flanelle ou des linges, dont on couvre les parties malades. On peut encore mettre une poignée ou deux de baies dans la bassinoire dont on se sert pour chauffer le lit.

On aura recours au genévrier pour les sécrétions : *Leucorrhée*, *blénorrhagie*, *catarrhe vésical*. Comme *diurétique*, on l'emploiera dans les *maladies du cœur*, *l'ascite*, *l'anasarque*, *les calculs*, *la gravelle ;* comme *tonique*, *stomachique*, il sera précieux dans la *débilité de l'estomac* et le *scorbut*.

Le bois, en décoction, non seulement est *sudorifique*, mais encore il cicatrise les vieux *ulcères*.

L'infusion de 30 grammes de baies, dans une carafe d'eau froide, constitue une excellente boisson médicinale.

Contre *l'hydropisie*, *les fièvres d'automne*, et comme excellent *apéritif*, on ne saurait trop recommander le vin de genièvre. Préparez-le ainsi :

Baies écrasées de genévrier. . . . 30 gr.
Rameaux de genévrier découpés . . 30 gr.
Vin blanc. . . . . 1 litre.

Laissez macérer 4 jours et ajoutez :

Sucre. . . . . 30 gr.
Absinthe. . . . . 15 gr.
Racine de raifort . . . . . 15 gr.

Les jeunes pousses de genièvre que l'on fait sécher et que l'on découpe ensuite finement, pour être conservées dans une boîte hermétiquement fermée, donnent un thé préférable à tout autre.

DOSES : *Infusion* aqueuse : 10 gr. par litre d'eau.

GENÉVRIER OXYCÈDRE (*Cade*)

Juniperus oxycedrus, Cupressinées.

ETYMOLOGIE. — *Oxus*, en grec, piquant, et *Cedrus*, cèdre.

DESCRIPTION. — Ressemble beaucoup au précédent. C'est un arbre qui atteint parfois 6 mètres. Ses fruits sont aigrelets et assez agréables au goût. On le trouve communément dans le midi de la France, la Provence, le Languedoc, le Roussillon.

RÉCOLTE. — Son bois résineux produit l'huile de cade. Pour l'obtenir, on fait brûler l'extrémité de branches fraîches, coupées ; et l'huile ne tarde pas à découler par l'autre bout. C'est cette huile qu'on utilise en médecine.

PROPRIÉTÉS MÉDICINALES. — Placée sur les muqueuses saines, l'huile de cade ne produit pas d'irritation ; si elles ne sont pas saines, il se manifeste une légère cuisson passagère. Quand il y a ulcération, la douleur est plus forte, mais ne dure pas au delà d'une demi minute.

L'huile de cade est employée en frictions contre la *gale*, le *lupus*, *l'acné*, *l'eczéma*, le *ptoriasis*. On en onctionne les tempes, le front et les paupières, dans *l'ophtalmie* scrofuleuse des enfants.

A l'intérieur, 15 à 20 gouttes dans un liquide sont *vermifuges*.

Dans *l'odontalgie*, on en met une goutte sur la dent cariée. On se sert aussi d'un petit bouchon de ouate trempé dans de l'huile de cade.

GENÉVRIER SABINE

Juniperus Sabina, Cupressinées.

ETYMOLOGIE. — On le dit originaire du pays des Sabins.

NOMS DIVERS. — Savinier, Sabine, Mélèze-Sabine.

DESCRIPTION. — Le genévrier a les feuilles petites, en forme d'écailles non épineuses et la plupart marquées d'une glande oblongue sur le dos. Ses fruits sont lisses et d'un bleu noirâtre. Cet arbre est très résineux et possède, dans toutes ses parties, une saveur âcre, et térébinthacée.

RÉCOLTE. — On emploie de préférence les feuilles qui contiennent une huile volatile ; celle-ci peut causer de l'inflammation sur l'épiderme.

Propriétés médicinales. — La poudre de la sabine, appliquée sur la peau y produit une inflammation *vésicante* et même une *ulcération*.

On emploie, en infusion, les feuilles, dans l'*aménorrhée* torpide des chlorotiques et les *métrorrhagies* qui se produisent en dehors de la grossesse. Cette apparente contradiction s'explique tout naturellement, par l'action stimulante de la sabine, qui combat aussi bien l'inertie qui s'oppose à l'écoulement sanguin, que le défaut de contraction qui, dans le deuxième cas, permet l'exagération de cet écoulement. — La dose de l'infusion ne doit jamais dépasser 1 ou 2 gr. Au-delà on s'exposerait au danger de l'empoisonnement.

On emploie encore la sabine dans la *goutte chronique*, le *rhumatisme*, les *fièvres intermittentes*.

On s'en sert en lavements comme *vermifuge* contre les petits vers; mais il faut s'en abstenir s'il y a diarrhée, car la sabine est très échauffante.

Employée à l'extérieur, elle est bonne pour les *ulcères*.

GENTIANE JAUNE

Gentiana lutea, Gentianées.

Etymologie. — De Gentius, roi d'Illyrie, qui, le premier, mit une espèce en usage pour ses propriétés.

Noms divers. — Gentis, Gauzane, Quinquina du pauvre.

Description. — Cette plante, qui atteint souvent plus d'un mètre, et dont les feuilles sont ovales, lisses et les fleurs jaunes en cimes, croît communément dans les montagnes.

Récolte. — La racine est seule employée ; il faut la cueillir la 2e année, au plus tôt après la chute des feuilles ; ne pas la laver et la sécher à l'étuve.

Propriétés médicinales. — La gentiane est *stomachique*, bonne dans les *digestions pénibles*, la *diarrhée*, la *jaunisse*, le *scorbut*, elle prévient et guérit les engorgements du *foie* et de la *rate*. Ce remède énergique fortifie en même temps les *muscles* et les *viscères*. La racine, macérée en poudre, dans du vin, seule ou avec une décoction d'écorce de saule, d'aune ou de chêne et prise avant l'accès guérit la *fièvre paludéenne*. 30 grammes de racine, coupée par morceaux et macérée 10 ou 12 heures dans 1 litre d'eau, feront une précieuse liqueur, dont on prendra, avant chaque repas, une cuillerée.

Doses :		
	Poudre	1 à 4 gr.
	Infusion	5 gr. par litre d'eau.
	Teinture	2 à 8 gr.
	Vin	120 à 200 gr.
	Sirop	10 à 100 gr.

GÉRANIUM

Geranium Robertianum, Géraniacées.

Etymologie. — Du grec *géranos*, grue, à cause de la ressemblance des fruits avec le bec de cet oiseau.

Noms divers. — Herbe à Robert, Bec de grue, Bec de grive, Herbe à l'esquinancie.

Description. — Cette plante vivace a des tiges rougeâtres et velues. Les feuilles, finement divisées et velues, sont opposées. Ses fleurs sont roses ; le fruit velu, comme les tiges et les feuilles, se termine par un bec allongé.

Récolte. — On emploie la plante entière.

Propriétés médicinales. — Cette plante *astringente* se prend en gargarisme contre l'*angine*; en tisane, contre l'*hémorrhagie*; le géranium est aussi *diurétique*.

Pilée et mise en compresse sur les *coupures* et *écorchures*, elle en opère la cicatrisation.

Son suc chasse les punaises.

Doses : *Décoction* : 15 à 30 grammes, pour tisane par demi-litre d'eau; 30 à 60 grammes pour l'extérieur.

Les cataplasmes se font avec la plante verte pilée, ou avec la plante sèche mise dans de l'eau qu'on réduit d'un quart par l'ébullition.

GERMANDRÉE AQUATIQUE

Teucrium scordium, Labiées.

Etymologie. — Du grec *scordium*, ail, à cause de son odeur.

Description. — Les feuilles de cette germandrée sont molles, sessiles, dentées, et ses fleurs, réunies en faux verticilles, sont pourpres. Son odeur est légèrement alliacée. Elle croît dans les lieux humides.

Récolte. — On emploie les sommités fleuries qu'on fait sécher à l'ombre.

Propriétés médicinales. — Prise en infusion, la germandrée est très fortifiante et recommandée dans plusieurs affections de l'estomac, dans la diarrhée et la dyssenterie. Elle est aussi anti-nerveuse et vermifuge.

La dose de l'*infusion* est 30 à 60 gr. par litre d'eau; celle du *suc* : 15 à 60 gr.

GERMANDRÉE PETIT-CHÊNE

Teucrium chamædrys, Labiées.

ETYMOLOGIE. — Teucer, frère d'Ajax, lui donna son nom, pour en avoir, le premier, fait usage. Chamœdrys veut dire Chêne à terre : *Kamaï*, à terre, et *drus* chêne, à cause de la forme de ses feuilles.

DESCRIPTION. — Cette petite herbe vivace et à odeur aromatique, est ùn peu couchée ; ses feuilles sont crénelées et légèrement pétiolées; ses fleurs d'un rouge pourpre. Elle est surtout remarquable par le duvet qui la couvre. Elle aime les coteaux secs et arides, les bois montueux.

RÉCOLTE.— Choisir parmi les plantes que l'on récolte, pour faire sécher, celles qui ont la tige courte et qui sont le mieux garnies de fleurs. On prend les feuilles et les sommités.

PROPRIÉTÉS MÉDICINALES. — Les anciens ont vu dans la germandrée un remède souverain contre la *goutte* et la *fièvre*. Les personnes délicates, ou dont le système nerveux est très excitable, s'en serviront avec avantage, en infusion, pour fortifier les fonctions *digestives*. Elle offre tous les avantages du thé, sans ses inconvénients. — On la conseille aussi dans les maladies chroniques du *foie* et l'*hydropisie*.

La dose de l'*infusion* est de 10 à 15 gr. par litre d'eau ; celle de la *poudre* : 2 à 4 gr.

GLOBULAIRE

Globularia vulgaris, Globulariées.

Etymologie. — *Globulus*, petit globe, à cause de la réunion des fleurs en tête ronde.

Noms divers. — Petit globe, Marguerite bleue, Boulette, Boulotte.

Description. — Herbe vivace, abondante sur les pelouses sèches, haut de 0m50 à 0m60. Ses feuilles allongées sont marquées de taches blanches. Ses fleurs sont bleues, avec la gorge de la corolle velue.

Récolte. — On emploie les feuilles et la tige.

Propriétés médicinales. — La globulaire, en décoction 40 à 60 gr. par litre d'eau, est un excellent *purgatif*. On doit d'autant mieux le recommander qu'il ne cause ni coliques ni nausées.

Cette plante est bonne également dans les *fièvres paludéennes*, l'*hydropisie*, la *constipation*. On la regarde comme le meilleur succidaire de la rhubarbe et du séné.

La globulaire presbith, qui croît dans les endroits arides du midi de la France, a les mêmes propriétés.

GRÉMIL

Lithospermum officinale, Borraginées.

Etymologie. — Du grec *lithos*, pierre, et *sperma*, graine, allusion à la dureté du péricarpe.

Noms divers. — Herbe aux perles.

Description. — Cette plante est rameuse, à feuilles

largement lancéolées, à fleurs d'un blanc jaunâtre, disposées en grappes, et à fruits luisants et d'un gris de perle. Elle croît dans les lieux incultes.

RÉCOLTE. — On emploie les graines.

PROPRIÉTÉS MÉDICINALES. — Cette plante est *diurétique*, recommandée dans les maladies de vessie, spécialement dans la *pierre*. On met 3 ou 4 pincées de graines dans 1 litre d'eau. On boit à discrétion.

On peut aussi prendre le grémil en émulsion. On met de 30 à 60 gr. de graines qu'on écrase dans un mortier; on jette dessus 500 gr. d'eau bouillante, puis on édulcore avec du sucre ou un sirop.

GROSEILLIER

Ribes rubrum, Ribésiées.

ETYMOLOGIE. — Du celtique *rub*, rouge, à cause de ses fruits.

DESCRIPTION. — Arbrisseau épineux. Ses feuilles sont à 3-5 lobes dentés; ses fleurs, d'un jaune verdâtre, s'épanouissent en grappes dès le mois d'avril. Ses baies sont tantôt rouges, tantôt blanches.

RÉCOLTE. — On emploie les baies.

PROPRIÉTÉS MÉDICINALES. — Leur suc étendu d'eau est recommandé dans les *fièvres* aiguës; il apaise la soif, la chaleur intérieure, ralentit la vitesse du pouls, rétablit la sécrétion urinaire. Tous les médecins le prescrivent dans les *inflammations* gastro-intestinales chroniques, les *obstructions* des viscères, le *scorbut*, les *affections cutanées* rebelles.

100 grammes de groseilles écrasées, délayées dans un

verre d'eau avec du sucre et passées, donnent une excellente boisson rafraîchissante.

Pour conserver les groseilles en grappes il faut les mettre dans une bouteille bien bouchée et les faire bouillir un quart d'heure.

On peut aussi les faire sécher sur des feuilles de papier dans un four, quand sa grande chaleur est tombée. Pour s'en servir, on en fait infuser une pincée, comme pour une tasse de thé. Cette boisson est *sudorifique* et *diurétique*.

GUI

Viscum album, Loranthacées.

Etymologie. — Du mot gaulois *gwid*, arbuste, l'arbuste sacré par excellence.

Description. — Plante ligneuse et parasite des arbres; rameaux articulés; feuilles entières, lancéolées sans nervures, épaisses; fleurs sessiles vertes, disposées par 5; fruits globuleux, blancs, ressemblant assez bien à de petites groseilles blanches, bien mûres. Cette plante croît communément sur les pommiers; plus rarement sur les peupliers, les saules, les frênes, les pins. Le gui de chêne est excessivement rare.

Récolte. — On récolte les guis à la fin de l'automne; on les dessèche, puis on les renferme dans un vase en faïence bien bouché.

Propriétés médicinales. — Le gui est recommandé contre les *convulsions*, les maladies *nerveuses*, la *danse de Saint-Guy*, l'*épilepsie*, les *vers*, l'*asthme*, les *toux rebelles*, et par dessus tout contre la *coqueluche*.

On l'emploie en tisane par décoction, 1 litre par jour.

La poudre des branches sèches, sans écorce, préalablement pilées, et à la dose d'une cuillerée à café par jour, dans du pain à chanter, est aussi d'un bon usage.

DOSES : *Décoction* de la plante sèche : 30 à 60 gr. par litre d'eau.

Poudre de l'écorce : 2 à 12 gr.

GUIMAUVE

Althæa officinalis, Malvacées.

ETYMOLOGIE. — Le grec *althos*, remède, a donné *althœa*.

DESCRIPTION. — Herbe vivace qui s'élève jusqu'à 2 mètres. Sa racine blanche, charnue, est en forme de fuseau. Ses feuilles sont alternes, cordiformes, tomenteuses, molles. Ses fleurs blanches, rosées, sont presque sessiles.

RÉCOLTE. — Les fleurs et les feuilles seront séchées à l'ombre, celles-ci cueillies avant la floraison ; les racines seront récoltées en automne ; on enlèvera la première écorce, on la coupera en morceaux, on la sèchera au four, on enfilera les morceaux à une corde comme des chapelets et on conservera dans un lieu sec et aéré. On peut aussi employer les tiges.

PROPRIÉTÉS MÉDICINALES. — Toute la plante est mucilagineuse et *calmante*. Les fleurs, en infusion, sont bonnes contre la *toux*, les *bronchites*, l'irritation des *poumons*.

La décoction de la racine aide à l'*expectoration*, adoucit l'inflammation des *voies digestives* ; en lavement, elle est recommandée dans les *coliques* et irritations d'*entrailles*. Pour les inflammations et affections *convulsives*, les bains de racines sont excellents. Sa décoction, en lotion et fomentation, calme les *cuissons*, les *chaleurs*, et les *éruptions* de la peau.

DOSES. *Tisane par infusion* : 20 gr. par litre d'eau.
Macération : 20 gr. . . . . id.
Décoction : 30 à 60 gr. . . . . id.
Sirop : 30 à 100 gr. . . . . . id.

H

HARICOT

Phaseolus vulgaris, Papillonacées.

NOMS DIVERS. — Phaséole, Faviole, Féverole.

DESCRIPTION. — Plante annuelle, à tige grimpante ; feuilles alternes, pubescentes, à folioles ovales. Ses fleurs, de juin en octobre, sont blanches et violacées. Les gousses, qui leur succèdent, sont bosselées et munies d'un bec aigu à leur sommet. On en cultive un très grand nombre de variétés.

RÉCOLTE. — On emploie les fruits et la plante entière.

PROPRIÉTÉS MÉDICINALES. — Mangés verts, les haricots sont recommandés dans les *coliques* et les *vomissements*. Appliqués sur la blessure, après qu'on les a préalablement mâchés, ils guérissent la *morsure* faite par les chevaux. Le suc exprimé des gousses remplies de leurs fruits ainsi que des tiges, est bon contre la *gravelle*, à la dose de 1 demi verre, le matin, à jeun.

HÉPATIQUE DES FONTAINES

Marchantia polymorpha, Cryptogames.

Etymologie. — Du latin *hepar*, foie, à cause des propriétés de cette plante sur cet organe.

Noms divers. — Herbe aux poumons, Poumons de terre.

Description. — Cette petite plante, analogue aux mousses par l'aspect, et qui pullule dans les lieux humides dont elle tapisse la surface, se présente sous la forme de croûtes vertes, minces, transparentes, traversées par une petite nervure brune. A l'extrémité des nervures, apparaissent de petites fleurs, de différente forme et en ombelle.

Récolte. — Toute la plante est employée.

Propriétés médicinales. — L'hépatique est usitée dans les maladies du *foie* et de la *rate*. — Elle rend aussi de précieux services dans l'*hydropisie* et la *rétention d'urines*, comme *diurétique*. Dans ce cas, on prend 2 poignées de plante, qu'on fait bouillir 12 heures dans 1 litre d'eau ; on retire, on pile, on broie et on mêle le tout à un cataplasme de graines de lin, qu'on place sur le bas ventre. — La dose de la *décoction* est de 30 à 60 gr. par litre d'eau ; celle de l'*infusion* : 60 gr. dans 1 litre de vin blanc.

HÊTRE

Fagus sylvatica, Quercinées.

Etymologie. — Fagus, du grec, *phagô*, je mange, parce que ses fruits sont alimentaires.

Noms divers. — Foyard, Fayard, Fau, Fonteau.

Description. — Ce bel arbre atteint jusqu'à 40 mètres d'élévation. Sa cime est touffue. Ses feuilles sont ovales, aiguës, sinuées, ondulées, d'un beau vert, luisantes, portées sur des pétioles courts et accompagnées de 2 petites stipules caduques, velues et roussâtres. Son bois, à grain très serré, est de couleur pâle. Le fruit porte le nom de *faîne*. On extrait de son amande une huile de très bonne qualité.

Récolte. — On emploie l'écorce.

Propriétés médicinales. — Le hêtre est un excellent *fébrifuge*. Dans les *fièvres paludéennes* il peut rendre d'importants services. — La dose est de 25 à 50 gr. par litre d'eau, si on emploie l'écorce fraîche, et 30 gr. si on se sert de l'écorce sèche. — A dose plus élevée, le hêtre devient *purgatif* et *vomitif*.

HIÈBLE

Sambucus ebulus, Caprifoliacées.

Etymologie. — *Ebulus*, nom d'une île anglaise.

Noms divers. — Petit sureau, Petit saü.

Description. — Plante herbacée, élevée d'environ 1 mètre; à feuilles dentées en scie comme celles du sureau; à fleurs blanches et disposées en larges corymbes ombelliformes; à baies noires, lors de leur maturité. L'odeur de cette plante est fort désagréable. Elle croît communément dans les terrains gras et humides, au bord des chemins et des rivières.

Récolte. — On fait usage des racines et des baies.

Propriétés médicinales. — Les racines sont employées comme *diurétiques* dans les rétentions d'urine, à la dose de 20 à 25 gr. A dose plus élevée, elles deviennent *purgatives.* — Les baies sont purgatives à la même dose que les racines. Les vertus médicinales de l'hièble sont à peu près les mêmes que celles du sureau noir. — On prépare avec les baies de l'hièble et du sureau, une liqueur dont on peut faire avantageusement usage dans les cas où ce remède est réclamé. En voici le mode de préparation : On cueille les grappes d'hièble aussitôt qu'elles sont mûres, on les foule comme le raisin; au bout de quelques jours, la fermentation décolore le suc et lui donne une saveur vineuse. Quand il cesse d'être doux, on l'entonne, et on commence à distiller. On doit garnir d'une grille en osier le fond de l'alambic, pour empêcher la liqueur de contracter une mauvaise odeur. 100 litres de baies donnent 10 litres de liqueur à 18°.

HOUBLON

Humulus-Lupulus, Cannabinées.

Etymologie. — De *humus*, terre.

Description. — Le houblon, avec ses grandes feuilles d'un beau vert et à nervures bien saillantes, est une très jolie plante grimpante. Ses fleurs mâles forment des grappes terminales, et même axillaires; ses fleurs femelles sont réunies en cônes écailleux et composés de grandes et larges écailles d'un blanc roussâtre à la maturité.

Récolte. — Elle se fait en août. Les fleurs sont séchées au four. Ne pas employer celles qui ont plus de deux ans.

Propriétés médicinales. — Le houblon, *tonique* et *apéritif,* convient dans la faiblesse des organes *digestifs*, le *rachitisme*, la *débilité* prolongée et dans les maladies constitutionnelles. Les enfants pâles, languissants, les jeunes filles affaiblies se trouveront bien de l'usage de cette plante. On en fera une boisson avec 10 à 15 gr. de fleurs dans un litre d'eau et un quart de vin. Les cônes de houblon, écrasés, passés au tamis, donnent une poudre blanchâtre dite lupuline. Celle-ci prise le soir, à la dose de 25 centigr., est un puissant *calmant*, et le meilleur des *anaphrodisiarques*. Le houblon, en application, est un *résolutif*, et un *fondant* des gonflements douloureux ; il calme les *ulcères cancéreux*. Le houblon en garniture dans les oreillers est très bon pour les sujets tourmentés d'*insomnie*. Les jeunes pousses sont *anti-scorbutiques*, elles provoquent aussi les urines.

DOSES : *Infusion* : 10 gr. par litre d'eau.
Lupuline : 50 centigr. à 2 gr. par jour dans du pain azyme.

HOUX

Ilex aquifolium, Ilicinées.

NOMS DIVERS. — Agriou, Agri-fou, Bois franc, Houx-houx, Garus.

DESCRIPTION. — Cet arbrisseau a l'écorce lisse, verte, et les feuilles, ovales, aigües, coriaces, luisantes et garnies de dents épineuses. Les fleurs sont blanches ; ses baies sont globuleuses, d'un rouge vif à la maturité.

RÉCOLTE. — On emploie les feuilles, les baies et la glu.

PROPRIÉTÉS MÉDICINALES. — Les feuilles sont *fébri-*

fuges; 40 ou 50 gr. dans un litre d'eau réduite d'un quart par l'ébullition et tirée à clair, font une tisane qu'on boit dans la journée. Les goutteux se trouveront bien de ce remède. — Au printemps, on enlève l'écorce, et à mesure qu'on l'arrache, on voit suinter une matière poisseuse que l'on récolte avec une cuillère ; c'est la glu des oiseleurs. Cette glu sur du linge et appliquée sur les *tumeurs* les plus désespérantes, procure le plus souvent un merveilleux soulagement. — Les baies sont *purgatives*.

HYSOPE

Hyssopus officinale, Labiées.

DESCRIPTION. — Cette herbe vivace et rameuse s'élève à 50 centimètres environ. Les feuilles, sessiles, un peu épaisses, lancéolées, étroites, aiguës, sont légèrement pulvérulantes. Ordinairement les fleurs forment un épi terminal d'un pourpre bleuâtre, blanc et rose. — On la rencontre dans les endroits secs, même sur les murs.

RÉCOLTE. — La plante entière est employée, mais surtout les sommités fleuries.

PROPRIÉTÉS MÉDICINALES. — L'hysope, qui renferme du soufre, est plus particulièrement recommandé dans les affections *catarrhales* ; il facilite puissamment l'*expectoration*. Il serait dangereux s'il y avait irritation dans les voies pulmonaires. L'hysope est aussi *stomachique*, *tonique*, *sudorifique*, *emménagogue* et *vermifuge*. La décoction est très bonne en lotion sur les *coups*, *meurtrissures*, *entorses* et *contusions* ; et, en gargarisme, dans l'*angine*. Pour résoudre les ecchymoses des paupières dans l'*ophtalmie catarrhale*, on

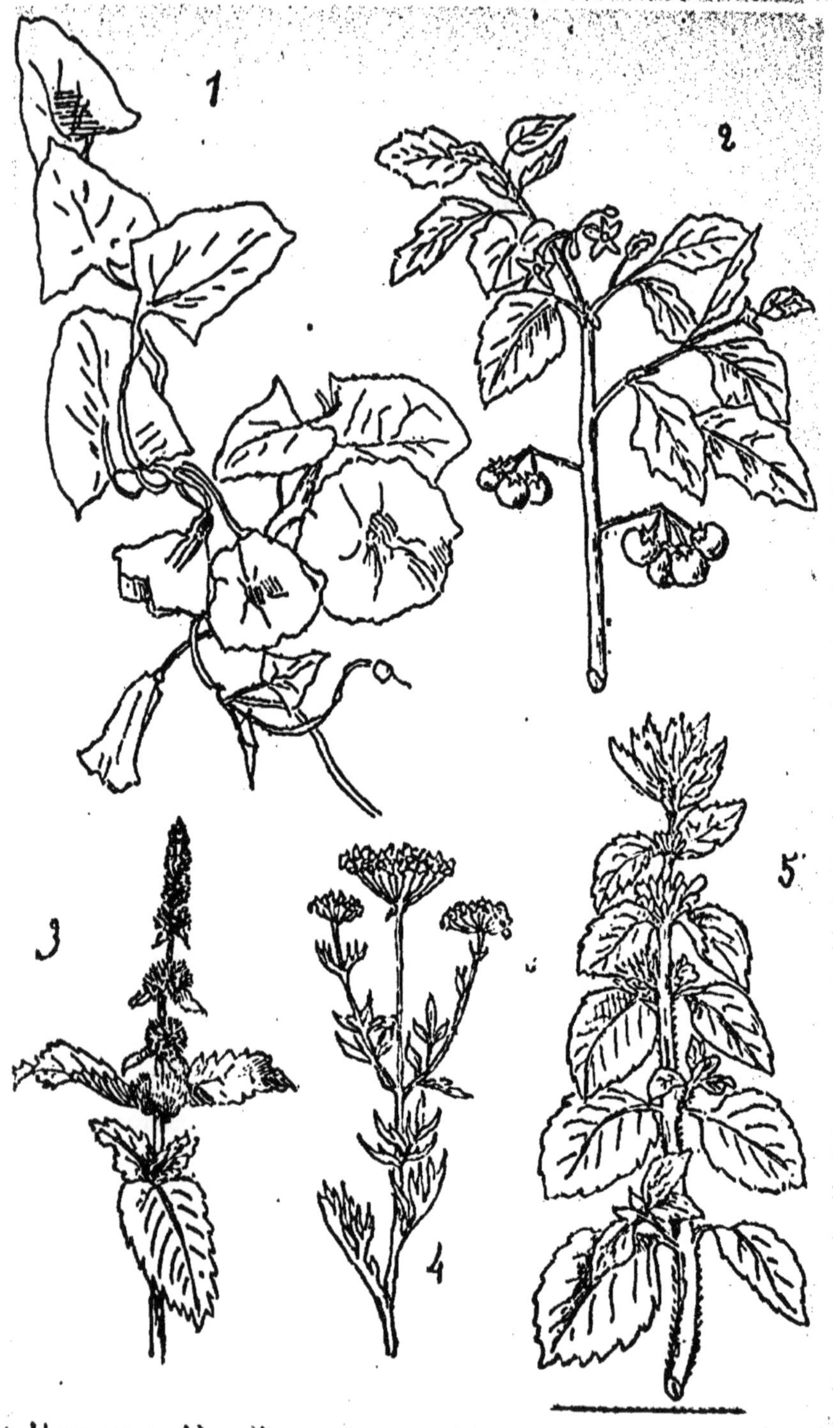

1. Liseron ; 2. Morelle noire ; 3. Menthe poivrée ; 4. Anis ; 5. Mélisse.

met bouillir dans de l'eau, à laquelle on joint du son, de feuilles pilées de l'hysope, puis on en forme des sachets qu'on place sur la partie malade.

Doses : *Infusion* : 5 gr. par litre d'eau. *Décoction* : 30 gr. par litre d'eau. *Sirop* : 30 à 60 gr. par litre d'eau.

I

IF

Taxus baccata, Taxinées.

Description. — Ce bel arbre peut atteindre 20 mètres et plus d'élévation. Son bois est rougeâtre, avec l'aubier blanc ; l'écorce brune s'enlève facilement par plaques ; une petite pointe blanchâtre termine les feuilles qui sont linaires et aiguës ; leur face supérieure est luisante et d'un vert pâle, un peu glauque. Les fruits, du volume d'un gros pois, sont d'un beau rouge écarlate ; à enveloppe visqueuse et d'une saveur douce.

Propriétés médicinales. — Les feuilles de l'if sont un poison acre et irritant. Quant aux fruits, ils sont adoucissants, diurétiques et *laxatifs*, exempts par conséquents des mauvaises qualités du feuillage et de l'écorce. Suétone rapporte que l'empereur Claude publia que le suc des fruits était l'antidote du venin de la vipère.

IRIS D'ALLEMAGNE

Iris germanica, Iridées.

Etymologie. — Allusion à l'éclat de ses couleurs

comparées à celles de l'arc-en-ciel, appelé *Iris*, dans la langue grecque.

NOMS DIVERS. — Flambe, Flamme.

DESCRIPTION. — Cette plante vient communément sur les murs et les rochers. Ses fleurs sont d'un beau violet, avec la barbe jaune et répandent une agréable odeur. Sa racine charnue contient un suc âcre; son odeur, un peu nauséeuse, disparaît par la dessiccation et fait place à une odeur de violette, dont les parfumeurs tirent parti.

RÉCOLTE. — On emploie la racine.

PROPRIÉTÉS MÉDICINALES. — La racine d'iris a des propriétés *émétiques* et *purgatives* assez violentes; elle est aussi *diurétique*. Ces propriétés la font employer contre l'*hydropisie*. La dose est de 60 à 80 gr. pour la décoction dans 1 litre; on peut sucrer. La poudre sert, en mélange avec la poudre de lycopode, à prévenir les crevasses de la peau, chez les enfants. — Cette poudre, prise le matin à jeun, dans une cuillerée de sirop de gomme ou de capillaire, procure un grand soulagement dans les *rhumes* opiniâtres et les *catarrhes* chroniques. La dose est de 5 décigrammes à 1 gr. pour les adultes, et de 3 à 5 décigr. pour les enfants. Si le rhume était compliqué de constipation, la poudre d'iris aux doses indiquées, doit être prise dans une forte cuillerée de miel blanc, deux jours de suite. — Les pois à cautère sont de petites boules d'iris préparées et travaillées au tour. Par leur âcreté, elles entretiennent la plaie du cautère. — Quelques personnes se corrigent de la *mauvaise haleine* en tenant habituellement dans la bouche un morceau de racine d'iris. — Voici un remède infaillible contre la *rage*, sur le témoignage de M. Goudet, chef de division à la mairie de Toulouse : Prenez 60 gr. de racine fraîche d'*iris germanica;* après l'avoir bien lavée et épluchée, coupez-la en petits morceaux et faites cuire dans du beurre frais. Quand cette racine est suffisamment ramollie, ajoutez 2 ou 3 œufs et faites-en une omelette sans sel, que vous donnerez à la personne ou à l'animal mordu. On réitère trois jours de suite.

J

JOUBARBE

Sempervivum tectorum, Crassulacées.

Etymologie. — Joubarbe est francisé de *barba Jovis*, barbe de Jupiter.

Noms divers. — Artichaut bâtard.

Description. — Feuilles charnues, épaisses, cilliées et imbriquées ; les fleurs pourprées sont disposées en épis. Elle croît sur les rochers, les vieux murs et les toits de chaume. Sa floraison a cela de remarquable qu'elle est d'autant plus belle que la plante elle-même est dans un sol plus aride et plus sec.

Récolte. — On emploie les feuilles fraîches.

Propriétés médicinales. — Les feuilles pilées, en cataplasmes sur les *gerçures des seins*, les guérissent. Elles enlèvent également les douleurs *hémorrhoïdales* et guérissent les *cors* aux pieds. Les *brûlures*, *coupures* et toutes plaies superficielles se trouveront bien de ce cataplasme. La joubarbe est excellente dans les *aphtes* et ulcérations de la *bouche*. On pile les feuilles, on mélange le jus avec de l'eau et du miel, qu'on bat jusqu'à consistance de sirop. On peut y mêler de l'huile ou du beurre. On se sert de ce sirop, en y trempant un petit pinceau, avec lequel on cicatrise les aphtes et les ulcérations.

Doses : *Suc :* 10 à 60 gr. comme sédatif spécifique dans les affections spasmodiques de l'utérus (Reichel). — *Cataplasme :* Feuilles pilées sur coupures, brûlures, hémorrhoïdes ; ou bien feuilles dépouillées de leur peau.

JUJUBIER

Zizyphus jujuba, Rhamnées.

Description. — Cet arbre s'élève à la hauteur de 4 à 5 mètres. Son tronc est assez tortueux et ses nombreux rameaux sont armés de deux épines à chaque nœud ; les feuilles sont alternes, ovales, accuminées, à courts pétioles, coriaces, glabres et luisantes ; les fleurs, d'une teinte jaunâtre, sont solitaires, ou réunies par trois ; elles naissent au printemps. Le fruit rouge s'offre sous la forme d'une grosse olive ; il contient un noyau osseux.

Récolte. — Les jujubes destinées à être mangées fraîches sont cueillies dès qu'elles commencent à rougir, mais on attend une maturité complète lorsqu'on veut les faire sécher, ce qu'on obtient en les exposant au soleil sur des claies. Le jujubier, originaire de l'Orient, est maintenant naturalisé dans le midi de la France, dans les îles d'Hyères.

Propriétés médicinales. — Les décoctions de jujube procurent un soulagement immédiat dans les cas de *gravelle* et autres affections douloureuses des voies *urinaires*. Par leur mucilage doux, elles apaisent les irritations de *poitrine*, et calment les *toux* opiniâtres. C'est aussi avec une décoction de jujube, à laquelle on ajoute de la gomme arabique et du sucre, qu'on prépare la *pâte* de *jujube*, l'une des meilleures pâtes pectorales.

JULIENNE

Hesperis matronalis, Crucifères.

Etymologie. — Du grec *esperos*, soir, parce que cette fleur est odorante pendant la nuit.

Noms divers. — Hespéride des jardins, Aragone, Giroflée musquée, Julienne des dames, Bassolette, Beurrée, Damas.

Description. — Plante annuelle, à tige cylindrique de $0^{m}70$ environ, à feuilles ovales, lancéolées, aiguës et dentées. Ses fleurs vertes, blanches ou pourpres, suivant les variétés, sont très odorantes.

Récolte. — On emploie la plante entière et fraîche.

Propriétés médicinales. — La julienne est *sudorifique*, *incisive*, *apéritive*. On la prescrit dans les *catarrhes* pulmonaires chroniques, l'*asthme* humide, les affections *scrofuleuses*, l'*anasarque*, les *cachexies* qui surviennent après les fièvres intermittentes. On prend le suc pur ou dans du lait ou du petit lait. On peut, si on préfère, employer la décoction vineuse. — Sous l'influence de cette plante, les fonctions de la peau et des reins sont activées. Elle convient très bien, pourvu qu'il n'y ait point d'irritation, dans la *gravelle*, l'*albuminurie* chronique, l'*hydropisie*. — Les feuilles fraîches et pilées donnent un bon cataplasme résolutif et détersif, sur les tumeurs scrofuleuses et autres.

JUSQUIAME NOIRE

Hyoscyamus niger, Solanées.

ETYMOLOGIE. — Du grec *hyos*, porc, et *seyamos* fève, allusion à la forme de la capsule et à l'usage qu'en font les porcs sans éprouver d'accidents.

NOMS DIVERS. — Mort aux poules, Hannebane, Potelée, Careillade, Herbe aux engelures, Porcelet.

DESCRIPTION. — Herbe fétide, laineuse, blanchâtre, élevée au plus d'un mètre. Les feuilles sont ovales et aiguës, sessiles, molles et sinueuses. Les fleurs, presque sessiles, placées d'un même côté, ont la corolle d'un jaune soufre, avec des veines noires et des tâches pourpres. Cette espèce, très commune dans les lieux incultes et sur les bords des chemins, a l'aspect assez triste et l'odeur très nauséabonde.

RÉCOLTE. — On emploie les feuilles, les tiges et les semences. — On sèche à l'étuve.

PROPRIÉTÉS MÉDICINALES. — On usera avec prudence de cette plante qui est très dangereuse. — Dans les *névralgies*, le *tic* de la face, la *sciatique*, on en fera des applications, car la jusquiame est *antispasmodique* et *calmante*. De même en usera-t-on dans les douleurs de *goutte*, les *contusions* et les *entorses*. Les *engorgements*, les inflammations des *mamelles* se trouvent bien de ses applications, qui se feront avec les tiges et les feuilles fraîches pilées ou bouillies. Les feuilles sèches et fumées par les asthmatiques procurent du soulagement.

Doses : *Poudre* des feuilles : 10 centigr. à 1 gr.
Infusion ou *décoction* pour usage interne : 2 à 4 gr. pour 1/2 litre d'eau.
Teinture : 1 à 4 gr.
Sirop : 10 à 50 gr.

L

LAITUE CULTIVÉE

Lactuca sativa, Composées.

Etymologie. — Du latin, *lac, lactis*, lait, à cause de son suc laiteux.

Noms divers. — Laitue romaine, chicons.

Récolte. — On en fait une eau distillée ; on prend aussi la laitue en tisane. Par les incisions faites à la tige dépouillée de ses feuilles, on obtient un suc épaissi nommé *lactucarium*. Ou bien on l'obtient encore, en mettant les laitues dans un mortier, on les pile et on recueille le jus que l'on dessèche au moyen d'une étuve. Le lactucarium est une matière solide, cassante, brune, dont l'odeur et la saveur rappellent celles de l'opium.

Propriétés médicinales. — Galien se procurait le sommeil au moyen d'une salade de laitue. Son suc provoque le *sommeil*, calme la toux dans la *coqueluche*, les *bronchites*, l'*asthme*, avec moins de danger que l'opium. —

On l'emploie avec avantage dans les douleurs de l'*estomac* et la *jaunisse*. — Le suc se donne à la dose de 1 gr. à la fois, et on réitère 5 ou 6 fois par jour. — La dose des semences est de 2 à 4 gr. — Prise en plus grande quantité cette plante pourrait donner lieu à des accidents, car elle est narcotique. — La laitue vireuse ou sauvage a les mêmes propriétés, mais plus énergiques encore.

LAURIER D'APOLLON

Laurus nobilis, Laurinées.

Etymologie. — Du celtique *blawr*, vert, qui se prononce *lawr*; allusion à la verdure persistante du laurier.

Noms divers. — Laurier commun, Laurier sauce.

Récolte. — On emploie les feuilles, les fruits ou baies.

Description. — Cet arbre a un tronc droit, un bois, d'un jaune pâle; son écorce est assez aromatique. Les feuilles, alternes, persistantes, lancéolées, aigües, luisantes, coriaces, sont d'un beau vert en dessus et plus pâles en dessous. Ses fleurs sont en ombelles et de couleur jaunâtre ou verdâtre peu apparente. Les baies, de la grosseur d'une petite cerise, sont noirâtres, à saveur âcre et aromatique.

Propriétés médicinales. — Les feuilles sont recommandées pour les débilités de l'*estomac*, les maladies *venteuses*, les *gastralgies*. — Le laurier *diurétique*, *excitant* et *emménagogue* est recommandé dans l'*hydropisie* et le *rhumatisme*. — 5 à 6 feuilles font une tisane calmante. — Les baies, écrasées et bouillies dans l'eau, donnent une huile *résolutive*, très employée pour frictions.

LAURIER ROSE

Nerium oleander, Apocynées.

Etymologie. — De *Neros*, humide, à cause de son habitation.

Noms divers. — Lorelle, Lorette, Oléandre.

Description. — Ce charmant arbrisseau, bien connu par ses fleurs rouges, roses ou blanches, croît spontanément sur les côtes de la Méditerrannée.

Récolte. — On emploie les feuilles.

Propriétés médicinales. — On n'en fait usage qu'à l'extérieur, car le laurier a des propriétés délétères. Pour les maladies de la *peau*, avec prurit, les *cancers* ulcérés, les *contusions*, 125 gr. de feuilles, infusées dans de l'eau, donnent une excellente lotion. — Les feuilles pulvérisées deviennent un *sternutatoire* très violent.

On prépare avec les feuilles une excellente pommade contre la *gale* invétérée : Prenez 125 gr. de beurre frais ; une petite poignée de sel de cuisine ; 25 feuilles de laurier rose hachées fin ; faites boüillir à petit feu dans un plat qui n'ait jamais servi ; frottez les parties affectées.

LAURIER-CERISE

Prunus lauro-cerasus, Laurinées.

Etymologie. — Ses fruits noirâtres lui ont donné son nom.

Noms divers. — Laurier-amandier, Laurier aux crêmes, Laurier au lait, Laurine,

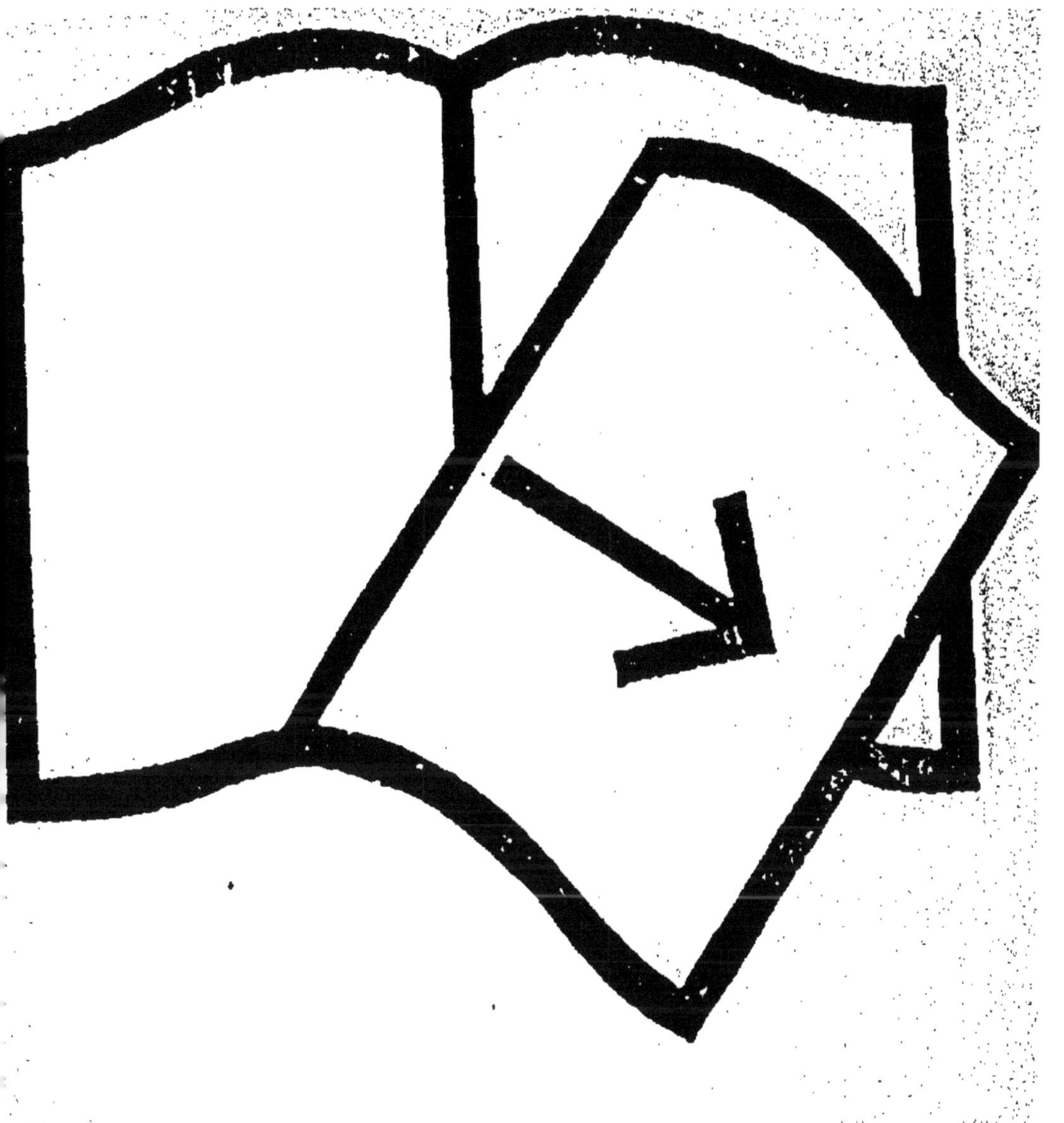

Documents manquants (pages, cahiers...)

NF Z 43-120-13

LAURIER ROSE

Nerium oleander, Apocynées.

Etymologie. — De *Neros*, humide, à cause de son habitation.

Noms divers. — Lorelle, Lorette, Oléandre.

Description. — Ce charmant arbrisseau, bien connu par ses fleurs rouges, roses ou blanches, croît spontanément sur les côtes de la Méditerrannée.

Récolte. — On emploie les feuilles.

Propriétés médicinales. — On n'en fait usage qu'à l'extérieur, car le laurier a des propriétés délétères. Pour les maladies de la *peau*, avec prurit, les *cancers* ulcérés, les *contusions*, 125 gr. de feuilles, infusées dans de l'eau, donnent une excellente lotion. — Les feuilles pulvérisées deviennent un *sternutatoire* très violent.

On prépare avec les feuilles une excellente pommade contre la *gale* invétérée : Prenez 125 gr. de beurre frais; une petite poignée de sel de cuisine ; 25 feuilles de laurier rose hachées fin ; faites bouillir à petit feu dans un plat qui n'ait jamais servi ; frottez les parties affectées.

LAURIER-CERISE

Prunus lauro-cerasus, Laurinées.

Etymologie. — Ses fruits noirâtres lui ont donné son nom.

Noms divers. — Laurier-amandier, Laurier aux crèmes, Laurier au lait, Laurine,

DESCRIPTION. — Cet arbrisseau s'élève à la hauteur de 3 et 4 mètres. Ses feuilles sont ovales, lancéolées, dentées, persistantes, coriaces, luisantes, d'un beau vert ; sur la face inférieure se trouvent 2-4 glandes. Les fleurs sont blanches et disposées en épis axillaires. Les fruits, ovales, aigus, peu charnus, sont noirâtres à la maturité. — Originaire des environs de Trébizonde, il a été introduit en Europe, en 1576. On le cultive dans les jardins.

RÉCOLTE. — On emploie les feuilles.

PROPRIÉTÉS MÉDICINALES. — Les feuilles, contenant, en assez grande quantité, de l'acide prussique, ont des propriétés vénéneuses qui commandent la plus grande prudence dans leur emploi. La dose sera de 20 à 30 centigr. de poudre des feuilles, ou d'une seule feuille fraîche pour 200 gr. d'eau. — Le laurier-cerise est *antispasmodique* et *vermifuge ;* on le conseille dans les *spasmes* nerveux et musculaires, les *crampes de l'estomac*, les *vomissements* incoercibles, la *toux nerveuse*, l'*angine de poitrine*, l'*asthme*, la *coqueluche*, les *bronchites*, les *pneumonies*, les *palpitations de cœur*. — A l'extérieur, ces feuilles sont un topique calmant appliqué en cataplasmes sur les *plaies* même cancéreuses et ulcérées, les *brûlures* ; elles en apaisent les douleurs. — Quand on s'en sert pour aromatiser le lait, il faut bien prendre garde de ne pas mettre plus de 2 feuilles par litre.

La *Dose* de *Poudre* des feuilles est de 20 à 30 centigr. ; celle de l'*Infusion* : 1 feuille dans 200 gr. d'eau bouillante.

LAVANDE

Lavandula Spica, Labiées.

ETYMOLOGIE. — De *lavare*, laver, à cause de son usage fréquent autrefois dans les bains.

DESCRIPTION. — Cette plante présente à peu près le port du romarin. Ses feuilles, oblongues, lancéolées, sont blanchâtres sur les deux faces ; ses fleurs forment par leur réunion des épis oblongs ; elles sont liliacées, bleuâtres. Son odeur est très aromatique.

RÉCOLTE. — On emploie les sommités fleuries.

PROPRIÉTÉS MÉDICINALES. — La lavande est *stimulante, antipasmodique, tonique*. Elle réussit très bien, en guise de thé, dans la débilité de l'*estomac*, les faiblesses de *nerfs*, la *migraine* et les autres maux de tête invétérés, les *rhumatismes* et les *convulsions*. — Les fleurs, macérées dans le vin ou de l'eau-de-vie, forment un bon *vulnéraire*, qu'on emploie en lotions dans le pansement des vieux *ulcères*.

L'*huile de lavande* est le suc exprimé des rameaux et des racines fraîches ; on s'en sert pour frictions, dans les faiblesses de *nerfs*, les *rhumatismes*. Il est bon d'y ajouter de l'huile de camonille et de millepertuis ; quatre à cinq gouttes de cette huile, prises à jeun, dissipent la *migraine* et fortifient l'*estomac*.

LENTILLE

Ervum lens, Papillonacées.

ETYMOLOGIE. — Lentille vient de *lentil*, son nom en celtique. Ervum vient de *erw*, terre labourée, dans la même langue.

NOMS DIVERS. — Ers.

DESCRIPTION. — Plante annuelle, à tiges de 0^m30 environ, à folioles oblongues et glabres. Ses fleurs, disposées par 2 ou 3 au sommet des pédoncules, sont d'un bleu pâle. Ses gousses, qui ne contiennent que 2 graines, sont larges, courtes et finement réticulées. Cette plante indigène croît dans les champs, parmi les blés.

RÉCOLTE. — On emploie les graines en médecine.

PROPRIÉTÉS MÉDICINALES. — Les graines bouillies font un cataplasme *émollient* et *résolutif*. — La décoction, légère et chaude, des graines de lentille, favorise l'éruption de la *variole* et de la *rougeole*.

LICHEN D'ISLANDE

Cetraria Islandica, Lichenacées.

ETYMOLOGIE. — Du grec *leichen*, dartre, croûte.

NOMS DIVERS. — Mousse d'Islande.

DESCRIPTION. — Cette plante ne se nourrit que de l'air et de l'eau qui l'imbibe ; les racines qui les fixent aux arbres sont de simples crampons et non des suçoirs. Le lichen d'Islande est un peu cartilagineux, olive, châtain. Cette espèce est roulée à sa base. Les fructifications sont sessiles, arrondies, planes, d'un brun foncé. Elle croît en touffes sur la terre, dans les bois rocailleux, et sa base offre comme des taches sanguinolentes.

RÉCOLTE. — On emploie toute la plante.

PROPRIÉTÉS MÉDICINALES. — Très adoucissant, le lichen améliore la *toux*, les *crachats*, mais il serait trop nutritif, s'il y avait une forte fièvre. Il ne faut pas blanchir le lichen, avant la décoction, car il perdrait une grande partie de ses propriétés. Ce lichen, comme *tonique*, *stomachique* et *fébrifuge*, est recommandé dans la *diarrhée chronique*, dans la *diarrhée des phtisiques* et dans celle des *enfants*, à l'époque du sevrage, dans la *toux* et les *bronchites*. Pour l'usage, on fait réduire la décoction d'un tiers. — Nous donnons ici le moyen de faire la gelée de lichen : Prenez 125 gr. de lichen, faites macérer pendant 18 heures dans assez d'eau froide pour qu'il puisse bien tremper. Faites alors bouillir le lichen dans un vase de terre rempli de 2 litres d'eau, et jusqu'à réduction de moitié. Passez la décoction, à laquelle vous ajouterez 250 gr. de sucre ou de cassonade. Vous remettez sur un feu doux, vous enlevez la première écume et laissez épaissir jusqu'à consistance de sirop. Cette gelée, excellente contre les vieux rhumes, se prend, tous les 6 jours, par cuillerée, matin et soir, pendant quelque temps. — On prépare aussi un bon tonique avec la poudre de lichen et quelques gouttes de sirop de sucre. Cet électuaire se prend à la dose de 10 gr. chaque jour. Il est meilleur coupé avec du lait.

LIERRE GRIMPANT

Hedera helix, Araliacées.

Etymologie. — Le celtique *hedea*, corde, lien, a donné *hedera*, comme *lier* a fait lierre.

Noms divers. — Lierre à cautères.

Description. — Cette plante, dont tout le monde connaît l'élégant feuillage, donne ses fleurs en octobre; elles sont verdâtres et en ombelles. Ses fruits sont noirs.

Récolte. — On se sert des feuilles et des graines.

Propriétés médicinales. — Les feuilles, cuites dans de l'eau, forment d'excellents cataplasmes pour les *ulcères* et les *plaies* invétérées; on peut y ajouter de la poudre de sucre ou de charbon. Si la plaie a une odeur fétide, on saupoudre le cataplasme avec de la cannelle râpée ou des clous de girofle bien broyés. — Contre la gale, une poignée de feuilles macérées dans du vinaigre donne un remède souverain ; on lotionne soir et matin. On l'emploie aussi contre les *cors* aux pieds. — Les feuilles fraîches sont avantageusement employées pour les *plaies* et la *suppuration*, les *brûlures* et les *érysipèles*. Les graines *purgent*, à la dose de 8 à 10 gr. — On prépare avec les graines de lierre un excellent remède contre les vertiges des personnes menacées d'*apoplexie* : Graines de lierre 100 gr. : Vin blanc 1 litre. — Laissez infuser 48 heures et passez à travers un linge. On en boit un verre le matin et autant le soir. Ce vin ne se conservant pas longtemps, il faut en préparer peu à la fois.

LIERRE TERRESTRE

Glechoma hederaceum, Labiées.

NOMS DIVERS. — Gléchome, Lierre, Herbe de Saint-Jean, Couronne de terre, Terrette, Rondelette.

DESCRIPTION. — Herbe vivace, un peu couchée, à feuilles pétiolées, arrondies, crénelées, d'un vert sombre sur les deux faces. Ses fleurs, très précoces, sont bleues. Elle croît très abondamment dans les haies, le long des murs.

RÉCOLTE. — On cueille la plante fleurie et on la conserve dans un lieu sec et à l'abri de l'air.

PROPRIÉTÉS MÉDICINALES. — Cette plante, *tonique*, *excitante*, *antipasmodique*, et essentiellement *expectorante*, est recommandée dans les affections de la *poitrine*. Bouillie dans du lait avec un peu de tilleul et prise le soir au lit, elle forme une bonne tisane, dont l'effet est très prompt. — Le suc frais est meilleur. — On la recommande dans la faiblesse des organes *digestifs* et pour les *urines*. — Une fumigation de lierre terrestre infusé, dont on aspire la vapeur, par le nez, 2 ou 3 fois par jour, ramène le *flux nasal* supprimé. — La dose de l'*infusion* est de 10 gr. par litre d'eau; celle du *suc* : 30 à 80 gr., et celle du *sirop* : 25 à 60 gr.

LILAS

Syringa vulgaris, Oléinées.

Etymologie. — Lilas fut primitivement *lilac*, du persan *agemlilag*, c'est-à-dire *lilac* de porcs; agem est le nom des Persans. — Syringa vient de Syrinx, une des nymphes d'Arcadie.

Description. — Le lilas fut introduit en Europe en 1562, par Augier-Ghislen de Busbecq, ambassadeur de Ferdinand Ier auprès de Soliman II, qui l'importa en Allemagne.

Récolte. — On emploie en médecine les fruits et les feuilles.

Propriétés médicinales. — L'extrait aqueux des fruits est employé dans les *fièvres intermittentes*. (Cruveilhier.) Les feuilles, en décoction, sont *toniques* et *astringentes*, et recommandées dans l'*hypocondrie* et les *coliques flatulentes*.

LIN

Linum arvense, Linées.

Etymologie. — Du celtique *llin*, fil.

Noms divers. — Lin de Riga.

Description. — Herbe annuelle, s'élevant à peu près à 50 centimètres. Tige simple, un peu rameuse vers le sommet, feuilles linéaires, lancéolées, sessiles, entières et d'un vert un peu glauque. Ses fleurs, à l'extrémité des rameaux, sont d'un très joli bleu. Le fruit est une capsule.

Récolte. — On emploie la graine et la farine. La farine vieille est presque irritante. S'assurer avant de s'en servir si elle graisse promptement le papier qui la renferme; dans ce cas, elle est bonne pour l'usage.

Propriétés médicinales. — Les graines de lin en décoction sont très *émollientes* et par conséquent indiquées dans les maladies *inflammatoires* pour diminuer la tension des tissus organiques. On s'en trouvera bien dans la *pleurésie*, la *pneumonie*, quand il s'agit de hâter l'expectoration, de combattre la sécheresse des voies aériennes, de calmer l'irritation du canal alimentaire,de faciliter la secrétion des urines. — Pour préparer la tisane, on fait infuser les graines 2 heures, et on passe dans un nouet. — M. Récamier faisait préparer à froid une tisane adoucissante et bonne : 1 dé à coudre de graines de lin par carafe d'eau et placées dans un nouet de linge. — La décoction des graines de lin en lavement guérit souvent l'irritation des voies digestives. — Dans les maladies de *reins*, de la *vessie*, dans la *diarrhée*, la *dyssenterie*, ces lavements sont encore recom-

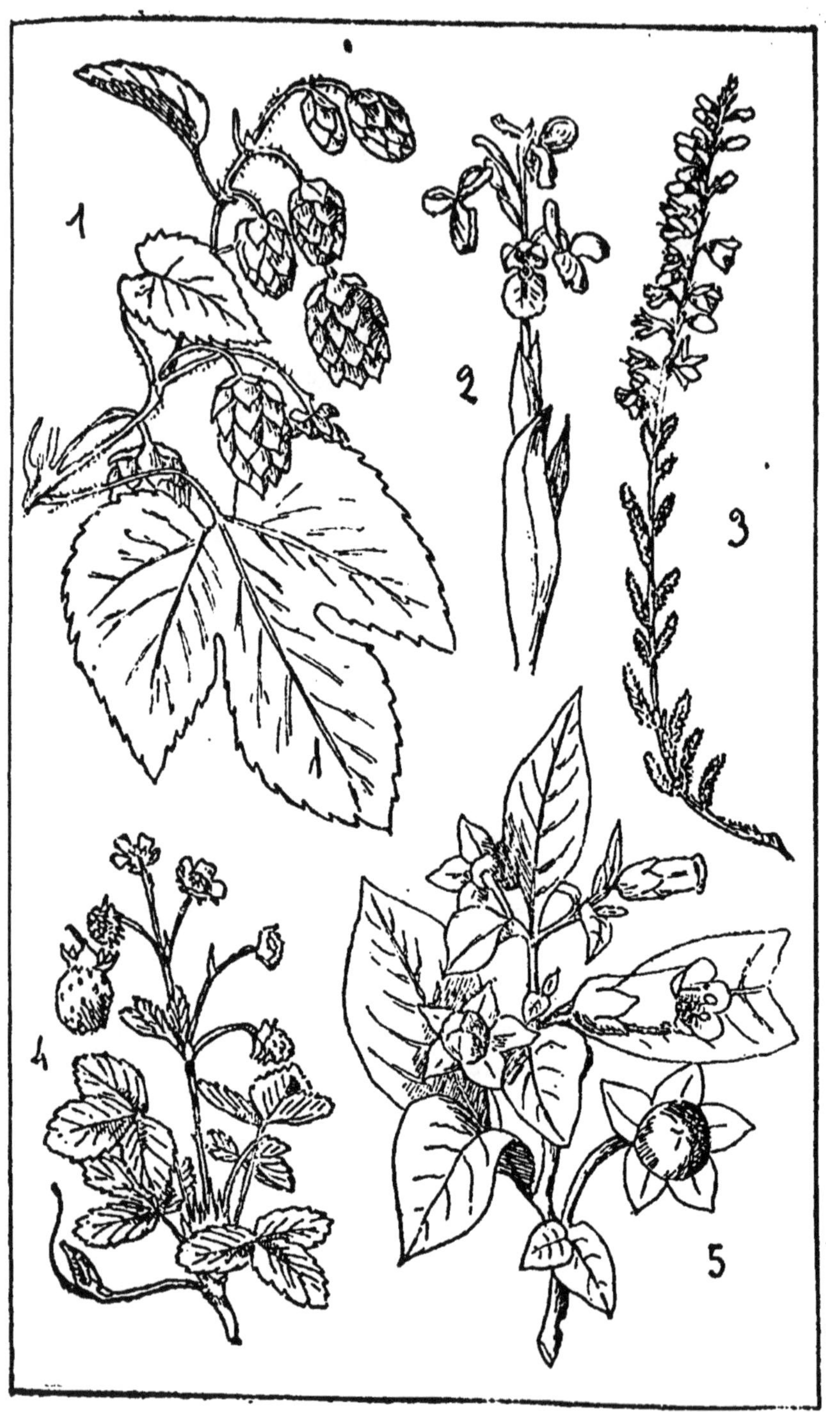

1. Houblon ; 2. Orchis ; 3. Bruyère ; 4. Fraisier ; 5. Belladone.

mandés. — La farine de lin sert à faire des cataplasmes émollients pour les tumeurs inflammatoires, les contusions récentes et les ulcères douloureux. — On peut y ajouter un peu de farine de seigle et d'orge. Si les ulcères sont douloureux, on met la farine entre 2 linges.

LINAIRE

Linaria vulgaris, Scrophulariées.

Etymologie. — Ce nom lui a été donné à cause de la ressemblance de ses feuilles avec celles du lin.

Noms divers. — Lin sauvage, Muflier.

Description. — Plante vivace, à feuilles éparses et à fleurs jaunes élégantes, disposées en épis.

Récolte. — On emploie les feuilles.

Propriétés médicinales. — La linaire s'emploie à l'extérieur en fomentation, cataplasme ou onguent. On fait bouillir les cataplasmes dans du lait ; l'onguent se prépare ainsi : 5 ou 6 poignées de fleurs dans du saindoux et de l'huile d'olive sur le feu. Quand après avoir remué, on aura obtenu au liquide un beau vert, on ajoute un jaune d'œuf bien battu, on mêle et on laisse refroidir. L'onguent sera meilleur, si on ajoute à la cuisson, des feuilles de baume en assez grande quantité. L'emploi de ces cataplasmes et de cet onguent sera précieux pour les *dartres* et autres maladies de la peau. On devra compléter le traitement par une décoction de linaire prise à l'intérieur. — Doses : On fait la décoction avec 30 à 60 gr. par litre d'eau. On fait bouillir dans du saindoux, jusqu'à ce qu'il soit d'un beau vert, et on y ajoute un jaune d'œuf, quand on veut s'en servir. Cette recette, tenue longtemps secrète, est très vantée contre les *hémorrhoïdes*.

LIS

Lilium candidum, Liliacées.

ETYMOLOGIE. — De *li*, blanc, en celtique.

DESCRIPTION. — Cette espèce connue de tous est originaire de Perse et de Syrie. L'odeur très forte de ses fleurs peut causer des accidents assez graves aux personnes qui les respirent longtemps. On s'abstiendra donc d'avoir dans sa chambre des fleurs de lis.

RÉCOLTE. — On fait usage des feuilles et des bulbes.

PROPRIÉTÉS MÉDICINALES. — Les feuilles macérées dans de l'eau-de-vie sont très bonnes pour les *coupures* et les *blessures* récentes. Si le mal résiste, il faut recourir alors à la sauge cuite dans du vin sucré. — L'oignon bouilli dans de l'eau ou du lait, ou cuit sous la cendre, entouré de papier mouillé, amalgamé avec du saindoux, est un émollient maturatif pour les *panaris* et les *furoncles ;* il en hâte la guérison.

LISERON DES HAIES

Convolvulus sepium, Convolvulacées.

ETYMOLOGIE. — *Liseron* est une allusion à la ressemblance des fleurs de plusieurs espèces avec celles du lis; *Convolvulus* vient du latin *convolvere*, entourer, entortiller, à cause de ses tiges grimpantes.

Noms divers. — Lisette, Fleur d'entonnoir, Manchette de la Vierge, Couronne à la Vierge.

Description. — Cette plante vivace et herbacée, à tiges rougeâtres, grimpantes et très fines, a de grandes feuilles en forme de fer de flèche. Ses fleurs blanches ont la forme d'une petite cloche.

Récolte. — On emploie toutes les parties de la plante qu'on fait sécher à l'ombre.

Propriétés médicinales. — Les fleurs sont *purgatives*. Les jeunes feuilles le sont aussi ; on les recueille au printemps, on les fait sécher à l'ombre, on les pulvérise, puis on les mêle à du miel et à du vin, on fait cuire et on garde pour l'usage. Quand on veut avoir une purgation, une ou deux cuillerées, prises à jeun le matin, à un quart d'heure de distance, s'il faut réitérer, procurent un prompt succès. Le liseron des champs possède les mêmes vertus.

LYCOPODE

Lycopodium clavatum, Lycopodiacées.

Etymologie. — Du grec *lucos*, loup, et *pous*, *podos*, pied, patte, par allusion à la forme de la racine.

Noms divers. — Corne de cerf, Herbe aux massues, Mousse terrestre.

Description. — Cette herbe a la tige rampante et rameuse ; ses feuilles sont finement dentelées, collées le long de la tige, avec un long poil à l'extrémité. Les fructifications sont en deux ou trois épis assez longs, en forme de massue, dans lesquels est renfermée une poudre jaune, nommée *soufre végétal*.

Récolte. — On emploie la poudre. Cette poudre, très inflammable, et dont on se sert au théâtre pour imiter les éclairs, est recueillie sur les épis fructifères, avant la maturité.

Propriétés médicinales. — Cette poudre mise sur les *brûlures*, *plaies*, *ulcères*, dessèche et absorbe les humeurs. Elle est spécialement bonne pour les tout jeunes enfants. Si on veut les empêcher de se couper, il suffit d'en frotter les parties où il pourrait se produire des crevasses.

LYSIMAQUE

Lysimachia vulgaris, Primulacées.

Etymologie. — Linné dédia cette plante à la mémoire de Lysimaque, célèbre médecin de l'antiquité.

Noms divers. — Nummulaire, Herbe aux écus, Monnoyère, Petite monnaie.

Description. — Vivace et herbacée, cette plante a des tiges rampantes, munies de petites feuilles rondes, de la grandeur et forme d'une petite pièce de monnaie. Ses fleurs sont jaunes. La lysimaque croît dans les lieux humides.

Récolte. — On emploie les feuilles et les fleurs.

Propriétés médicinales. — L'infusion, *astringente*, est bonne contre la *diarrhée*, la *dyssenterie* et les *hémorrhagies pulmonaires*. Les feuilles en cataplasmes sont employées pour les tumeurs *scorbutiques*.

M

MAÏS

Zéa Maïs, Graminées.

ETYMOLOGIE. — Maïs est le nom américain de la plante, et *Zéa* vient du grec *zaien*, vivre.

NOMS DIVERS. — Blé de Turquie, Blé d'Inde, Blé d'Espagne.

DESCRIPTION. — Cette plante annuelle atteint souvent plus de 2 mètres de hauteur ; les feuilles sont oblongues, lancéolées, membraneuses et pubescentes. Les fleurs mâles sont disposées au sommet de la tige, en une sorte de grappe composée, et les fleurs femelles situées plus bas forment des épis serrés, enveloppés par des gaînes.

RÉCOLTE. — On emploie les feuilles et les stigmates.

PROPRIÉTÉS MÉDICINALES. — Les stigmates ou barbes sont *diurétiques ;* on en fait de la tisane, de 40 à 100 gr. pour deux litres d'eau. Au bout de quatre jours, les urines augmentent, le pouls se régularise, sans troubles nerveux, ni digestifs. Dans les maladies chroniques, le traitement peut durer 1 mois ou 6 semaines. Cette tisane est spécialement recommandée dans les catarrhes de la *vessie* et la *gravelle*. On en boit une tasse 3 fois par jour. — On ne saurait trop recommander ce remède pour les maladies des voies urinaires. — La dose de la *tisane* des stigmates est de 20 gr. par litre d'eau.

MARRHUBE BLANC

Marrhubium vulgare, Labiées.

Etymologie. — De l'hébreu *mara*, amer.

Noms divers. — Marrhube commun, Herbe vierge.

Description. — Plante vivace, très commune dans les lieux stériles, sur le bord des chemins, dans les décombres, et qui fleurit en juillet et en août. Haute de 0m50 environ, elle a des feuilles un peu ovales, molles et velues; ses fleurs, petites, blanches, sont ramassées en grand nombre ensemble. Ses feuilles, froissées entre les doigts, exhalent une odeur forte, piquante, et légèrement musquée; sa saveur est amère, un peu âcre.

Récolte. — On emploie les sommités fleuries.

Propriétés médicinales. — Le marrhube est précieux comme *expectorant* dans l'*asthme* humide, le *catarrhe* chronique, la *phtisie* même. On en vante les bons effets, lorsqu'il existe une disposition muqueuse des voix pulmonaires, quand les mucosités embarrassent les cellules bronchiques. — On donne cette plante en infusion, en sirop, et on extrait. En infusion, la dose est de une ou deux pincées, pour un demi-litre d'eau. — Le marrhube, par le principe amer qu'il contient, est un excellent *tonique* et *excitant*. Il est précieux dans les affections *nerveuses*, la *chlorose*, les *suppressions*. On en prépare un vin qu'on emploie avantageusement contre les *pâles couleurs;* il fortifie aussi *l'estomac* et excite l'appétit : — Marrhube blanc, 40 grammes.

— Vin blanc, 1 litre. — On laisse macérer à froid pendant 15 jours, on filtre et on met en bouteille. — On prend de ce vin une demi-verrée le matin et autant le soir.

MARRONNIER D'INDE

Œsculus hippocastanum, Hippocastannées.

ETYMOLOGIE. — Les Latins donnaient le nom d'*Œsculus* à un chêne dont les glands étaient comestibles. — Hippocastanum, de *hippos*, en grec, cheval, parce que, en Turquie, on mêle la farine des fruits du marronnier au son et à l'avoine des chevaux atteints de coliques.

DESCRIPTION. — Ce bel arbre a un tronc droit; sa racine est pyramidale et très touffue; ses feuilles sont grandes, opposées, composées de 5 à 7 folioles, dentées en scies et sessiles, à l'extrémité d'une pétiole commune. Ses belles fleurs blanches ou un peu jaunâtres sont poudrées de rouge. Cet arbre, originaire de l'Inde, fut apporté à Paris, en 1615, par Bachelier.

RÉCOLTE. — On emploie le fruit et l'écorce. Celle-ci doit se récolter au printemps et sur des arbres vieux; on la monde et on la sèche à l'étuve.

PROPRIÉTÉS MÉDICINALES. — Le marronnier est *tonique* et *astringent*; à ce titre, on emploie l'écorce dans l'atonie des organes *digestifs* et les névroses de l'estomac. Il est aussi *fébrifuge*. — Avec les marrons de l'Inde on fait des pois à cautère qui remplacent ceux d'iris, quand l'irritation produite par ceux-ci n'est pas nécessaire. DOSES : *Poudre* de l'écorce : 2 à 4 gr. dans du vin, comme fébrifuge, tonique. *Décoction* : 15 à 30 gr. par litre d'eau. *Teinture* : Plusieurs névroses de l'estomac ont été guéries avec une cuillerée à bouche dans une tasse d'infusion de chicorée sauvage.

MATRICAIRE

Matricaria chamomilla, Composées.

ETYMOLOGIE. — Du latin *matrix*, matrice, allusion à ses propriétés médicinales.

NOMS DIVERS. — Camomille sauvage.

DESCRIPTION. — Herbe annuelle, glabre, à feuilles très finement découpées. Elle est très abondante dans nos champs. Toutes ses parties répandent une odeur aromatique ; leur saveur est amère.

RÉCOLTE. — Les fleurs sont seules employées.

PROPRIÉTÉS MÉDICINALES. — Cette plante est *tonique* et *stimulante*, recommandée dans les maladies des voies *digestives*, causées par la présence des vers, et dans les engorgements des *viscères abdominaux*. Elle est aussi *antispasmodique* et conseillée dans plusieurs affections nerveuses, l'*hystérie*, l'*hypocondrie*, la *migraine*, les *spasmes*. — En cataplasmes, on l'emploie dans la migraine. (Chomel.) — On la donne sous les formes de poudre et d'infusion. Celle-ci préparée avec 2 à 4 gr. pour un demi-litre d'eau bouillante se boit par demi-tasse. — En lavements, la matricaire convient très bien aux personnes nerveuses, dont l'abdomen est gazeux.

DOSES : *Infusion :* 20 gr. par litre d'eau bouillante. — *Suc :* 60 gr. — *Poudre* dans du vin : 12 gr. par litre de vin.

MAUVE SAUVAGE

Malva silvestris, Malvacées.

Etymologie. — Du latin *mulcere*, adoucir.

Noms divers. — Grande mauve.

Description. — Plante herbacée, de 1^{m} environ; tiges un peu rudes, à poils étroits; fleurs solitaires, purpurines, dépassant très peu le calice en longueur. On la trouve partout.

Récolte. — On emploie toute la plante, les racines aussi. On cueille les fleurs et les feuilles en juillet. Les feuilles se récoltent avec une portion de tige encore verte et tendre. On les fait sécher comme du foin à l'ombre et au soleil. Quant aux fleurs, on les fait sécher à l'ombre sur des toiles, et on les enferme dans des sacs ou des boîtes.

Propriétés médicinales. — Celles de la guimauve; en outre, l'infusion des feuilles et des fleurs, convient aux personnes attaquées de la *petite vérole*, de la *rougeole*, de la *scarlatine*.

Les feuilles de mauve et une cuillerée d'huile d'olive, en lavement, réussissent souvent très bien dans la *migraine*.

Doses : *Infusion* des feuilles : 10 gr. par litre d'eau. *Décoction* : 15 à 30 gr. *Infusion* des fleurs : 10 gr. par litre d'eau.

MÉLÈZE

Pinus larix, Abiétinées.

Etymologie. *Mel*, *mellis*, miel, allusion à sa résine sucrée, si aimée des abeilles.

DESCRIPTION. — Cet arbre, si abondant dans nos Alpes, sur la lisière même des glaciers, peut atteindre à 30 mètres. Sa cime est ordinairement pyramidale, droite, élancée. Ses branches sont horizontales. Son écorce, blanchâtre sur les jeunes rameaux, devient ensuite d'un roux grisâtre, à teintes plus ou moins foncées. Ses feuilles courtes, raides, naissent par petits faisceaux. Exceptionnellement à ce qui a lieu chez les conifères, où tous les végétaux ont des feuilles persistantes, les feuilles du mélèze tombent et se renouvellent chaque année. Les chatons femelles sont d'abord d'une couleur grenat violacé, puis ils deviennent bruns ou roux; leurs écailles sont arrondies, ligneuses. Les graines sont petites, ailées, jaunâtres.

RÉCOLTE. — Par les temps chauds et secs, on observe sur les feuilles et les jeunes rameaux du mélèze, une exsudation blanchâtre et sucrée, désignée sous le nom de *manne de Briançon*. Cette substance, qui suinte pendant la nuit, se concrète le matin en petits grains blancs, que le soleil dissipe bientôt, si on ne se hâte de les recueillir.

On extrait aussi du mélèze une térébenthine, en faisant tous les deux ans, au bas de l'arbre, une entaille profonde par laquelle s'écoule la résine.

PROPRIÉTÉS MÉDICINALES. — La térébenthine du mélèze est celle que le Codex de 1866 semble avoir adoptée comme officinale. — La manne de Briançon est *purgative*.

MÉLIOT

Melilotus officinalis, Papillonnacées.

ETYMOLOGIE. — Du grec, *méli*, miel, à cause de son odeur.

Noms divers. — Mirlirot, Trèfle des mouches, Trèfle de cheval.

Description. — Cette plante s'élève ordinairement à 0m50 ou 0m60. Ses folioles sont semblables à celles de la luzerne. — Ses fleurs jaunes, très petites, forment des grappes unilatérales allongées. Les fruits sont pubescents. Très commun dans les champs ensemencés en orge et surtout en avoine, le mélilot répand, surtout desséché, une agréable odeur.

Récolte. — On emploie les sommités fleuries, qu'on récolte quand la saison est peu avancée. On les enveloppe, pour les faire sécher, dans des cornets en papier.

Propriétés médicinales. — Elles sont *sédatives*, *antispasmodiques*, *carminatives*, *résolutives*. On emploie le mélilot surtout à l'extérieur : en lavement, dans les *coliques* venteuses ; en fomentations, sur les *tumeurs* enflammées ; en lotions, sur les *érythèmes* cutanées, les inflammations de la *conjonctive*. — L'infusion peut aussi être employée comme *digestive*.

MÉLISSE

Melissa officinalis, Labiées.

Etymologie. — Du grec *Mélissa*, abeille, car son odeur attire les abeilles, qui la recherchent spécialement.

Noms divers. — Citronelle, Herbe au citron, Piment des ruches, Ponchirade.

Description. — Plante à tiges rameuses, carrées, dures et fragiles ; feuilles un peu plissées, dentées, ovales ou en cœur, et un peu velues ; fleurs blanches ou rosées, placées en bouquets à l'axe des feuilles.

RÉCOLTE. — On emploie les rameaux. Par la dessiccation, l'odeur dégénère, mais la saveur citronnée reste à la plante.

PROPRIÉTÉS MÉDICINALES. — La mélisse, *antispasmodique*, est bonne dans la *migraine*, les *vertiges*, les *étourdissements*, les *défaillances*. — Mêlée au lait, elle est recommandée, comme *stomachique*, pour les *digestions* difficiles et les *flatuosités*. — Cette plante est excellente dans les *catarrhes*, les affections *pituiteuses*. — Elle constitue un bon thé pour les vieillards gros et apathiques. — A l'extérieur, on l'emploie, en décoction, pour frictions, dans les *névralgies* peu intenses; en lotions, dans les faiblesses de la *vue*. — 4 grammes de poudre de mélisse, pris, dans un liquide à jeun, pendant plusieurs jours, sont le meilleur remède de l'hypocondrie. — DOSES. *Infusion* : 10 gr. par litre d'eau.

MELON

Cucumis melo, Cucurbitacées.

ETYMOLOGIE. — Du mot celtique *cucc*, qui exprime toute chose creuse; c'est une allusion à plusieurs espèces dont les fruits vidés servent de vases. Chez les Latins, le mot *cucuma* signifiait vase et chaudron. — Melon vient de *miel*, à cause de sa saveur sucrée.

DESCRIPTION. — Le melon est originaire des parties chaudes de l'Asie. Sa chair, composée d'une aggrégation de vésicules pleines d'un suc aromatique et sucré, nous donne un des fruits les plus précieux. Dans les pays chauds, leur pulpe contient plus de parties sucrées; ce qui rend leur qualité bien supérieure.

RÉCOLTE. — On emploie la pulpe et les graines.

Propriétés médicinales. — Le melon ne convient pas, comme aliment, aux tempéraments lymphatiques et froids. Les personnes bilieuses, au contraire, celles qui sont irritables, qui souffrent de maladies chroniques, de *dartres*, de *jaunisse*, se trouveront très bien de manger des melons. — La pulpe crue calme les *brûlures*. Cuite, elle sert de cataplasme émollient. — Les semences, dépouillées de leur enveloppe et triturées comme des amandes, sont données, en émulsion, dans les *inflammations* des organes génito-urinaires.

MENTHE POIVRÉE

Mentha piperita, Labiées.

Etymologie. — Du nom d'une nymphe métamorphosée en menthe par Proserpine.

Noms divers. — Menthe anglaise.

Description. — Plante vivace, haute de 0m50 environ, un peu rampante; feuilles pétiolées, ovales, lancéolées, aiguës, dentées en scie; fleurs pourpres formant des épis peu serrés. Toutes ses parties ont une odeur aromatique très pénétrante.

Récolte. — On emploie les feuilles et sommités fleuries, qu'on a eu soin de récolter en pleine floraison.

Propriétés médicinales. — La menthe est *antispasmodique* et *stomachique*. En poudre ou en infusion, elle dissipe les vents qui remplissent l'estomac et les intestins. Sa poudre respirée prévient la *migraine* (Carthensen). — Son suc, bu avec du vinaigre, arrête l'*hémorrhagie*, le *hoquet*, les *vomissements*, tue les *vers* intestinaux. — Des sachets, remplis de menthe pulvérisée, placés sur la région épigastrique, fortifient l'*estomac*. — L'infusion forte de menthe poivrée est la boisson la plus efficace pour tarir le lait des femmes. Pour résoudre le lait coagulé, on applique le suc de la menthe en cataplasme avec de la farine sur le sein des femmes en couche. C'est un des meilleurs résolutifs dans les engorgements des mamelles. — Elle est aussi *vermifuge*. Une pincée en infusion suffit pour les enfants; ou mieux, s'ils sont jeunes, une décoction sur le ventre. Elle calme les douleurs et fait rendre les vers. — Contre la *gale*, on fait bouillir deux ou trois pincées dans de l'eau et on s'en sert pour lotionner et frictionner. — La menthe est un bon *fébrifuge* pour les fièvres intermittentes, dans la période du froid. — Elle est aussi *diurétique* et *sudorifique*. — On la recommande dans le *catarrhe* des muqueuses. Dans ce cas vous faites infuser 8 gr. de menthe dans un demi-litre d'eau chaude, pendant 4 heures; passez et ajoutez 30 gr. de sucre blanc. Prendre tiède avant de se coucher.

Si on n'a pas de la menthe fraîche, on fera une forte infusion de ses feuilles sèches, et l'on y trempera des linges que l'on placera en compresses chaudes sur le sein, ayant soin de les renouveler souvent.

MERCURIALE ANNUELLE

Mercurialis annua, Euphorbiacées.

Etymologie. — Plante dédiée à Mercure.

Noms divers. — Vignoble, Vignette, Foirole, Foirande, Caqueulot, Cagarelle, Mercoret, Marquois, Leuzette, Leuzotte, Ramberge, Chou de chien.

Description. — Herbe haute de $0^{m}25$ à $0^{m}50$, à

feuilles ovales, lancéolées, dentées, à pétiole court ; fleurs verdâtres, placées à l'aisselle des feuilles, très commune dans les lieux cultivés.

RÉCOLTE. — On l'emploie fraîche, toute entière sans les racines. Avant la floraison, ses effets sont moins énergiques que plus tard. On doit rejeter celles qui sont montées en graines ou qui sont jaunies.

PROPRIÉTÉS MÉDICINALES. — C'est un *purgatif* populaire. 250 gr. de miel blanc et 350 gr. de suc des feuilles et de la tige de mercuriale, bouillis ensemble, donnent une liqueur purgative, qu'on administre dans les lavements, à la dose de 40 à 120 grammes. — On se sert aussi du sirop purgatif, ainsi préparé : On prend 500 gr. de suc dépuré de mercuriale, 12 gr. de suc de bourrache, autant de suc de buglosse, 15 gr. de racine de gentiane, 50 gr. de racine de glaïeul ; on coupe les racines par tranches ; on fait macérer 24 heures dans 2 kilog. de miel blanc, et on fait bouillir avec soin.

La mercuriale, comme diurétique, réussit bien dans les *hydropisies*, les *dartres*, les *sécrétions ;* on lui fait subir un ou deux bouillons, on passe et on sucre. Les feuilles bouillies constituent des cataplasmes très *émollients*.

Ne pas confondre cette plante avec la mercuriale bisannuelle, qui est très dangereuse, et devient en séchant, bleu foncé.

MILLE-FEUILLES

Achillea millefolium, Composées.

ETYMOLOGIE. — Dédié, suivant Pline, à Achille, par le centaure Chiron.

Noms divers. — Herbe aux coupures, Herbe aux charpentiers, Sourcil de Vénus.

Description. — Herbe vivace, abondante dans les lieux incultes, à feuilles finement dentées, et tellement nombreuses que le nom de mille feuilles lui a été donné. Ses fleurs blanches sont disposées en bouquets à l'extrémité des feuilles.

Récolte. — On emploie toute la plante, sans les racines.

Propriétés médicinales. — Elles sont éminemment *cicatrisantes*. Les jeunes tiges pilées et appliquées sur la plaie, ou bien bouillies, et en cataplasmes, constituent des topiques froids ou chauds d'une souveraine vertu. Les feuilles, pilées et mises dans l'oreille, soulagent le mal de *dents*. L'infusion est excellente dans les *coliques* d'estomac et les maladies *nerveuses*, les *fièvres* éruptives, les *menstruations* difficiles, la *dyssenterie*. On la recommande particulièrement aux femmes en couches. Elle ramène les *règles* supprimées par le froid ou une frayeur. La décoction réussit très bien en lavements. Contre les *hémorrhoïdes*, on s'en servira avec avantage en infusion, lavement et topique; elle en modère et arrête le flux.

MILLEPERTUIS

Hypericum perforatum, Hypéricinées.

Etymologie. — Son nom lui vient de ses feuilles marquées de nombreux points noirs translucides, renfermant une huile essentielle incolore.

Noms divers. — Mille-trous, Herbe de la Saint-Jean,

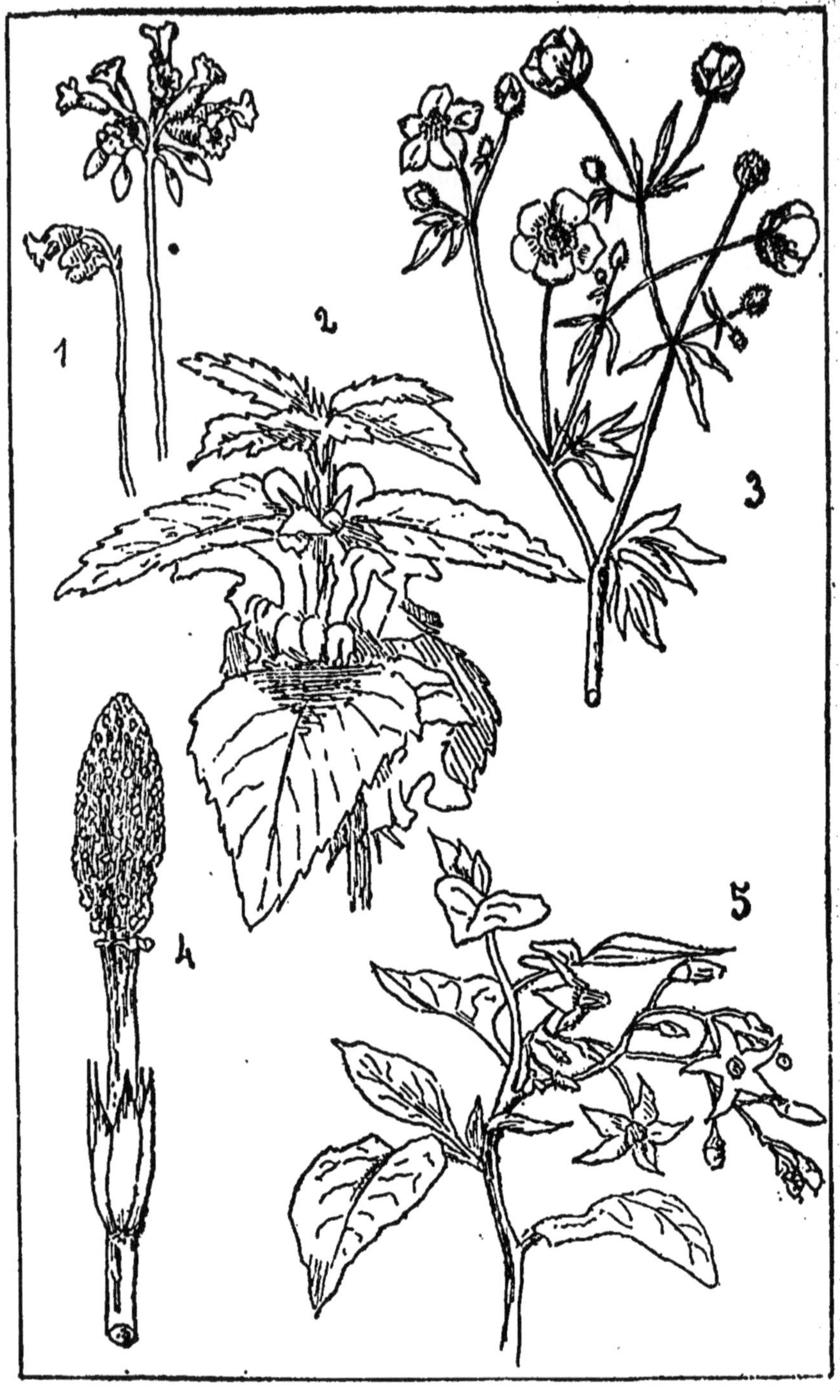

1. Primevère; 2. Ortie blanche; 3. Renoncule; 4. Prêle; 5. Douce-amère.

Chasse-diable, Herbe aux piqûres. Dans quelques contrées, on lui attribuait superstitieusement le pouvoir d'éloigner les esprits malfaisants, et on la cueillait solennellement, le jour de la Saint-Jean.

DESCRIPTION. — Plante vivace, à feuilles ordinairement sessiles, opposées; ses grandes fleurs jaunes sont disposées en bouquets à l'extrémité des rameaux. Elle croît dans les lieux incultes et montueux.

RÉCOLTE. — Toute la plante, tige, feuilles et fleurs, sont employées.

PROPRIÉTÉS MÉDICINALES. — Cette plante a une action salutaire sur les *bronches*, les *poumons*, l'appareil *urinaire*, action due à ses propriétés résineuses. — Elle est aussi vermifuge. L'huile de millepertuis est bien vantée pour les *coupures*, les *contusions*, les *brulûres* et les *plaies*. On la prépare, en faisant infuser des fleurs dans un flacon d'huile d'olive, qu'on expose, pendant 20 jours, au soleil; on la renferme dans un flacon bien bouché. On prépare aussi avec cette plante un ratafia très bon comme *apéritif* et *digestif* : eau-de-vie 1 litre ; fleurs de millepertuis 125 gr. Mettre dans une bouteille et laisser infuser, 15 jours, au soleil. On ajoute 60 gr. de sucre ; on en prend 1 cuillerée à bouche, pendant plusieurs jours, le soir, avant de se coucher. Le suc infusé dans le vin est meilleur, comme vulnéraire cicatrisant. (Hallos.)

MILLET

Panicum miliaceum, Graminées.

ETYMOLOGIE. — Du latin *mille*, à cause de la multiplicité de ses grains.

Noms divers. — Mil, Panic.

Description. — Plante annuelle, à tige robuste et velue. Ses feuilles, larges, acuminées, sont rudes au bord, et poilues aux gaînes. Ses panicules sont lâches, diffuses, composées d'épillets assez gros.

Récolte. — On emploie la graine.

Propriétés médicinales. — Le millet est *astringent*. Sa purée en farine est très employée, en Allemagne, contre la *diarrhée*. Sa décoction est *sudorifique* et *diurétique*. On en fait une décoction sudorifique attribuée à saint Ambroise; en voici la préparation : Faites bouillir 500 gr. de millet dans 1 litre et demi d'eau, jusqu'à ce que le millet soit crevé, et passez la liqueur qui est excellente dans les *fièvres*, et spécialement dans les fièvres tierces, sur le déclin de l'accès, pour faire transpirer. Cette décoction peut se faire dans du vin. On y ajoute ordinairement la racine de scabieuse avec quelques figues. Ce remède convient encore à la *petite vérole*, pour la faire sortir et calmer l'effervescence, à la *phtisie*, au *pissement de sang*, à la *dyssenterie*. (Ettmuller.) — Le millet, torréfié avec du sel commun, et appliqué en forme de sachet sur le sommet de la tête, remédie puissamment à ses *pesanteurs* et à ses *douleurs*. Ces mêmes sachets sont recommandés en applications sur les oreilles, dans la *surdité* et le *tintement*. (Lindanus.) — La farine donne de bons cataplasmes résolutifs.

MORELLE NOIRE

Solanum nigrum, Solanées.

Etymoloc — Du celtique *mor*, noire.

Noms divers. — Crève-chien, Mourelle.

Description. — Herbe annuelle, haute de 0^m50 à 1 mètre, et très rameuse ; à feuilles ovales, sinueuses, dentées et anguleuses vers la base. Ses fleurs, petites, blanches, sont groupées, 5 ou 6, en grappes simples. Ses fruits sont des baies, le plus souvent noires. Cette plante a une odeur musquée désagréable.

Récolte. — On se sert de la plante entière, fraîche ou sèche. On a soin de la récolter en automne et de la sécher à l'étuve.

Propriétés médicinales. — Les jeunes pousses et les feuilles se mangent en salade ou cuites à la manière des épinards. Les baies ont des propriétés légèrement vénéneuses. On emploie la morelle en décoction et cataplasme sur les parties enflammées, tuméfiées, douloureuses, des *dartres* vives, les *clous*, les *panaris*, les *brûlures*, les *gerçures* du sein, les *hémorrhoïdes*. — Un cataplasme sur le bas-ventre soulage l'irritation de la *vessie*. — La dose, en poudre, est de 5 à 10 centigr. ; celle du suc, 30 à 50 gr. ; celle de l'infusion, 50 gr. par litre d'eau, pour injections vaginales, dans les *flueurs blanches*.

MOURON DES CHAMPS

Anagallis arvensis, Primulacées.

Etymologie. — De *anagaleô*, je ris ; allusion aux propriétés de cette plante, qui passait pour exciter la gaieté.

Noms divers. — Anagalide.

Description. — Herbe annuelle, qui croît dans les champs et les jardins. Ses tiges sont couchées et rameuses, petites et carrées. Ses feuilles sont ovales, opposées et petites ; les fleurs sont rouges ou bleues.

Récolte. — On emploie la plante entière.

Propriétés médicinales. — Le mouron des champs est employé avec succès dans l'*hydropisie* et l'*épilepsie*, et Simon Paulat parle du cataplasme de mouron bouilli dans l'urine et appliqué sur les pieds et les mains des goutteux, comme d'un remède familier dans son pays. La racine du mouron à fleurs rouges, mâchée, raffermit les *gencives*.

MOURON DES PETITS OISEAUX

Alsine media, Caryophyllées.

Etymologie. — Alsine vient de *alsos*, bois sacré. « L'alsine, dit Pline, croît près des bois sacrés et elle en porte le nom. »

Noms divers. — Morgeline, Stellaire, Mouron blanc.

Description. — Tiges grêles, rameuses, diffuses, présentant une ligne longitudinale de poils fins, qui distingue aisément cette plante des autres espèces qui lui ressemblent par le port. Feuilles tendres et opposées. Fleurs solitaires, blanches, portées sur de longs pédoncules. Extrêmement commune dans les lieux cultivés, elle donne ses fleurs presque toute l'année. — Suivant les observations de Linné, faites en Suède, les fleurs de la morgeline sont ouvertes, depuis 9 heures jusqu'à midi, et se referment quand il pleut.

Récolte. — La plante entière est employée.

Propriétés médicinales. — Le mouron des petits oiseaux a des propriétés *rafraîchissantes* et *diurétiques*. Dans certains pays, elle prend place parmi les herbes potagères; on la mange cuite, à peu près comme les épinards. Contre les *rougeurs du visage*, il faut écraser du mouron et humecter le soir, avant de se mettre au lit, les places rouges qui s'y trouvent. — Le vin, préparé, par infusion, avec la morgeline, rétablit les personnes exténuées par de grandes maladies. Aux malades crachant le sang, on donnera une omelette faite avec la morgeline hachée. (Jean Bauhin.) — En application sur les seins, elle dissout le *lait granulé* et arrête les écoulements laiteux. — Elle est bonne, en application, sur les *contusions* et les *hémorrhoïdes*.

MOUTARDE NOIRE

Sinapis nigra, Crucifères.

ETYMOLOGIE. — De *mustum*, moût, parce qu'on délayait la moutarde avec du moût ou jus de raisin; et de *ardere*, brûler, à cause des propriétés de la plante.

NOMS DIVERS. — Sénevé.

DESCRIPTION. — Herbe annuelle, très commune dans les champs, lieux pierreux, au bord des eaux. Elle s'élève à 1 mètre environ; sa tige est légèrement velue; ses feuilles sont alternes, grandes, lyrées, sessiles, un peu charnues et rudes; ses fleurs jaunes, petites, disposées en longues grappes; ses graines, noires extérieurement et jaunâtres dans l'intérieur, fournissent la *farine de moutarde*, agent irritant très énergique. La graine est peu irritante dans son état naturel.

RÉCOLTE. — On emploie les graines. La récolte s'en fait, un peu avant leur maturité, quand ses feuilles sont jaunissantes.

PROPRIÉTÉS MÉDICINALES. — Broyée légèrement et

prise à petite dose, dans un peu d'eau, la moutarde noire facilite le cours des *urines;* à forte dose, elle devient laxative. — La graine, avec du cresson, donne une bonne infusion contre le *scorbut.* — Une pincée de farine de moutarde, dans les chaussettes, empêche le *froid de pieds.* — Une cuillerée à bouche de la farine est un *vomitif* prompt et sûr.

Doses. — Graines concassées : 15 à 30 gr., comme *purgatif. Décoction* des mêmes : 15 gr. pour trois quarts de litre, en boire une tasse à café, de demi-heure en demi-heure, contre les *fièvres putrides* et les vers. — Bière *synapisée* : 32 gr. de moutarde pour un litre de bière; 125 gr. par jour; antiscorbutique puissant.

MOUTARDE BLANCHE

Sinapis alba, Crucifères.

Description. — Commune dans nos moissons et dans les lieux incultes et pierreux, elle est de moitié moins élevée que la moutarde noire. Ses feuilles ont assez de ressemblance avec celles du navet, mais plus petites ; ses fleurs sont jaunes. Sa tige est peu rameuse. Ses graines sont blanchâtres ou d'un jaune clair et deux fois plus grosses que celles de la moutarde noire.

Propriétés médicinales. — La moutarde blanche est *dépurative* et *laxative;* elle réussit surtout chez les *hémorrhoïdaires.* On la prend non concassée, à jeun ou le soir avant de se mettre au lit. On peut aussi en faire usage au commencement du repas. La dose, de 1 à 3 cuillerées, doit procurer 1 ou 2 évacuations dans la journée. Des maladies de *peau*, des *rhumatismes* chroniques, ont été souvent guéris par l'usage, longtemps continué, de cette graine.

MUGUET DE MAI

Convallarias maïalis, Liliacées.

Etymologie. — Du mot *musc*, allusion à son odeur.

Noms divers. — Lis de mai, lis des vallées.

Description. — C'est une herbe vivace, dont les feuilles, au nombre de 2, sont radicales, portées par un long pétiole, marquées de fines nervures et colorées d'un vert gai. Ses fleurs, en grappe lâche et en forme de grelot, sont groupées à l'extrémité de la hampe et penchées d'un seul côté. Cette plante aime les couverts épais de nos bois.

Récolte. — La racine, les feuilles, les fleurs, les baies sont employées.

Propriétés médicinales. — La poudre des fleurs stimule la membrane *pituitaire*, amène des sécrétions et même des saignements de nez. Veillez à ce que la poudre ne soit pas trop fine, pour qu'elle n'aille pas à l'arrière-gorge. Quatre ou 5 prises suffisent. Si le nez s'irrite, on prise de l'amidon ou on renifle un peu de lait. (J. Massé.)

Les fleurs donnent une infusion très recommandée dans les *spasmes*, les *vertiges*, *l'épilepsie*, la *migraine*. On s'en servira avantageusement, en lotions, dans l'écoulement chronique des *yeux* et des *oreilles*. — 1 gr. de poudre de muguet mêlée à un peu de miel, est un bon *purgatif;* la dose portée de 2 à 4 gr. devient *émétique*.

MURIER NOIR ET MURIER BLANC

Morus nigra, *Morus alba*, Morées.

Etymologie. — *Morus*, d'où mûrier, vient du celtique

mor, qui veut dire noir, à cause de la couleur de ses fruits.

Description. — Le mûrier noir est un arbre qui ne dépasse guère 10 mètres. Sa cime est large et étalée. Son tronc est couvert d'une écorce noirâtre. Ses feuilles sont alternes, dentées en scie et divisées en lobes plus ou moins profonds. Elles sont rudes au toucher et hérissées en dessous. Ses fruits, d'un rouge presque noir, ressemblent à de grosses framboises. Leur saveur est sucrée. Le mûrier noir, originaire du Levant, a été importé dans les Gaules par les Romains. Le mûrier blanc a des rameaux plus grêles, des feuilles lisses et lustrées, des fruits blanchâtres ou rosés. Cet arbre est originaire de la Chine. De Constantinople, il passa en Sicile, et, après la conquête du royaume de Naples, par Charles VIII, il fut introduit en France. En 1802, on voyait encore à Allan, près Montélimart, le premier mûrier blanc planté, sur notre sol, par Guy-Pape.

Récolte. — On emploie, en médecine, l'écorce, la racine et les fruits.

Propriétés médicinales. — Les fruits mucilagineux servent à faire des boissons *rafraîchissantes*. Avec le suc des mûres cueillies avant leur maturité, 500 gr. de jus obtenu par expression et 1 kilog. de sucre, on fait un sirop de mûres qui, mélangé avec de l'eau d'orge et pris en gargarisme, est très propre à calmer les irritations de la *gorge* et à déterger les petits ulcères de la *bouche*. Le sirop est *astringent*. L'écorce du mûrier noir, surtout celle de la racine, est *purgative* et *vermifuge*. On s'en est servi avec succès contre le *tænia*. Les feuilles de mûrier, en décoction, seules ou mêlées avec l'écorce de la racine, guérissent le *mal de dents*, par gargarismes.

MYOSOTIS

Myosotis palustris, Borraginées.

ETYMOLOGIE. — De *mys*, *myos*, rat, et *otos*, oreille; allusion à la forme des feuilles de quelques espèces.

NOMS DIVERS. — Gremillet, Scorpione, Regardez-moi.

DESCRIPTION. — Cette plante est une herbe vivace, à racine rampante. Sa tige, presque simple, est anguleuse; ses feuilles, glabres ou un peu velues, sont oblongues, lancéolées. Ses charmantes petites fleurs, aux corolles trois fois plus longues que le calice, sont d'un joli bleu. Elle croît communément dans les endroits humides.

RÉCOLTE. — On emploie toute la plante.

PROPRIÉTÉS MÉDICINALES. — On se sert des feuilles en cataplasme, des sommités fleuries en tisane, de la plante entière en décoction, pour guérir, laver et déterger les *fistules lacrymales*.

MYRTE

Myrtus communis, Myrtées.

ETYMOLOGIE. — Du grec *muron*, parfum.

DESCRIPTION. — Cet arbrisseau croît spontanément dans le midi de l'Europe; il devient un arbre dans les régions plus voisines de l'équateur. Le myrte était très en faveur dans l'antiquité. Son élégance, son odeur suave l'avaient fait dédier à Vénus, appelée quelquefois Myrtée; il figurait toujours dans ses fêtes et une des Grâces en portait un rameau à la main.

RÉCOLTE. — On emploie les fleurs, les feuilles et les baies.

PROPRIÉTÉS MÉDICINALES. — Le myrte, riche en tanin, est *tonique*, *astringent*. On le recommande dans la *diarrhée*, la *leucorrhée*, les *hémorrhagies*, la *faiblesse d'estomac*. — Ses baies, pilées et macérées dans l'eau-de-vie, donnent une liqueur excellente pour raffermir les *organes relâchés*. — Les feuilles et les baies sont indiquées en gargarismes, pour affermir les dents ébranlées. — Les feuilles bouillies dans du miel et du vin, en cataplasme, guérissent le polype. — Les baies sont indiquées, en décoction et à l'extérieur, pour l'inflammation des *yeux*, les *luxations*, les *fractures*, la *chute du fondement*, de la *matrice*, la *teigne*. Dans ces cas, on emploie également une huile dans laquelle on aura fait infuser les feuilles de la plante.

N

NARCISSE DES PRÉS

Narcissus, *Pseudo-narcissus*, Amaryllidées.

ETYMOLOGIE. — On a vu dans ce nom une étymologie mythologique ; plus vraisemblablement, il vient du grec *narké*, engourdissement, pesanteur de tête, à cause des maux de tête que provoque l'odeur des fleurs.

Noms divers. — Clochette des bois, Porillons, Aiault, Fleur de coucou.

Description. — La hampe de cette plante, haute de 30 à 40 centimètres, se termine par une seule fleur jaune pâle, avec la couronne frangée, ondulée et d'un jaune plus foncé. Les feuilles sont semblables à de petits roseaux. Le narcisse aime les coteaux et les bois.

Récolte. — On emploie les feuilles, les fleurs et les bulbes.

Propriétés médicinales. — Cette plante contient un principe *vomitif*, qui la fait recommander contre la *coqueluche*. — On emploie alors les fleurs en infusion, ou bien on pile les feuilles et les fleurs, préalablement desséchées et on se sert de la poudre en infusion. — Cette même poudre, à la dose d'une cuillerée à café, 2 ou 3 fois entre les accès, donne le meilleur *fébrifuge*. — Le narcisse est encore utilement employé dans la *diarrhée* chronique, l'*asthme* et les maladies *nerveuses*.

NAVET

Brassica napus, Crucifères.

Etymologie. — Napus et navet viennent du celtique *naf*, *nav*, nom de cette plante.

Description. — Les agronomes ne sont pas d'accord sur la distinction exacte qui existe entre les navets et les raves. Cette distinction est pour nous sans importance, car les propriétés médicinales de ces plantes sont les mêmes.

Récolte. — On emploie la racine et la semence.

Propriétés médicinales. — Elles sont *émollientes*

et *pectorales*. On emploie communément le navet dans les *toux*, la *coqueluche*, l'*asthme*. Dans les *affections de poitrine*, une forte décoction de racine de navet, prise chaude avec du miel, procure un grand soulagement. — Le sirop de navet est très estimé dans la *toux invétérée* et l'*asthme*. La meilleure manière de le préparer est de couper les navets par rouelles, après les avoir ratissés, d'en remplir un pot de terre, le couvrir ensuite et le boucher exactement avec de la pâte, puis le mettre au four, après en avoir tiré le pain, l'y laisser pendant 12 ou 15 heures, puis prendre le jus qui se trouvera au fond du pot, et sur 125 gr. de ce jus, mettre 32 gr. de sucre; la dose est d'une cuillerée, ou seule, ou mêlée avec un verre de tisane, ou d'eau simple. — Nous indiquerons une excellente manière d'employer le navet, pour les enfants atteints de *rhume* ou de *coqueluche*. On creuse, en forme de tasse, une racine de cette plante et dans la cavité on met du sucre candi en poudre. Le sirop qui passe à travers est donné par cuillerées fréquemment répétées. Ce sirop est fort bon; il calme la toux et facilite l'expectoration. — Le navet, cuit et réduit en pulpe, mis sur les *engelures*, modère les démangeaisons et l'inflammation. — La semence de navet, à la dose de 4 à 8 gr., est *diurétique*, et un peu *sudorifique*. — Le navet, cuit sous la braise, et mis sur les carotides, derrière l'oreille, apaise les *douleurs de dents*. Cuit devant le feu, comme une pomme, et appliqué sur le mal, calme les douleurs de *goutte*.

NÊFLIER

Mespilus communis, Rosacées.

ETYMOLOGIE. — Mespilus a donné Nèfle, par le changement en *n* de l'*m* initial, qu'on retrouve dans le normand et le wallon.

DESCRIPTION. — C'est un arbre médiocre ou un grand arbrisseau, dont la tige est difforme, rarement droite, divisée en rameaux tortueux. Ses feuilles oblongues, très entières, à court pétiole, sont vertes et glabres en dessus, cotonneuses et un peu blanchâtres en dessous. Ses fleurs sont blanches, assez grandes, solitaires à l'extrémité de très petits rameaux, qui naissent le long des rameaux principaux. Leur calice et leur pédoncule, qui est fort court, sont cotonneux. Le fruit est arrondi, comprimé en dessus.

RÉCOLTE. — Les nèfles ne mûrissent point naturellement sur l'arbre. On les cueille en automne, on les étend sur de la paille, et ce n'est que lorsqu'elles sont molles ou parvenues à un état voisin de la pourriture, qu'on appelle blossissement, qu'elles deviennent mangeables. — On emploie, outre les fruits, le bois du néflier, ses jeunes pousses, ses feuilles et ses semences.

PROPRIÉTÉS MÉDICINALES. — Le néflier est *astringent*. — Son écorce, coupée en morceaux et bouillie, donne une bonne tisane contre la *diarrhée*. Cette décoction est aussi employée, en gargarismes, contre les *maux de gorge*. — La poudre des graines, 4 gr., infusée dans le vin blanc, est recommandée contre la *gravelle*. — Contre le *lumbago* et *maux de reins*, on recommande la poudre des noyaux de nèfles, 500 gr. dans un demi-litre de vin blanc, infusée 24 heures. On en boit un verre, le matin à jeun.

NÉNUPHAR

Nymphæa alba, Nymphéacées.

Etymologie. — Nénuphar est l'altération de son nom arabe *Nynoufar*.

Noms divers. — Lis des étangs, Volet, Lune d'eau.

Description. — Plante aquatique, à feuilles cordiformes et nageantes, à fleur d'un beau blanc, solitaire et très grande. — Le nénuphar offre ce singulier phénomène : il sort de l'eau avec le soleil pour rentrer le soir dans sa retraite, et reparaître le lendemain avec lui.

Récolte. — On emploie les fleurs et les racines.

Propriétés médicinales. — Les fleurs et les racines en décoction sont recommandées dans le *catarrhe pulmonaire*, la *dyssenterie*, l'inflammation des *reins* et de la *vessie*. Le suc peut également être employé. Les feuilles pilées réussissent en application sur les *plaies*. — Le nénuphar jaune, ou mieux *nuphar*, jouit des mêmes propriétés. -- Ces plantes s'emploient ordinairement dans les maladies où il est nécessaire de calmer le mouvement violent du sang; ainsi, outre les affections précédemment indiquées, nous mentionnerons les *fièvres ardentes*, les *insomnies*, les *inquiétudes* et les *agitations d'esprit*.

NERPRUN

Rhamnus Catharticus, Rhamnées.

Etymologie. — Nerprun est le nom altéré de *noire prune*.

Noms divers. — Bourguepine, Noirprum, Épine de serre.

Description. — Tige dressée, rameuse, à rameaux souvent terminés en pointes épineuses ; feuilles opposées, ovales et aigües, finement dentées et d'un vert clair. Les fleurs, petites, verdâtres, sont disposées en bouquets à l'aisselle des feuilles. Les baies sont noires, à quatre graines. Le nerprun croît dans les bois et les haies.

Récolte. — On emploie les baies, qu'il faut cueillir noires, à la fin d'octobre.

Propriétés médicinales. — Les baies fraîches sont un *purgatif* énergique. On l'emploie dans l'*apoplexie*, la *congestion cérébrale*, quand il s'agit de produire une sérieuse réaction. On le prépare avec 20 ou 30 graines dans un litre d'eau ; si on emploie le suc, il faut de 10 à 30 gr. édulcorés avec du sucre ou du miel. — S'il s'agit d'une simple purgation, on emploie de 10 à 20 graines fraîches ou sèches, buvant à de courts intervalles un mélange de graines de lin et de bouillon de veau, ou une tisane émolliente, contre les coliques qui surviennent. — Les graines, torréfiées et pulvérisées, purgent aussi ; il en faut 4 gr. qu'on prend en pilules sèches ou bien avec du miel ou du sirop. — Le nerprun est en outre *dépuratif* et recommandé dans les *dartres* chroniques et l'*hydropisie*. — On s'en sert efficacement contre les *vers*.

NIGELLE

Nigella arvensis, Renonculacées.

Etymologie. — De *niger*, noir, à cause de la couleur du grain.

Description. — Herbe annuelle, à feuilles finement découpées. Fleurs bleuâtres ou blanches, à calices jaunes ou bleus. Les graines ont une odeur et une saveur âcres et aromatiques. La nigelle croît abondamment dans les moissons, avec les coquelicots et les bluets.

Récolte. — On emploie les graines.

Propriétés médicinales. — Les graines de nigelle sont recommandées dans les affections *catarrhales* et les *vertiges*. On les fait macérer, plusieurs jours, à la dose de 4 gr. dans un litre de vin. On boit ce vin, par petites doses, 2 fois par jour.

NIGELLE DE DAMAS

Nigella damascena, Renonculacées.

Noms divers. — Cheveux de Vénus, Patte d'araignée, Barbiche, Barbe de capucin.

Description. — Cette jolie espèce s'élève à 0m50 environ. Les feuilles sont alternes et finement découpées. Ses fleurs sont assez grandes et colorées d'un bleu pâle.

Récolte. — On emploie les feuilles.

Propriétés médicinales. — Cette plante est *tonique*, *carminative*, *emménagogue*, *diurétique*. On prend les graines en infusion vineuse, à la dose de 4 gr. En Orient, ces graines sont fort recommandées dans les affections *catarrhales*, l'*asthme*, la *pituite*, les *vertiges*, les *céphalalgies*. On les emploie beaucoup pour rétablir le *flux menstruel*.

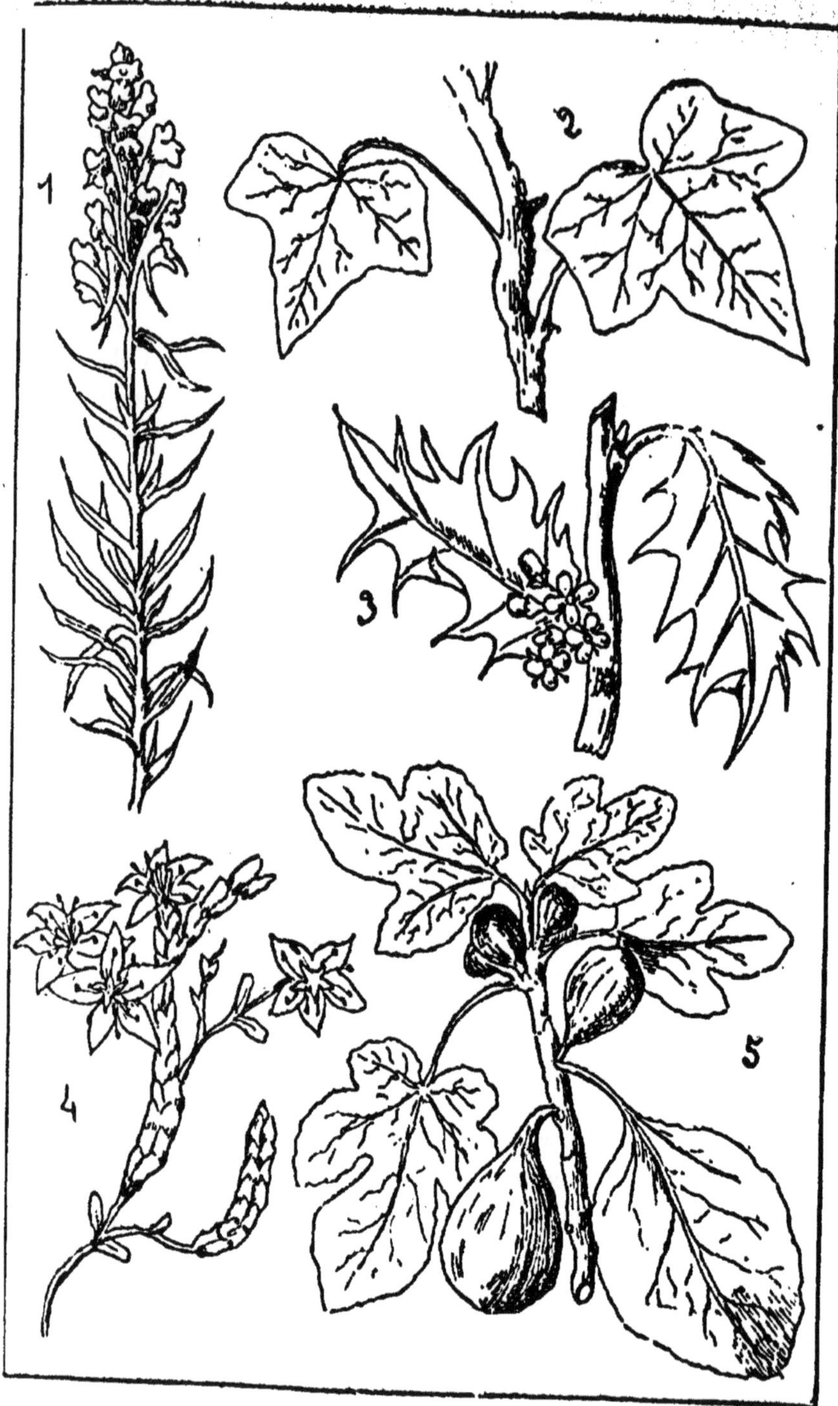

1. Linaire; 2. Lierre; 3. Houx; 4. Vermiculaire; 5. Figuier.

NOYER

Juglans Regia, Juglandées.

Étymologie. — Juglans est altéré de *Jovis glans*, glande de Jupiter.

Description. — Cet arbre est originaire de la Perse. Dès la plus haute antiquité, il a été importé en Grèce.

Récolte. — On emploie les feuilles, le brou, l'écorce et l'huile. Les feuilles se récoltent quand les noix se nouent; le brou, en juillet, quand la noix a sa grosseur; l'écorce, en tout temps.

Propriétés médicinales. — Les feuilles, en infusion ou décoction, sont recommandées pour lotionner les *engorgements*, les *ulcères*, les *maux d'yeux*, la *leucorrhée*. Si les yeux sont enflammés, on doit y ajouter des feuilles ou graines de plantain. — La décoction tiède des feuilles fait très bien pour les *engelures* des mains et des oreilles. — Les feuilles bouillies sont un bon cataplasme pour la *teigne*. — Les bains de feuilles de noyer *fortifient* autant que les bains de mer; on y ajoutera 1 ou 2 poignées de sel marin. Ils sont bons pour les enfants faibles, et même pour les grandes personnes. — L'infusion de feuilles de noix est un bon adjuvant à l'intérieur. — Le brou de noix, broyé dans de l'eau, arrête la *diarrhée*. — Le même brou, récolté en juillet et desséché, s'emploie contre les *dartres*, les *fièvres* intermittentes et la *pustule maligne*. — Le suc frais est bon contre les *verrues* et la *teigne*. — La noix est aussi *vermifuge*. — La 2e écorce est *vésicante* et *purgative*. — Pour résoudre les glandes engorgées des *scrofuleux*, on prépare la pommade suivante :

Huile de noix.	2	cuillerées.
Sel marin	2	—
Fiel de bœuf	2	—

On laisse digérer le tout au soleil, dans une bouteille, pendant 2 jours. On se sert de cette pommade, matin et soir, en l'étendant sur un morceau de flanelle, de grandeur suffisante pour recouvrir la glande. — Les bourgeons, en pommade, arrêtent la chute des *cheveux*, et dissipent les *pellicules*. On en prend une poignée, que l'on fait bouillir, 25 minutes, dans 300 gr. d'axonge ou graisse de porc fraîche. — Voici un remède très efficace dans le traitement des *fièvres intermittentes :* Vous faites macérer, pendant 8 jours, dans du vinaigre, de l'écorce fraîche de racine de noyer. Trois ou quatre heures avant l'heure de l'accès, on entoure les poignets du malade d'un bracelet de 5 à 6 centimètres de largeur, fait avec cette préparation, qui est maintenue avec une bande de linge. Comme ces bracelets, au bout de quelques heures, provoquent une douleur parfois intolérable, on les remplace par des feuilles de noyer, que l'on a enduites de cérat ou de quelque corps gras. Continué quelque temps, ce remède fait disparaître les fièvres intermittentes. — Contre l'*ictère*, on prend 4 gr. de feuilles séchées au four et réduites en poudre, dans un verre de vin blanc, chaque jour, à jeun. (Frère Come.) — La décoction des feuilles est très bonne, en injections, contre les *ulcérations vaginales* et les *flueurs blanches*. — La poudre des chatons, en infusion, fait cesser la *dyssenterie*. (Alexandre, savant bénédictin.)

O

ŒILLET ROUGE

Dianthus Carthusianorum, Silénées.

Etymologie. — Du grec *Dios*, Jupiter, et *anthos*, fleur: fleur divine, à cause de sa beauté. Le nom d'œillet lui vient de l'espèce d'œil, dont on voit la figure au centre des fleurs de plusieurs espèces.

Noms divers. — Œillet des Chartreux, parce que ces religieux furent, dit-on, les premiers à le cultiver. Quoi qu'il en soit, ils l'emploient dans la fabrication de leur liqueur si en renom.

Description. — Plante herbacée, vivace, à tiges noueuses et très cassantes à leurs nœuds, d'où naissent des feuilles linéaires, opposées, aiguës, glauques. Les fleurs rouges sont disposées au sommet des tiges ou des rameaux.

Récolte. — On emploie les fleurs et les tiges.

Propriétés médicinales. — L'œillet a une grande action dans les *vertiges*, l'*apoplexie*, l'*épilepsie* et autres *affections nerveuses*. On le recommande encore dans la *syncope*, les *palpitations* de cœur, les *vers*. — Pour l'emploi on se sert du suc épaissi, du sirop, des conserves. — Le sirop des pétales de l'œillet est excellent dans les potions stomachiques. Pour l'usage, on en met 32 gr. dans une égale quantité de quinquina, d'eau de menthe et de cannelle.

On prend de cette préparation 1 ou 2 cuillerées, toutes les 2 heures, quand on est affaibli par des évacuations excessives. Ce remède hâte considérablement la convalescence. — On fait avec l'œillet, par macération, un vinaigre recommandé contre la *peste*. On en met des compresses sur le pouls, dans les maladies malignes.

OIGNON

Allium cépa, Liliacées.

Etymologie. — De *cep*, synonyme de *cap*, tête, en celtique, allusion à la forme du bulbe.

Récolte. — On emploie le bulbe.

Propriétés médicinales. — Comme l'ail, mais avec moins de violence, l'oignon cru peut servir de *sinapismes*. — Cru et pelé, il soulage la *vessie*, quand on le met en application sur le bas-ventre. — L'oignon cru, écrasé, saupoudré de sel, est très bon pour la *brûlure* récente. — Pilé et mélangé avec du beurre frais, il soulage les *hémorrhoïdes*. — Contre la *migraine* on laisse tremper un oignon dans l'eau-de-vie, on le coupe en deux et on place ses parties sur le front. — L'oignon est *excitant, adoucissant* et *diurétique*, indiqué, par conséquent, dans l'*hydropisie*, la *rétention* d'*urine*, les affections des *organes respiratoires*, la *gravelle*. — Pour faire la tisane, on choisira les plus gros oignons, les blancs, on les fera d'abord cuire sous la cendre, puis bouillir dans de l'eau; on passera et on sucrera cette boisson, qui pourra être prise à discrétion. Un autre procédé consiste à extraire le jus de l'oignon, qu'on a fait cuire sous la cendre, et à le mêler à une décoction de bois de réglisse.

L'oignon, cuit et en cataplasmes, hâte la maturité des *abcès* et de leur suppuration. --- Le jus d'oignon, dont on a imbibé un morceau de coton, et mis dans l'oreille, dissipe les *bruissements*. — Les oignons, cuits sous la cendre, et écrasés, appliqués ensuite comme un emplâtre sur la région de la matrice, après un accouchement laborieux, amèneront une complète évacuation. (Chomel.)

ORCHIS

Orchis maculata, Orchidées.

Etymologie. --- Du grec *orchis*, tubercule.

Description. --- Les orchidées présentent des plantes, dont les formes sont aussi bizarres que gracieuses. Celui que nous donnons ici a les fleurs blanches ou purpurines, marquées de lignes ou de taches.

Récolte. --- On récolte les bulbes, quand la végétation extérieure cesse; il faut prendre le nouveau qui est gros et succulent, laisser l'ancien, qui est épais et flétri; on sépare les radicelles, on lave, et on forme des chapelets, qu'on fait bouillir, jusqu'à ce que quelques tubercules se réduisent en pâte mucilagineuse; alors on fait sécher au soleil ou à l'étuve.

Propriétés médicinales. --- Les tubercules, en tisane mucilagineuse, conviennent aux *convalescents*, aux personnes atteintes de *diarrhée*, de *dyssenterie*, de *toux sèche* et d'*inflammation*. — La fécule des tubercules est un aliment à saveur gommeuse, léger et très nourrissant, il convient aux convalescents et aux malades; on la nomme *salep;* on peut la faite cuire dans du lait ou du bouillon.

ORGE COMMUNE

Hordeum vulgare, Graminées.

ÉTYMOLOGIE. --- *Hordeum* vient de *horridum*, hérissé, à cause des longues arêtes de l'épi, et il a donné le mot français orge

NOMS DIVERS. --- Grosse orge, Escourgeon, Epeautre.

PROPRIÉTÉS MÉDICINALES. --- Avec l'orge perlé, on fait des tisanes rafraîchissantes, dans les affections *intestinales* et *pulmonaires*. La dose est de 10 à 15 gr. par litre d'eau; on sucre à volonté. --- Avec l'orge, on prépare un remède excellent dans la phtisie : Prenez 100 gr. d'orge mondé; faites bouillir, dix minutes, dans 1/2 litre d'eau; jetez cette première eau et la remplacez par 1 litre et quart d'eau; faites cuire jusqu'à ce que l'orge ait crevé; alors retirez du feu, et quand il est à demi refroidi, vous l'écrasez et le faites dissoudre dans le liquide. Ensuite, vous passerez et sucrerez, puis ferez recuire jusqu'à consistance de panade claire. Une tasse donnée au malade, chaude, le soir, modère la toux, rafraîchit et humecte la poitrine. --- On aura soin d'employer, pour cuire l'orge, de l'eau déjà chaude.

ORIGAN

Origanum vulgare, Labiées.

ÉTYMOLOGIE. --- Du grec *óros*, montagne, et *ganos* joie : joie des montagnes.

NOMS DIVERS. --- Marjolaine, Bâtarde sauvage.

DESCRIPTION. --- Plante de 0m 30 à 0m 40, à tiges rameuses, souvent rouges et velues; feuilles pétiolées, ovales, dentées, un peu velues et vertes sur les deux faces : fleurs pourpres, rosées, ou plus rarement blanches, disposées en épis, accompagnées de bractées souvent rouges. Abondante dans les bois et sur le bord des haies, elle répand une agréable odeur.

RÉCOLTE. --- On la récolte en fleurs, et on prend les sommités fleuries.

PROPRIÉTÉS MÉDICINALES. --- Elles sont *expectorantes*, *toniques* et *excitantes*. L'origan est excellent, en infusion théiforme, pour l'atonie de l'*estomac*, la *chlorose*, les *affections catarrhales*, l'*asthme*. --- Cette plante est précieuse aussi comme *diaphorétique*, *emménagogue*, *antispasmodique*. — Ses effets sont souverains à l'extérieur. Les sommités fleuries, bouillies dans 1 litre de vin, donnent un vin aromatique employé pour frictions et fomentations dans la paralysie. — La plante entière jetée à sec dans une poêle, sur le feu et appliquée grillée et toute chaude, donne un très bon cataplasme résolutif, pour le *rhumatisme* et le *torticolis*. — Elle est aussi un remède contre les douleurs de *dents* par suite de carie. On pile les tiges fraîches, et avec le jus exprimé on se rince la bouche. On peut en outre mettre dans la dent malade un peu de coton imbibé de ce jus, ou même un morceau de la tige fraîche.

ORME CHAMPÊTRE

Ulmus campestris, Ulmacées.

ETYMOLOGIE. — Du celtique *oun*, javelot, à cause de l'usage de son bois.

NOMS DIVERS. — Ormeau, Orme pyramidal.

RÉCOLTE. — L'écorce de l'orme, pour être conservée, sera détachée avant la floraison. On emploie aussi les racines.

PROPRIÉTÉS MÉDICINALES. — L'écorce intérieure des rameaux est *tonique*, *astringente* et *sudorifique*. Galien le regardait comme *vulnéraire*; Haller, comme *diurétique* et *antiscorbutique*; Banau le recommandait dans les *rhumatismes* et les *coliques*. — Quelques médecins en ont obtenu les meilleurs résultats dans les affections *dartreuses*. On prend 100 gr. de l'écorce intérieure des branches, que l'on fait bouillir dans 2 litres d'eau, jusqu'à réduction de moitié; on passe et on ajoute 60 gr. de salsepareille. On boit le tout, par tasses, dans les 24 heures. Avec la même décoction, on bassine les dartres, matin et soir. De temps en temps, on prend un léger purgatif, et on suit un régime doux. — La décoction de ses racines convient à toute sorte de pertes de sang, surtout à celui qui s'échappe des vaisseaux du *poumon* et de la *matrice*. — Les vessies, qui se forment sur les feuilles de l'orme, sont remplies d'un liquide, dont on se sert, en Provence et en Italie, pour y faire infuser les sommités de millepertuis. Même sans ce mélange, qui peut se conserver plusieurs années, Mathiole assure que cette liqueur guérit les *descentes des enfants*, si on leur en graisse les parties, et Fallope convient qu'il n'a rien trouvé de plus souverain pour la *réunion des chairs*. Le cataplasme, fait avec l'écorce de cet arbre, cuite dans le vin, après l'avoir pilée et appliquée sur la partie blessée, quand il y a *épanchement de sang hors d'une artère*, est un remède merveilleux, au rapport de Poppius. Il faut l'y laisser jusqu'à ce que le cataplasme devienne sec. — M. Ray assure que la décoction de l'écorce, faite jusqu'à consistance de sirop, en y ajoutant le tiers d'eau-de-vie, est très bonne pour calmer la douleur de la *sciatique*, si on en fait une fomentation chaude sur la partie malade.

ORPIN COMMUN

Sedum telephium, Crassulacées.

Noms divers. — Reprise, Joubarbe des vignes, Herbe à la coupure, Grassette, Fève épaisse.

Description. — Plante charnue; souche vivace; feuilles glabres, oblongues, dentées; fleurs pourpre, en forme de corymbe. Elle croît communément dans les bois, et se plaît également dans les vignes.

Récolte. — On se sert des racines et des feuilles fraiches. Pour en avoir toute l'année, on plonge les feuilles dans de l'huile ; l'huile et les feuilles deviennent un topique excellent.

PROPRIÉTÉS MÉDICINALES. — L'application des feuilles sur les *plaies*, *coupures*, *contusions*, a souvent un succès inattendu. — Les racines, écrasées et cuites dans du beurre frais, sont appliquées avantageusement sur les *hémorrhoïdes enflammées*. — On les applique avec succès sur le *panaris* ; il faut auparavant les amortir sur la braise et les écraser ensuite.

ORTIE BLANCHE

Lamium album, Labiées.

ETYMOLOGIE. — Du grec *laimos*, gueule béante, allusion à la forme de la fleur.

NOMS DIVERS. — Lamier.

DESCRIPTION. — Cette plante présente le bord de l'ortie, mais ses feuilles ne sont pas piquantes, et ses fleurs, à gorge garnie de poils, sont blanches et s'épanouissent d'avril en septembre. Elle est très commune dans les champs, les lieux ombragés, le long des murs.

RÉCOLTE. — On se sert des fleurs, qu'on cueille en mai.

PROPRIÉTÉS MÉDICINALES. — L'ortie blanche est très bonne en tisane, contre la *leucorrhée*, les *hémorrhoïdes*, les *scrofules*.

ORTIE

Urtica dioïca, Urticées.

Étymologie. — De *urere*, brûler, et *tactus*, toucher : qui s'y frotte s'y pique.

Noms divers. — Grande ortie, Ortie commune, Ortie vivace.

Récolte. — On la récolte en tout temps. On peut la sécher à l'ombre, pour l'usage à l'intérieur. La graine se récolte à la fin d'août ; on la fait sécher à l'ombre, on la bat, et on la ferme dans un lieu sec. Elle se conserve plusieurs années.

Propriétés médicinales. — L'urtication, pratiquée avec une poignée d'ortie, est un remède énergique, pour amener une éruption ou la circulation du sang. Dans les *fièvres éruptives*, le *choléra*, les *rhumatismes*, l'*apoplexie*, la *paralysie*, elle est le plus souvent souveraine. — Les graines d'ortie sont excellentes dans les *maladies du poumon*. Faites cuire à demi un œuf frais, et lorsque le blanc sera pris, séparez-en le jaune, dans lequel vous incorporez 4 gr. de graines d'orties grièches; faites-en plusieurs bols que vous avalerez le matin. Vous continuerez ce remède trois jours de suite, et, le quatrième, vous prendrez un grand verre de vin blanc, dans lequel la même graine aura infusé 24 heures, et à la dose de 25 grammes. — M. Cazin recommande contre l'*incontinence d'urine*, chez les enfants, le remède suivant : 16 gr. de graines d'ortie pilées; 60 gr. de farine de seigle ; l'on mêle et l'on fait, avec un peu d'eau chaude et du miel, une pâte dont on forme 6 petits gâteaux, qu'on fait cuire au four ou au foyer, sur une pierre plate. Tous les soirs, pendant 15 ou 20 jours, l'enfant mangera un de ces gâteaux. — Prise à l'intérieur, sous forme de suc, tisane ou sirop, l'ortie est *astringente*. — Dans les *vomissements de sang*, *saignement de nez*, *pertes utérines*, les *maladies de peau*, on recommande le suc d'ortie, 100 gr. par jour, pris en trois ou quatre fois. — Pour faire le sirop, on met bouillir 250 gr. de suc d'ortie, avec autant de sucre, jusqu'à consistance siropeuse. — La petite ortie a les mêmes propriétés.

OSEILLE DES JARDINS

Rumex acetosa, Polygonées.

ETYMOLOGIE. — Du grec *oxalis* et *oxus*, acide.

RÉCOLTE. — On emploie la racine et les feuilles, à l'état frais. Le meilleur procédé de conservation de l'oseille, pendant l'hiver, consiste, d'après le docteur Hoefer, « à la mettre dans des bouteilles à larges goulots, et, après les avoir bouchées, de les soumettre, pendant un quart d'heure, à l'eau bouillante. »

PROPRIÉTÉS MÉDICINALES. — Les feuilles de l'oseille sont *antiscorbutiques*. En infusion, on les a administrées contre les *fièvres* bilieuses ou intermittentes. — Les feuilles pilées et cuites, en cataplasme sur les *clous* et les *abcès*, sont un bon maturatif. — Le bouillon d'oseille rétablit les fonctions *digestives* et détermine même des *déjections alvines*. — Les racines d'oseille en décoction sont recommandées contre la *jaunisse*. — L'oseille est l'antidode des poisons âcres, dont elle neutralise promptement les effets. Le docteur Missa raconte qu'après avoir mâché quelques feuilles d'oseille, il vit subitement disparaître des douleurs survenues à la suite d'un empoisonnement par l'Arum, et sur lesquelles les autres médications étaient restées impuissantes. — Les semences, à la dose de 4 gr. en poudre, dans de l'eau ou du vin, sont conseillées contre la *dyssenterie*. — Les feuilles, trempées dans du vinaigre et mangées à jeun, préservent de la peste. (Roquet.)

OSMONDE

Osmunda regalis, Fougères.

Noms divers. — Fougère fleurie, Fougère aquatique, Fougère royale.

Description. — Cette jolie fougère a les feuilles en touffes élevées de 1 mètre environ, découpées. Les supérieures, moins grandes, sont roussâtres et en forme de grappe.

Récolte. — On fait usage de la racine et des feuilles.

Propriétés médicinales — Cette plante est employée contre la *hernie*. On fait macérer, pendant 8 jours, dans un demi litre de vin, 8 ou 10 gr. de racine de fougère, sèche et concassée ; on tire au clair et on boit en 2 fois : 1 grand verre le matin et autant le soir. Puis on fait provision de feuilles sèches, on les pulvérise, et, soir et matin, on prend une cuillerée à café de cette poudre, dans un peu d'eau. Si la hernie est considérable, on applique en outre des compresses imbibées d'une décoction d'osmonde. Les mêmes compresses sont bonnes pour les *blessures* et les *coups*. — La racine, en décoction, est bonne, à l'intérieur, dans les maladies de *foie*, de *vessie*, la *pierre* et les *scrofules*.

Cette fougère séchée au soleil est très bonne pour le coucher des enfants faibles et *rachitiques*.

P

PAQUERETTE VIVACE

Bellis perennis, Composées.

Etymologie. — Cette fleur est nommée *pâquerette*, parce qu'elle fleurit à Pâques. *Bellis* vient du latin *bellus*, gentil, mignon.

Noms divers. — Petite-Marguerite, Fleur de Pâques.

Description. — Cette espèce, qui émaille agréablement nos pelouses et nos prés, se distingue par des feuilles un peu dentées et velues. Ses fleurs sont jaunes dans le centre et blanches ou rosées à la circonférence. Ses fleurs s'épanouissent sous l'influence du soleil et se referment à l'ombre ou quand l'air est humide.

Récolte. — Toute l'année.

Propriétés médicinales. — Cette plante, *très dé-*

purative, est recommandée pour les *maladies de la peau.* — Les fleurs de pâquerette, avec le géranium herbe à Robert, amorties sur une pelle chaude, et appliquées sur la tête, soulagent considérablement la *migraine.* (Chomel.) — Un onguent fait avec le saindoux et les fleurs de cette plante réussit très bien contre la *teigne.* (Césalpin.) — Les feuilles, les fleurs en décoction, et, mieux encore, le suc de la plante, sont *purgatives.*

PARIÉTAIRE

Parietaria officinalis, Urticées.

Etymologie. — De *paries*, muraille, son habitation privilégiée.

Noms divers. — Casse-pierre, Perce-muraille, Espargoule, Vitriol, Herbe de Notre-Dame, Epinard de muraille.

Description. — Cette plante, qui ressemble à l'ortie, est dépourvue de poils glanduleux. Sa tige, rougeâtre et velue, est un peu succulente ; ses feuilles alternes, ovales, sont couvertes d'un duvet rude ; ses fleurs sont verdâtres, en petites têtes, sessiles.

Récolte. — La prendre de préférence sur les vieux murs.

Propriétés médicinales. — La pariétaire contient beaucoup de nitre, qu'elle enlève aux murs dans lesquels elle se développe. Elle a des propriétés *diurétiques, émollientes* et *rafraîchissantes.* Bonne contre la *pierre*, elle facilite la *digestion* et prévient la *rétention d'urine.* Dans ces cas, on peut l'employer en infusion, en décoction, ou bien avec le suc exprimé. — On la vante aussi dans le traitement de la colique *néphrétique*. — La plante, fraîche ou bouillie, mais écrasée, fait un excellent cataplasme pour les hydropiques. Ils prendront avantageusement aussi du sirop fait avec le suc de cette plante et le miel. On leur en donne 32 gr. battus dans une verrée de chiendent, tous les matins. — Pour les *inflammations du gosier*, on fait frire dans du vieux beurre fondu cette plante hâchée, et on l'applique chaude sur la gorge. — La pariétaire, mise en poudre et mêlée avec le miel, est bonne dans l'*asthme* et la *phtisie*. — Tragus faisait faire, pour les *contusions*, un cataplasme avec la pariétaire fricassée dans la poêle avec la farine de fèves, les mauves, le son, l'huile et le vin. — Le suc de la plante se prend à la dose d'un demi ou d'un quart de verre.

PATIENCE

Rumex patientia, Polygonées.

Étymologie. — La lenteur de son action, comme remède, a valu ce nom à la plante.

Noms divers. — Dogue, Parelle, Patience des jardins, Épinard, Épinard-Immortelle.

Description. — Cette herbe vivace, qui dépasse souvent 1 mètre, a des racines longues et épaisses; ses tiges cannelées sont rameuses, seulement dans la partie supérieure ; les feuilles inférieures sont ovales, cordiformes, à long pétio le, aigües et ondulées. Les supérieures oblongues, lancéolées; les fleurs verdâtres et plates, sont

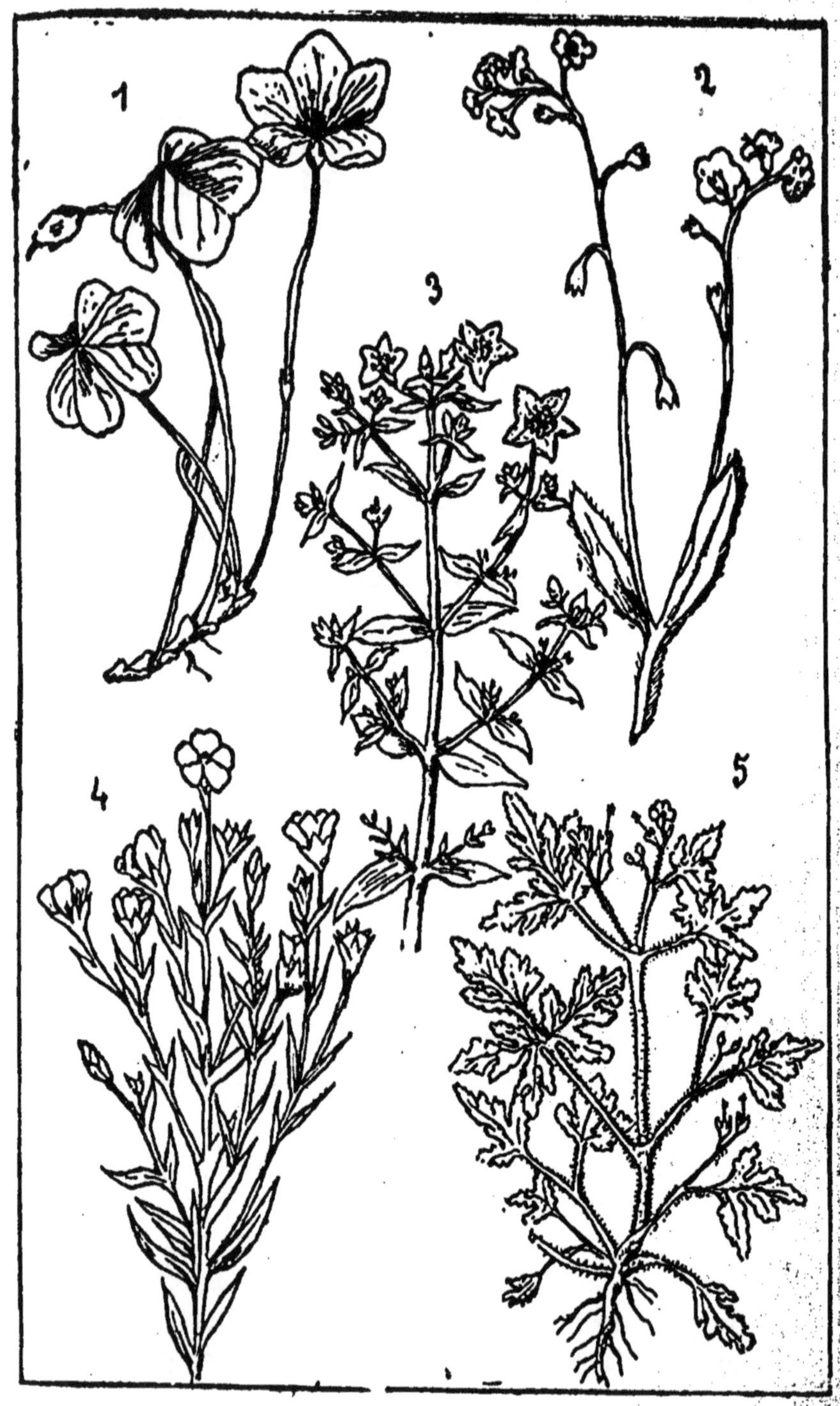

1. Oxalys ; *2.* Myosotis ; *3.* Millepertuis ; *4.* Lin ; *5.* Geranium.

disposées en panicule au sommet des tiges. Cette plante, cultivée souvent dans les jardins potagers, abonde dans les prés humides.

RÉCOLTE. — On se sert de la plante entière, mais surtout de la racine à l'état frais.

PROPRIÉTÉS MÉDICINALES. — Cette plante, qui renferme une assez grande quantité de soufre et d'amidon, jouit d'une réputation des mieux méritées. Elle est *tonique*, *sudorifique*, *dépurative*, *fébrifuge*, *astringente* et *laxative*. — Sa racine, en décoction, 20 gr. par litre d'eau, purifie le sang; on l'emploie dans l'*eczéma*, la *lèpre*, la *teigne*. Cette décoction sera meilleure si on y ajoute, en égale quantité, de la racine d'aunée. Les feuilles fraîches et pilées, s'appliquent avantageusement sur les *vieux ulcères*. — La plante entière, mêlée avec la racine d'aunée, bouillie avec du vinaigre et de la graisse, donne une excellente pommade contre la *gale*. — Villis estime l'infusion de la racine de patience faite dans la bière, comme un excellent *antiscorbutique*. — La tisane de patience est bonne dans l'*érysipèle*. — La graine, en poudre, s'emploie dans la *diarrhée*.

PÊCHER

Amygdalus persica, Amygdalées.

ETYMOLOGIE. — *Persica*, qui a fait pêcher, rappelle la contrée d'où cet arbre nous est venu.

NOMS DIVERS. — Perse, Perche.

RÉCOLTE. — On emploie les feuilles, les fleurs et la 2e écorce. Les feuilles, à peine développées, et récoltées au printemps, séchées avec soin et mises dans des boîtes, conservent très bien leurs propriétés.

Propriétés médicinales. — Les fleurs sont *purgatives* et *vermifuges*. Une très petite poignée dans du lait bouilli est la dose à donner aux enfants, d'heure en heure. Ces doses élevées seraient dangereuses, à cause de l'acide prussique que renferme le pêcher. — Les feuilles et la 2° écorce sont *purgatives* et *fébrifuges*, bonnes aussi contre les *vers* et pour les *urines*. Contre les vers, on applique sur le ventre un cataplasme fait avec les feuilles de pêcher et de la suie, pilées ensemble et liées avec du bon vinaigre. La décoction d'une pincée de fleurs dans un verre de lait n'est pas moins efficace et les purge. — La décoction donne de très bons résultats dans les *fièvres intermittentes*, quand on la boit entre les accès. Il faut, dans ce cas, graduer les doses, de manière à obtenir une purgation. — Un cataplasme des feuilles fraîches et pilées est avantageusement mis sur les *plaies*, *ulcères*, *contusions*, *dartres* enflammées; il calme les douleurs. — Contre les *douleurs des cors*, on hache les feuilles fraîches et du persil; on imbibe ce hachis d'huile d'olive et on le met sur le cor; la douleur cesse bientôt. Ce même remède réussit également dans les *contusions* et les *tumeurs*. — Contre les *maladies d'oreilles*, tintement, surdité, vers qui s'y mettent, on réussit en se servant d'une huile dans laquelle on fait bouillir des amandes concassées et de la coloquinte. La quantité d'huile sera aussi petite que possible, pour que les propriétés des noyaux ne soient pas trop diminuées. L'huile extraite des noyaux serait préférable. C'est un secret qui a fait la fortune de son inventeur. (Le Bénédictin Alexandre.) — La tisane des feuilles, longtemps continuée, dissipe la *constipation*. — La gomme du pêcher est bonne dans la *diarrhée* et les *crachements de sang*. — Les noyaux et les amandes du pêcher, concassés et infusés dans le vin blanc, 2 ou 3 noyaux par verre de vin, régularisent les *époques*.

PENSÉE SAUVAGE

Viola tricolor, Violacées.

Noms divers. — Herbe de la Trinité.

Description. — Cette espèce, dont la culture a obtenu un grand nombre de variétés, croît abondamment dans les prairies des montagnes. Elle a les feuilles oblongues, dentées, les fleurs colorées de jaune, de blanc et de pourpre diversement disposés. La floraison dure de mai en septembre.

Récolte. — On emploie les fleurs, fraîches ou sèches.

Propriétés médicinales. — Cette plante est essentiellement *dépurative* et *antiscrofuleuse*. On s'en sert en infusion dans les *croûtes de lait*, la *teigne*, l'*eczéma*, les affections *rhumatismales*. Elle donne aux urines une odeur fétide, qui est de bon indice. Pour les jeunes enfants, on peut la mettre dans leurs soupes; les croûtes augmentent d'abord, puis diminuent et guérissent. La dose, pour enfants, est de 2 gr. de fleurs sèches par demi litre.

PERSIL

Petroselinum sativum, Ombellifères.

Etymologie. — *Petroselinum* a donné persil.

Récolte. — On emploie la racine, les feuilles et les semences.

Propriétés médicinales. — Pour stimuler l'*appétit* des personnes qui l'ont perdu, on conseille de boire, le matin, à jeun, une décoction de racine. Cette décoction réussit bien aussi dans les *engorgements du foie*, les *hydropisies*, *désordres du sang*, *gravelle*, irrégularité des *fluxions périodiques* chez la femme. — Pour les *maux de gorge*, pilez des feuilles de persil, imbibez-les d'huile d'olive, étendez sur un linge, que vous placez autour du cou, en ayant soin de faire toucher le persil à la peau. Ce remède est également bon pour les *coups* au bras, à la jambe et ailleurs. Les feuilles broyées entre les doigts et flétries en boulettes avec de l'huile d'olive, apaisent les *douleurs d'oreilles*, quand on les met dans l'oreille, du côté malade. — Broyées entre les doigts, elles guérissent les *piqûres* de guêpes et d'abeilles. — Les semences du persil sont *digestives*, *carminatives*, *stomachiques*, *apéritives*. — Doses : *Décoction* de la racine : 50 à 80 gr. par litre d'eau. --- *Infusion* des semences : 4 à 8 gr. par litre. --- *Suc* des feuilles : 120 à 150 gr. comme fébrifuge.

PERVENCHE

Vinca Minor, Apocynées.

Etymologie. — Du latin *vincere*, attacher, à cause de la flexibilité et de la dureté de ses rameaux qui peuvent servir de lien.

Noms divers. — Violette des sorciers, Herbe aux sorciers.

DESCRIPTION. — C'est une plante vivace, à racines rampantes, à tiges grêles, sarmenteuses, ne s'élevant guère à plus de 0^m40. Ses feuilles sont opposées, coriaces et luisantes; ses fleurs d'un beau bleu d'azur. Cette plante printanière est assez commune dans les haies et les broussailles.

RÉCOLTE. --- On emploie, fraîches ou sèches, les feuilles qu'on peut récolter en tout temps.

PROPRIÉTÉS MÉDICINALES. — Les feuilles de la pervenche sont *emménagogues*, *antidyssentériques*, *antilaiteuses*. Elle est recommandée, en infusion, aux femmes en couche. Les feuilles cuites sont bonnes pour les *engorgements des seins*. --- Les feuilles, qui renferment beaucoup de tanin, sont aussi *astringentes*, bonnes, par conséquent, en infusion, dans les *crachements de sang* et les *flueurs blanches*. --- Dans le *saignement de nez*, on met dans cette partie un tampon des feuilles de cette plante pilée. Pour les *flueurs blanches*, on verse 1 litre d'eau bouillante sur 3 poignées de feuilles de pervenche, on couvre le pot, on le retire du feu, et on fait boire l'infusion par verrées. --- En gargarisme, elles sont recommandées dans l'*angine*; en lotions, sur les *plaies*.

PHELLANDRE OU ŒNANTHE

Phellandrium aquaticum, Ombellifères.

ÉTYMOLOGIE. — *Oiné*, vigne, et *anthos*, fleur, parce que, selon Pline, cette plante a l'odeur du raisin en fleur.

NOMS DIVERS. — Fenouil d'eau, Herbe des fous, Cigüe aquatique.

Description. — Cette plante bisannuelle a des tiges fistuleuses, ne s'élevant guère au-dessus d'un mètre. Ses feuilles sont découpées. Ses fleurs, petites, sont étalées en ombelles. Elle est très abondante, en été, dans les marais.

Récolte. — On se sert des fruits et des feuilles. On cueille les fruits avant leur maturité.

Propriétés médicinales. --- Cette plante est *apéritive*, *diurétique*, *antiscorbutique* et *fébrifuge*. Elle est, par excellence, le remède de la *phtisie* et du *catarrhe*. Ses effets les mieux constatés sont de calmer la *toux*, de faciliter l'*expectoration*, de procurer le *sommeil*, de réveiller l'*appétit* et de supprimer la *diarrhée*. On peut se servir de la poudre des feuilles sèches, qu'on mêle au miel, et, de cette confiture, on prend jusqu'à trois cuillerées par jour. D'autres emploient la semence avec son enveloppe et pilée, puis incorporée dans du miel, à la dose de 1 gr., tous les soirs, une heure avant le repas ou deux heures après.

PIED D'ALOUETTE

Delphinium consolida, Renonculacées.

Etymologie. --- De *Delphin*, dauphin, la fleur rappelant la figure du dauphin. Ses éperons ressemblant au long ergot du talon de l'alouette lui ont donné le nom de *Pied d'alouette*.

Noms divers. — Pied d'alouette des champs, Dauphinelle, Dauphinelle Consoude.

DESCRIPTION. — Cette plante, très abondante dans nos moissons, a des fleurs d'un beau bleu.

RÉCOLTE. --- On se sert des semences.

PROPRIÉTÉS MÉDICINALES. --- L'Angleterre nous a enseigné les vertus de cette plante dans le traitement de l'*asthme*. On fait macérer les semences dans de l'alcool. De cette teinture on prend 1 ou 2 cuillerées à café, dans une tisane d'hysope, de romarin ou autres, plusieurs fois par jour. --- Les fleurs, après macération dans l'eau de rose, et appliquées sur les *yeux*, en apaisent l'*inflammation*. --- La décoction des fleurs est bonne dans la *rétention d'urine;* on peut y ajouter l'application du marc sur le bas-ventre, en cataplasme.

PIED DE CHAT

Gnaphalium sylvaticum, Composées.

ETYMOLOGIE. --- Pied de chat, ainsi nommé à cause des capitules cotonneux des fleurs. — Gnaphale vient du grec *gnaphalion*, bourre.

NOMS DIVERS. --- Gnaphale.

DESCRIPTION. — Plante herbacée, à feuilles alternes, laineuses sur les deux côtés; tige cotonneuse; involucre à folioles brunâtres. Fleurs jaunes. On la trouve dans les bois montueux.

RÉCOLTE. --- On emploie les capitules, qu'on récolte en mai, avant l'épanouissement, qui s'achève pendant la dessiccation; en agissant autrement, on s'exposerait à perdre les fleurons et aigrettes qui partiraient. Il faut les tenir à l'abri de l'humidité et de la lumière.

PROPRIÉTÉS MÉDICINALES. --- Cette plante fait partie des 4 fleurs. Elle est *béchique* et *adoucissante*, bonne dans les affections *catarrhales* chroniques, l'*hémopthysie*. On peut donner son infusion ou sa décoction dans la *dyssenterie* et dans le *flux menstruel* immodéré. On l'emploie toujours desséchée et à la dose de 15 à 30 gr., par litre d'eau.

PISSENLIT

Taraxacum dens leonis, Composées.

ETYMOLOGIE. — Allusion à ses propriétés diurétiques.

NOMS DIVERS. — Dent de lion, nommée ainsi à cause des profondes incisions des feuilles.

DESCRIPTION. — Plante très glabre, sans tige, à feuilles disposées en rosettes fortement dentelées, à lobes triangulaires ; fleurs jaunes s'épanouissant toute l'année. Ses fruits, par la réunion de leurs aigrettes, forment à la maturité un globe léger s'envolant au moindre souffle et servant de jouet aux enfants.

RÉCOLTE. — On emploie la plante toute entière.

PROPRIÉTÉS MÉDICINALES. — La décoction des feuilles ou de la racine fraîche est *tonique*, *dépurative*, *anti-scorbutique*, *diurétique*. On la recommande dans la *jaunisse*, les *dartres*, les *faiblesses d'estomac*, les engorgements du *foie* et de la *rate*. Elle guérit la *teigne*, mais à condition d'en boire pendant longtemps. — Pour apaiser la *toux violente*, on fait boire, soir et matin, du lait de vache, sur lequel on verse autant de décoction de pissenlit toute bouillante ; on y ajoute un peu de sucre candi. — Mathiole ordonne le pissenlit bouilli avec des lentilles dans la *dyssenterie*. — Parkinson recommande les racines et les feuilles, bouillies dans le vinou dans du bouillon, pour la *phtisie* et les *fièvres intermittentes*. — Une décoction de pissenlit et de chiendent donne la fameuse tisane royale, à laquelle Louis XIV dut, dit-on, sa longue vieillesse.

PIVOINE

Pæonia officinalis, Renonculacées.

ETYMOLOGIE. — *Pæonia*, de la province de Paonie, où elle croît abondamment.

DESCRIPTION. — Les racines de cette plante sont de gros tubercules, d'où s'élèvent une ou plusieurs tiges herbacées, garnies de feuilles glauques en dessous. Les fleurs très grandes ordinairement, d'un rouge cramoisi, s'épanouissent en mai. Elle croît dans les pays montagneux ; on la cultive dans les jardins.

RÉCOLTE. — On emploie les fleurs, les graines et les racines.

PROPRIÉTÉS MÉDICINALES. — Cette plante considérée par les anciens, à cause de ses merveilleuses propriétés, comme une plante divine, est éminemment *antispasmodique*. Chomel la recommande dans les maladies *nerveuses*, la *chorée*, les *convulsions* des enfants, l'*épilepsie*, le *tremblement*, le *cauchemar*. — La racine fraîche, en décoction ,est employée dans l'engorgement des *viscères*. L'infusion est presque sans effet. — La dose, pour la décoction des fleurs ou des graines ou de la racine, est de 15 à 30 gr. par litre d'eau. Nous conseillons de préférence l'usage de la racine. Le suc de celle-ci est excellent ; la dose est de 20 à 30 gr. — Si on se sert de la poudre, la dose sera de 2 à 4 gr., pour la racine ; de 1 à 2 gr., pour les graines. — La pivoine est aussi recommandée en compresses, sur les *meurtrissures*.

PLANTAIN

Plantago major, Plantaginées.

ETYMOLOGIE. — Allusion à la forme des feuilles de certaines espèces de plantain, qui ont quelque analogie avec celle de la *plante* des pieds.

DESCRIPTION. — Racine fibreuse, feuilles ovales, quelquefois cordiformes, un peu coriaces, radicales ; une ou plusieurs hampes, terminées par un épi de fleurs verdâtres, serrées les unes contre les autres. On trouve le plantain dans les prés, les champs, au bord des chemins.

RÉCOLTE. — On emploie les feuilles et les graines.

PROPRIÉTÉS MÉDICINALES. — Cette plante est *astringente* et *émolliente*. Verte ou sèche, et en décoction, 30 à 60 gr. par litre d'eau avec quelques feuilles de noyer, ou bien exprimée dans son jus, elle donne un bon collyre pour les *yeux larmoyants*, et craignant la lumière ; un bon gargarisme, pour l'*esquinancie*. On peut, dans ces maladies, prendre cette décoction en tisane. — Bouillie dans du vin rouge, elle est bonne contre la *dyssenterie*. — On se sert, très habituellement, des feuilles qu'on applique toutes fraîches sur les *blessures* et sur les *contusions*. — Très salutaire est, contre les *hémorrhoïdes*, le plantain pilé avec du beurre frais et qu'on fait fondre ensemble. On frotte de cet onguent la partie souffrante, avec le bout d'un poireau. — Les graines, à la dose de 4 gr., prises dans du lait, ou mises en poudre et avalées dans du bouillon, réussissent souvent dans la *diarrhée*. — Schwenfeld recommande la fomentation des feuilles de plantain, en décoction, pour la *chute du fondement*. — La décoction du plantain dans l'eau de chaux dessèche les *ulcères des jambes*.

POLYGALA

Polyga vulgaris, Polygalées.

ÉTYMOLOGIE. — De *polu*, beaucoup, et *gala*, lait, parce que cette plante passait pour donner beaucoup de lait.

NOMS DIVERS. — Herbe au lait, Laitier.

DESCRIPTION. — Charmante petite plante des collines et des bois, à tiges courbées ou dressées et formant de petites touffes ; feuilles éparses ; fleurs bleues, ou violettes ou purpurines.

RÉCOLTE. — On emploie les semences.

PROPRIÉTÉS MÉDICINALES. — Le polygala est un *amer*, légèrement *tonique*, et bon pour les maladies de *poitrine*. On fait infuser 30 à 60 gr. de semences dans un litre d'eau ; on sucre et on coupe avec du lait tiède. Les pulmoniques peuvent en boire à discrétion, s'ils le supportent. — On le prescrit dans les maladies *laiteuses*.

POTENTILLE

Potentilla Tormentilla, Rosacées.

Etymologie. — Du latin *potens*, puissant, à cause de ses merveilleuses propriétés.

Description. — Tiges grêles, couchées, et naissant au-dessous des rosettes des feuilles. Fleurs solitaires jaunes, à pétales beaucoup plus longs que le calice. Ses feuilles ont ordinairement trois folioles. Commune dans les bois, elle fleurit en mai et juin.

Récolte. — On emploie la racine qu'on récolte pendant la belle saison. On enlève les radicelles, et on fait sécher à l'étuve ou au soleil.

Propriétés médicinales. — La potentille est un de nos plus puissants *astringents*. Elle est recommandée dans la *dyssenterie*, les *diarrhées*, les *hémorrhagies*. Elle est aussi *fébrifuge*. On l'emploie, en gargarismes dans les *ulcérations de la bouche* et des *gencives* ; en lotions, pour les *plaies*, les *ulcères* blafards et atoniques ; en injections, dans la *leucorrhée* ; en compresses, sur les *contusions*. — La poudre de la racine, battue dans un jaune d'œuf, et étendue sur le *panaris*, est d'un effet souverain. On aura soin de recouvrir d'un cataplasme pour empêcher la dessiccation. — La Quinte-feuille ou potentille rampante a les mêmes propriétés.

POURPIER

Portulaca oleracea, Portulacées.

Description. — Plante annuelle, à tiges couchées,

lisses et succulentes ; feuilles alternes, charnues, en forme de coin ; fleurs sessiles, jaunâtres. Originaire de l'Inde, il est cultivé dans nos jardins. Le pourpier ouvre ses fleurs de 9 heures à midi.

RÉCOLTE. — On emploie les feuilles, les fleurs et les semences.

PROPRIÉTÉS MÉDICINALES. — Le pourpier est employé en médecine comme *vermifuge* et *diurétique*. — Il a en outre des propriétés *détersives* et *antiscorbutiques*. On le mâche contre les *aphthes* de la bouche. — Les feuilles, pilées avec du sel et mélangées avec du vinaigre, font un bon cataplasme, qu'on applique sous la plante des pieds, dans les *fièvres ardentes* ; il calme la tête. Des cataplasmes de pourpier et de farine d'orge, mis sur la région du foie et sur les flancs, produisent, dans les mêmes fièvres, un effet aussi prompt que merveilleux. Les feuilles pilées et appliquées sur le front, font *reposer* le malade. — Une feuille, mise sur la langue, *apaise la soif*. --- Les semences, à la dose de 2 gr. dans du lait, sont données contre les *vers*. — Le suc se prend contre les *vers*, à la dose de 60 à 120 gr. Ce même suc, mêlé avec le miel rosat, est bon pour graisser les *hémorrhoïdes*, dont il apaise la douleur et l'inflammation.

PRÊLE DES CHAMPS

Equisetum arvense, Equisétacées.

ETYMOLOGIE. — Du latin *equus*, cheval, et *seta*, poil, crin, parce que l'on a comparé les tiges à des queues de cheval. *Presle* est l'abrégé d'asprelle (rude), nom donné autrefois à l'*Equisetum hiemale*.

Noms divers. — Queue de cheval.

Description. — Plante vivace, de 0m 50 à 0m 60 de hauteur; une suite d'articulations, qui s'emboîtent les unes dans les autres, forment sa tige. Cette tige, ronde, cannelée, est très dure au toucher. Ses feuilles, ressemblant à de petites lanières, sont placées en rouet, à chaque articulation. La prêle se trouve dans les lieux humides.

Récolte. — On emploie la plante entière.

Propriétés médicinales. — La prêle est *astringente* et *vulnéraire*. On l'emploie dans les *hémorrhagies* utérines et autres, les *diarrhées*, les *crachements de sang*. Elle est aussi *diurétique* et *emménagogue*. — La décoction de la plante se fait à la dose de 30 à 50 gr. pour 1 litre d'eau. On donne, toutes les deux heures, 1 ou 2 cuillerées aux enfants, et de 100 à 200 gr. aux adultes. --- Dans les *hémorrhagies*, une poignée de prêle hachée et macérée dans un litre de vin blanc, 12 heures, si la plante est verte, 24 heures si elle est sèche, et que l'on passe, donne une excellente boisson, que l'on prend, le matin à jeun, à la dose d'une verrée. --- Bauhin en conseille la décoction dans l'*ulcère du poumon*, prise soir et matin, à la dose de 60 à 90 gr., pourvu que la décoction soit un peu forte. Taberna Montanus faisait mêler la poudre de prêle dans la nourriture des phtisiques.

PRIMEVÈRE

Primula officinalis, Primulacées.

Etymologie. — *Primum ver*, premier printemps; elle est une des premières fleurs, qui émaillent les prairies.

Noms divers. — Primerolle, Coucou, Oreille d'ours, Herbe à la paralysie, Herbe de Saint-Paul.

Description. — Cette plante est bien connue par ses jolies fleurs jaunes, multiples, portées sur une hampe plus longue que les feuilles; elles sont penchées, rejetées vers un même côté.

Récolte. — On emploie les fleurs, les racines et la plante entière.

Propriétés médicinales. — La primevère est un bon *antispasmodique*, recommandé dans l'*apoplexie*, le *balbutiement*, l'*hémyplégie*, les *céphalalgies* rebelles et autres désordres nerveux, même la *danse de Saint-Gui*. Dans ces maladies, on prend les fleurs en infusion, 2 fois par jour. --- Ces mêmes fleurs sont *pectorales* et *anticatarrhales*. — La plante entière est appliquée avec succès sur les articulations *goutteuses*. Bouillie dans l'eau-de-vie, on l'applique avec succès dans la *paralysie*. --- La plante pilée est bonne sur les *blessures*. La racine, en décoction aqueuse, est bonne, dans la gravelle, et en décoction vineuse elle est *vermifuge*. La poudre de la racine est *sternutatoire*; infusée dans du vinaigre et reniflée, elle soulage le *mal de dents*.

PRUNELIER

Prunus spinosa, Amygdalées.

Noms divers. --- Epine noire, Epine sauvage, Pelossier.

Description. --- Cet arbre a des rameaux épineux à écorce brune et terminés en épine; ses feuilles, pubescentes à la face inférieure, sont bordées de dents très fines; les fleurs blanches et solitaires, s'épanouissent dès la fin de mars. Les fruits, globuleux, bleuâtres, ne mûrissent que vers la fin de l'automne. Abondant dans les haies.

Récolte. — On fait usage des fleurs, des feuilles, des fruits et de l'écorce. Il faut cueillir les fruits après les gelées.

Propriétés médicinales. — Toutes les parties du prunelier sont *astringentes*. L'écorce est même *fébrifuge*. Les feuilles, infusées comme le thé, offrent une boisson goûtée des habitants du Nord. La gomme de cet arbrisseau, détrempée dans le vinaigre, guérit les *dartres*, en l'appliquant dessus. (M. Ray.)

PULMONAIRE

Pulmonaria officinalis, Borraginées.

Etymologie. — De *pulmo*, poumon, à cause de ses propriétés contre les maladies de cet organe.

Noms divers. — Herbe aux poumons, Herbe de cœur, Herbe au lait de Notre-Dame.

Description. — Plante vivace; feuilles ovales, rudes, souvent marquées de grandes taches blanchâtres, où les anciens avaient cru reconnaître celles du poumon. Ses fleurs sont rosées, puis pourpre; elles paraissent dès le mois d'avril. La pulmonaire se trouve dans les bois taillis, les lieux arides.

Récolte. — On emploie les fleurs et les feuilles.

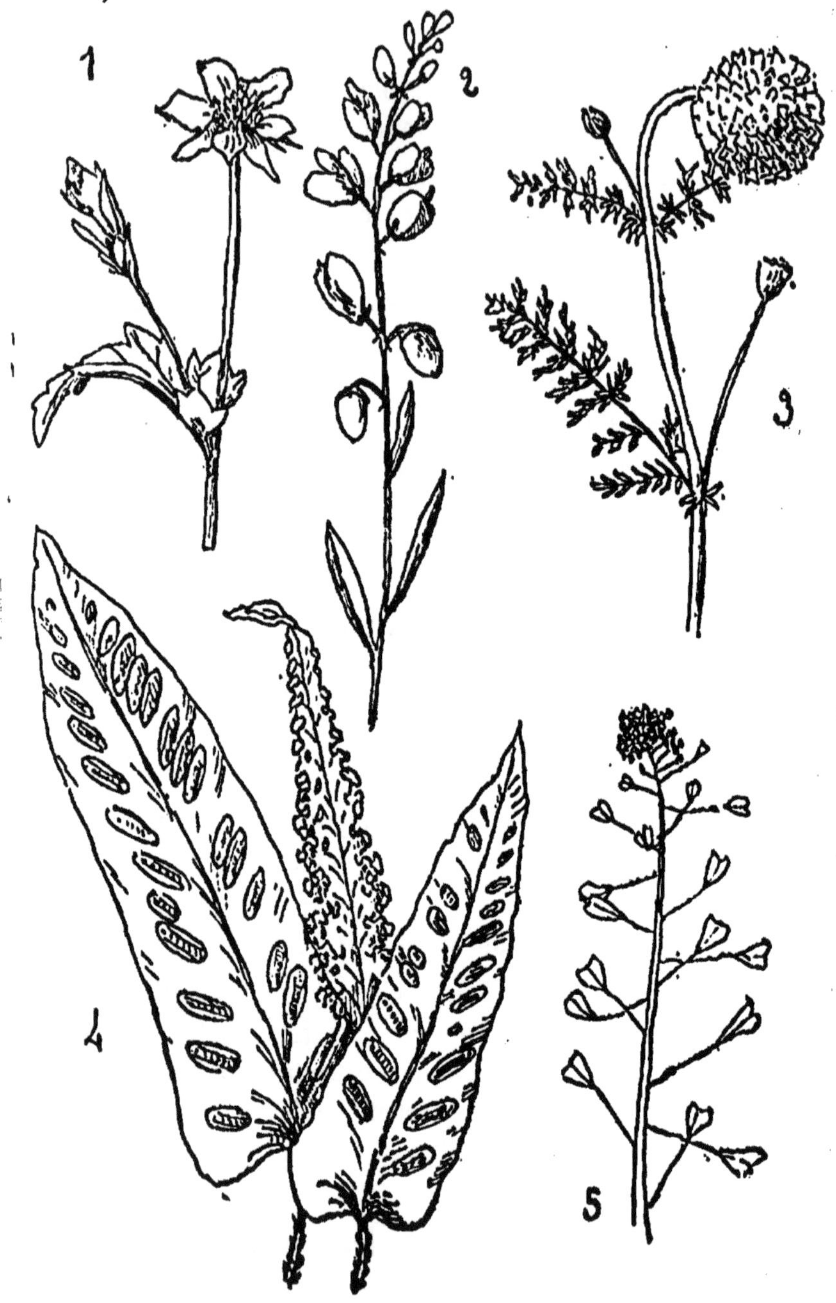

1. Benoite ; 2. Polygala ; 3. Camomille ; 4. Scolopendre ; 5. Bourse à pasteur.

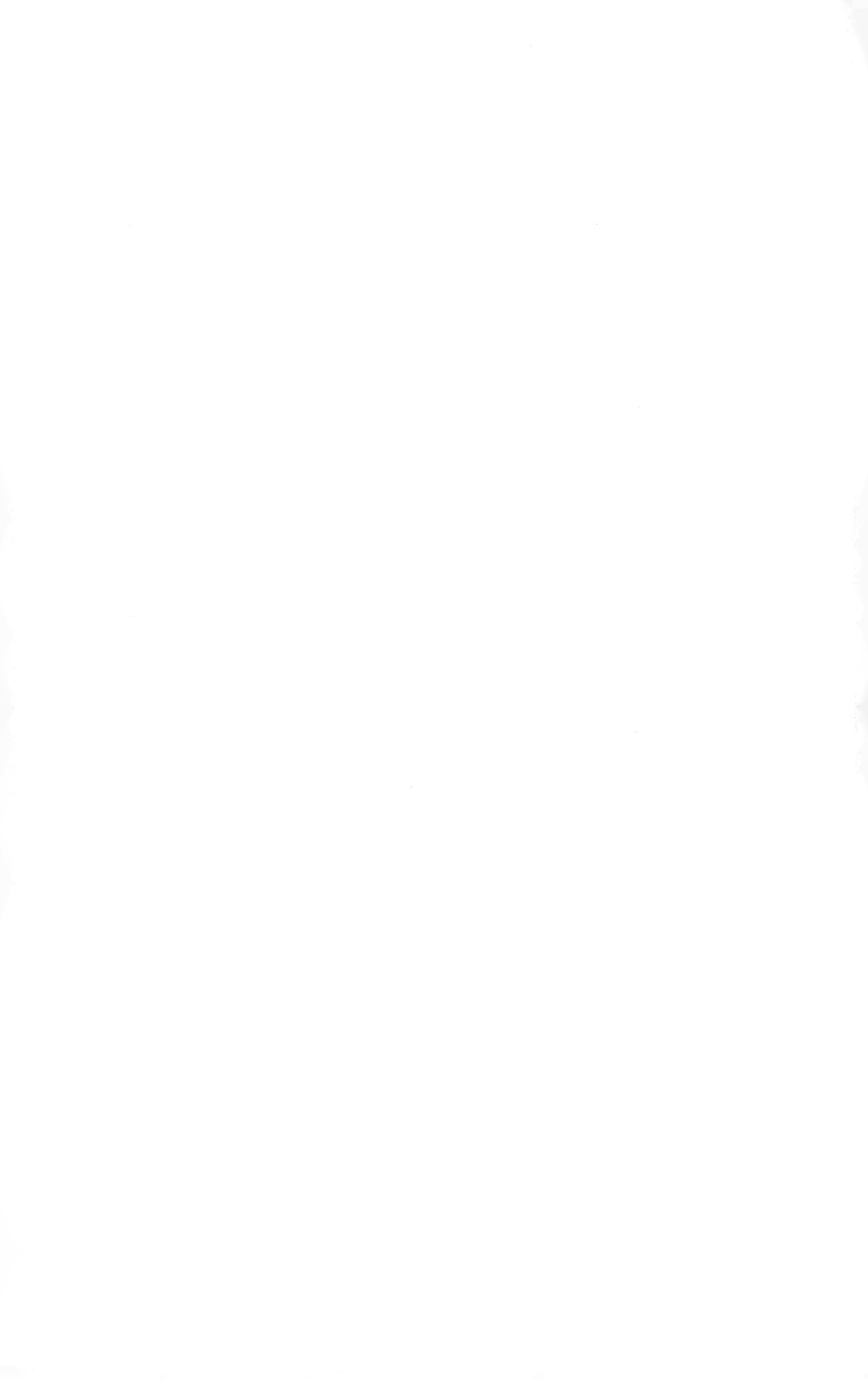

Propriétés médicinales. — Cette plante, *adoucissante* et *pectorale*, est recommandée dans les inflammations des *bronches* et des *poumons*, dans l'*hémoptisie*, la *phtisie*.

R

RAIFORT SAUVAGE

Cochlearia armorica, Crucifères.

Etymologie. — Celle de raifort est connue. Quant à cochlearia, nous l'avons déjà vu, il vient de *cochlear*, cuiller, à cause de la forme creuse des feuilles.

Noms divers. — Ravanelle, Raveluque, Cran de Bretagne, Cranson, Moutarde d'Allemagne, Moutarde de capucin.

Description. — Herbe vivace, qui s'élève parfois jusqu'à 1 mètre; racine charnue, feuilles inférieures, grandes, oblongues, crénelées; fleurs blanches, disposées, en grappes courtes. Le raifort vient dans les endroits humides; on le cultive dans les jardins.

Récolte. — On emploie la racine fraîche, de préférence, et récoltée après la floraison, sur des plans qui aient plus d'une année et moins de deux. La racine sèche peut servir néanmoins.

Propriétés médicinales. — Le raifort est le plus énergique des *antiscorbutiques. Diaphorétique* et *diurétique*, il réussit dans l'*hydropisie*, surtout celle relevant d'une affection des reins, dans la *goutte*, le *rhumatisme* chronique, la *paralysie. Anticatarrhale*, par le soufre qu'elle contient, cette plante est bonne dans le *catarrhe*, l'*asthme* pituiteux, l'engorgement des *voies respiratoires*, en facilitant l'expectoration. — Le raifort a acquis contre les *scrofules* une juste réputation. --- On peut administrer le remède en donnant, le matin, à midi et le soir, deux cuillerées de vin de raifort ou d'un vin dans lequel on a fait infuser, avec le raifort, un amer tonique, comme la gentiane, la fumeterre, le ményante. --- On peut se servir de la tisane de raifort préparée à l'eau avec 20 gr. de racine fraîche, qu'on fait infuser, pendant 2 heures, dans 1 litre d'eau bouillante, ou bien 24 heures dans l'eau froide. --- On fait mâcher des feuilles de raifort, aux personnes qui ont l'*haleine fétide* ou les *gencives* relâchées. --- La racine du raifort noir est *stimulante* et *digestive*. Elle est également *antiscorbutique*.

RAISIN D'OURS

Arbutus Uva ursi, Ericacées.

Etymologie. — Du celtique *ar*, âpre, et *boise*, buisson.

Noms divers. — Arbousier, Busserolle, Arbousier des Alpes.

Description. — Sous-arbrisseau couché; petites feuilles persistantes, coriaces, luisantes, rappelant celles du buis, ce qui lui a valu son nom de busserole. Les fleurs sont en grappes blanches, avec la gorge de la corolle rouge. Ses fruits, d'un beau rouge, en grappes, très recherchés, dit-on, par les ours, sont d'une saveur agréable. Le raisin d'ours, qui habite les Alpes, est cultivé dans les jardins.

Récolte. — On emploie les feuilles fraîches, de préférence. Les jeunes feuilles renferment plus de principes actifs.

Propriétés médicinales. — Les feuilles sont *diurétiques*; on les emploie avec succès dans les inflammations chroniques de la *vessie* et dans les *diarrhées* atoniques. Elles sont bonnes aussi contre les *calculs*. — On fait bouillir de 15 à 20 gr. de feuilles dans un litre d'eau, et, quand la décoction est réduite à peu près d'un quart, on tire au clair la tisane, et on la donne à la dose de 3 à 4 tasses par jour.

REINE DES PRÉS

Spiræa Ulmaria, Spiréacées.

Etymologie. — La beauté de cette plante justifie le nom qu'elle porte.

Noms divers. — Petite barbe de chèvre, Ulmaire, Spirée, Herbe aux abeilles, Grande Potentille, Vignette.

Description. — Grande et belle plante herbacée, vivace, qui croît dans nos prairies humides, au bord des eaux, haute de plus d'un mètre. Sa tige porte des feuilles glabres, souvent couvertes en dessous d'un duvet blanc, divisées, à lobes inégaux. Les fleurs, juin et juillet, sont petites, nombreuses, blanches, en panicules et légèrement odorantes.

Récolte. — La racine, la tige et les fleurs sont employées.

Propriétés médicinales. — Cette plante est très en honneur dans le traitement de l'*hydropisie.* Pendant 7 jours, on boit, à jeun, un litre où on a fait bouillir des fleurs de spirée, ayant soin de mettre de l'intervalle entre chaque verrée. Il y a presque toujours guérison. — Les fleurs, en infusion théiforme, sont *sudorifiques* et *diurétiques.* La plante en décoction est *tonique* et *astringente*, grâce au tanin qu'elle renferme. — La décoction de la racine est estimée dans les *fièvres malignes.*

RENONCULE ACRE

Ranonculus acris, Renonculacées.

Etymologie. — De *rana*, grenouille, parce que cette plante habite les lieux marécageux.

Noms divers. — Grenouillette, Bouton d'or, Patte de loup, Herbe à la tache, Jauneau, Fleur des crapauds.

Récolte. — On emploie toute la plante à l'état frais.

Description. — Tout le monde connaît ces jolis boutons d'or, qui émaillent, pendant une partie de l'été, nos prairies humides. La variété des renoncules est considérable ; toutes ont les mêmes propriétés.

Propriétés médicinales. — Les feuilles de la

renoncule, broyées et placées sur la peau, forment *vésicatoire*, au bout de quelques minutes ; il faut veiller à ne pas les laisser trop longtemps. Elles peuvent aussi remplacer les *sinapismes* de moutarde. Les plaies, qui résultent de l'application de la renoncule, guérissent assez promptement, par l'application des feuilles broyées de bouillon blanc.

ROMARIN

Romarinus officinalis, Labiées.

ETYMOLOGIE. — *Ros marinus*, rosée de mer, parce qu'il croît dans les landes, voisines de la mer.

NOMS DIVERS. — Herbe aux couronnes, Encensier.

DESCRIPTION. — Arbrisseau à rameaux grêles, allongés, très feuillés ; feuilles sessiles, opposées, ridées, dures, blanches en dessous, et à bords un peu roulés ; fleurs blanches ou d'un bleu pourpré et disposées en grappes axillaires courtes. Odeur très aromatique. Le romarin croît sur les coteaux arides du Midi.

RÉCOLTE. — On emploie les sommités fleuries en infusion à l'intérieur, et les feuilles en décoction, à l'extérieur.

PROPRIÉTÉS MÉDICINALES. — Le romarin est *stimulant*, *stomachique*, *emménagogue*, *antispasmodique*, *fébrifuge*. — Il convient dans l'*atonie* de l'estomac, la *dyspepsie*, la *chlorose*, les *scrofules*, les affections *nerveuses* et *hystériques*, les *fièvres*, la *paralysie*, l'*asthme*, les *catarrhes* chroniques. — La décoction des feuilles est bonne sur les *plaies gangreneuses*. Elle fait aussi d'excellents bains aromatiques pour les *rhumatismes* articulaires, pour fortifier les enfants. On s'en sert encore en fomentation pour les *tumeurs* froides et les parties *paralysées*. — L'eau, dans laquelle les feuilles et les fleurs de romarin ont macéré, pendant la nuit, est bonne pour la *jaunisse* et les *flueurs blanches*, pour le *relâchement de la matrice*, en injection; et, prise intérieurement, elle fortifie la *mémoire* et la *vue*.

RONCE DES HAIES

Rubus fruticosus, Rosacées.

Etymologie. — Rubus, de *rub*, en celtique, rouge, à cause de la couleur des fruits.

Noms divers. — Ronce de Saint-François, Meurons, Mûrier de renard, Mûrier sauvage.

Récolte. — Avant la floraison, on coupe les extrémités les plus feuillées, sur une longueur de 15 à 30 centimètres; on les suspend par paquets. Les feuilles, par la dessiccation, devenant très fragiles, il faut les remuer délicatement.

Propriétés médicinales. — La ronce est *astringente* et *tonique*. On l'emploie, en infusion, dans les *diarrhées* chroniques; en décoction, pour gargarismes dans les maux de *gorge*, et en injection, pour les *flueurs blanches*. — Avec les fruits on fait un sirop rafraîchissant, utile dans les maux de *gorge* inflammatoires et les ardeurs d'*urine*. — Les feuilles pilées et appliquées sur les *dartres*, sur les *vieilles plaies* et sur les *ulcères des jambes*, les guérissent en peu de temps.

ROSIER DE PROVINS

Rosa rubra, Rosacées.

Etymologie. — Du grec *rhodon*, rouge.

Description. — Nous ne décrirons pas la rose, connue de tous. Nous dirons seulement que les roses rouges sont désignées, en médecine, sous le nom de roses de Provins.

Récolte. — On emploie les pétales, que l'on récolte en juin, quand les fleurs sont en boutons ; on a soin de séparer le calice, les étamines et le pistil. On les sèche à l'étuve ou au grenier. Une fois sèches, on les crible, puis on les met encore chauds, dans des boîtes de bois, qu'on conserve dans un lieu sec. De temps en temps, il faudra les cribler.

Propriétés médicinales. — La rose est essentiellement *astringente*. Les fleurs s'emploient de différentes manières, et toujours avec succès ; en injections vaginales, dans la *leucorrhée* et la *blénorrhée* ; en lavements, dans la *diarrhée* ; en collyres, dans l'*ophtalmie* ; en gargarismes, dans les *laryngites* ; en lotions, sur les *ulcères* atoniques et blafards ; en tisanes, dans la *dyssenterie* chronique, la *diarrhée*, *l'hémoptysie*, la *phtisie pulmonaire*. — Les roses rouges qu'on a fait bouillir dans le gros vin, et qu'on applique chaudement, en cataplasme, sur le bas-ventre, arrêtent les *pertes de sang*. Ce même remède, appliqué sur la tête, à la suite de coups et de chutes qui menacent d'un abcès, réussit souvent pour le prévenir. Il apaise également la *migraine*.

RUE FÉTIDE

Ruta graveolens, Rutacées.

Etymologie. — Du grec *rüomayo*, sauver, à cause de ses propriétés médicinales.

Noms divers. — Herbe de grâce, Rue domestique, Ruta.

Description. — Plante vivace, ligneuse, très rameuse, à tige ronde, s'élevant souvent à plus d'un mètre. Ses feuilles alternes, divisées, nombreuses, sont d'un vert blanchâtre. Ses fleurs jaunes ont cinq pétales, tandis que les autres espèces n'en présentent que quatre. Cette plante se trouve dans les lieux incultes et rocailleux de la France méridionale.

Récolte. — On emploie les feuilles et les semences.

Propriétés médicinales. — La rue est *diurétique*, *résolutive*, *vermifuge*, *emménagogue*, *sudorifique*, *antivermineuse*. Elle est conseillée dans les *coliques* flatulentes. La poudre détruit les *poux*, ou bien on se sert de la décoction, à la dose de 30 à 40 gr. par litre d'eau. Le plus ordinairement, on l'emploie comme emménagogue, à la dose de une ou deux pincées de feuilles fraîches, infusées dans un verre de vin blanc, ou 4 gr. lorsqu'elles sont sèches ou en poudre. Misaldus prescrit la rue avec l'hysope, bouillis dans du vin, et en donne un verre, pour rétablir le *flux périodique* et apaiser les *vapeurs hystériques*. — Nous ferons observer que son effet n'est pas toujours assuré. Chez certaines personnes, son action est nulle; dans ce cas, il faut bien éviter de forcer la dose, car on n'obtiendrait d'autre résultat que d'empoisonner le malade. — La dose en infusion est de 2 à 5 gr. par litre d'eau, que la plante soit fraîche ou sèche. — En lavements, la rue rend de précieux services. Elle *stimule l'intestin* et facilite la sortie des matières fécales. — En injections, elle est employée contre la puanteur du nez. — Appliquée sur la peau, la rue détermine la *rubéfaction*. — Simon Pauli la loue pour les *vers*. On met sur le nombril des enfants, qui y sont sujets, du suc de ses feuilles fraîchement pilées ; on peut même en faire prendre quelques cuillerées par la bouche, à jeun, mêlées à une décoction de chiendent. — L'huile d'olive, dans laquelle on a fait infuser les feuilles et les semences de cette plante, bue à la dose d'une cuillerée, et prise à celle de 100 gr. en lavement, est un excellent remède dans la *colique*. — La rue est bonne contre les *scrofules ;* on en fait prendre, le matin à jeun, trois ou quatre feuilles aux enfants atteints de cette maladie ; ils les mangent avec leur pain, et continuent longtemps ce remède. On peut leur faire prendre 8 à 12 gr. de suc de rue dans un bouillon, lorsqu'ils ne peuvent pas manger les feuilles. — Dans les *maladies contagieuses*, comme préservatif, on recommande de prendre 2 cuillerées de suc de rue, mêlé à une égale quantité de bon vin ; on peut même en augmenter la dose jusqu'à un verre, le matin à jeun, et autant quatre heures après le dîner. (Chomel.) — La décoction des feuilles de rue est un excellent gargarisme dans la *petite vérole ;* ce gargarisme résoud les grains qui fatiguent la gorge ; on en peut bassiner aussi le tour des yeux.

S

SAFRAN

Crocus sativus, Iridées.

ETYMOLOGIE. — Du grec *Crocos*, nom de la plante.

NOMS DIVERS. — Safran cultivé, Safran indigène, Safran officinal.

DESCRIPTION. — Plante herbacée, sans tige, à bulbe gros comme une petite noisette, un peu comprimé et couvert d'une peau brune, à feuilles linéaires; les fleurs, qui paraissent en septembre et en octobre, avant les feuilles, sont grandes et de couleur violet clair. Ce qui les distingue surtout, ce sont leurs longs stigmates inclinés et pendants.

RÉCOLTE. — Elle commence à la fin de septembre. Le matin et le soir, on recueille les fleurs épanouies, on en sépare les stigmates, qu'on fait dessécher dans des tamis de crin suspendus au-dessus d'un feu très doux, en ayant soin de les remuer continuellement, jusqu'à parfaite dessiccation. Alors on les met dans des sacs de papier ou des boîtes de bois. On emploie aussi les bulbes.

PROPRIÉTÉS MÉDICINALES. — Les stigmates sont employés comme *antispasmodiques* excitants, à la dose d'un ou deux décigrammes, en infusion dans une tasse d'eau bouillante. — Les femmes en prennent avantageusement chaque mois, en infusion, contre ces irrégularités fonctionnelles qui amènent souvent l'*hystérie*. On verse 1 litre d'eau bouillante sur une pincée de poudre de bulbes, on sucre et on boit, par tasse, dans la journée. On peut mélanger avec du thé. -- Le safran est très bon dans les *maladies du poumon*; on le fait infuser dans du lait qu'on donne aux malades. La dose doit être de 20 à 25 gr. Il ne convient pas s'il y a crachement de sang.

SANICLE

Sanicula Europœa, Ombellifères.

ÉTYMOLOGIE. — De *sanare*, guérir, à cause des merveilleuses propriétés de cette plante.

NOMS DIVERS. — Sanicle mâle, Sanicle d'Europe, Sanicle des montagnes, Herbe de Saint-Laurent.

DESCRIPTION. — Tige simple et nue, de 50 centimètres au plus; feuilles radicales, longuement pétiolées, palmées, dentées; fleurs blanches, en petites ombelles capitulées. Cette plante est commune dans nos bois.

RÉCOLTE. — On emploie toute la plante.

PROPRIÉTÉS MÉDICINALES. — La sanicle, en décoction, est un excellent *vulnéraire* pour les *contusions*, *fractures*, et *plaies*. La plante, écrasée et mise sur la plaie, arrête le sang, et, comme un baume naturel, réunit la plaie. — On l'emploie aussi à l'intérieur, en infusion, pour régulariser la *circulation du sang*. Le suc des feuilles, à la dose de 60 à 90 grammes, a les mêmes vertus. Les personnes qui souffrent de *flueurs blanches* ou de *pertes de sang* se trouveront bien de l'usage de la sanicle.

SAPONAIRE

Saponaria officinalis, Silénées.

Etymologie. — De *sapo*, savon, à cause des propriétés mousseuses de sa racine.

Noms divers. — Savonière, Herbe à foulon, Herbe au savon, Savon de fossés, Savonnaire.

Description. — Belle plante vivace, haute de 40 à 50 centimètres, qui est commune le long des fossés et des haies. Elle épanouit, en juillet et en août, ses grandes fleurs d'un blanc rosé et d'une odeur agréable, groupées en panicule à l'extrémité des tiges et des rameaux. De la racine naissent plusieurs tiges, cylindriques et droites, pourvues de feuilles ovales lancéolées.

Récolte. — Toute la plante est employée. Il faut cueillir les feuilles avant la floraison.

Propriétés médicinales. — Cette plante est *dépurative*. On la conseille dans les *engorgements* lymphatiques, les *rhumatismes* chroniques, la *goutte*, les maladies de la *peau*, et plus spécialement les *dartres*. On la boit en décoction, 60 à 100 gr. pour un litre d'eau. Le suc, l'été, est préférable; on le prend, à la même dose de 60 à 100 grammes. — A l'extérieur, on se trouve bien, dans les *engorgements* lymphatiques, des feuilles bouillies et en cataplasmes. — La saponaire est *très tonique*; on en usera dans l'atonie des organes *digestifs* et dans la *chlorose*.

SAUGE OFFICINALE

Salvia officinalis, Labiées.

Etymologie. — Du mot *salvare*, sauver, guérir ; un ancien s'étonnait qu'on pût mourir, quand on avait de la sauge dans son jardin.

Noms divers. — Thé de France, Herbe sacrée, Thé sacré, Sage, Thé de Provence.

Description. — Plante vivace, croissant dans les lieux secs, et pouvant s'élever à 1 mètre. Sa tige presque ligneuse, est couverte de poils ; ses feuilles sont ovales, laineuses ; ses fleurs bleues, roses purpurines ou blanches. Son odeur aromatique est forte et agréable. On la cultive dans les jardins.

Récolte. — On se sert de la plante, que l'on récolte à la floraison.

Propriétés médicinales. — Elles sont *stimulantes*, *toniques*, *astringentes*, *fébrifuges*. — On recommande la sauge dans l'atonie des voies *digestives*, la *dyspepsie*, les *vomissements* spasmodiques, les *fièvres putrides* et *typhoïdes* atoniques ; aussi, dans la *diarrhée* des phtisiques et des enfants à la mamelle. — La sauge a une puissante action sur la *peau*. D'un côté, elle ramène la sueur, quand il y a eu refroidissement, de l'autre, elle arrête les sueurs débilitantes des phtisiques et des convalescents de la fièvre. Mais, dans ce dernier cas, son action étant passagère, il faut en continuer l'usage. — La sauge combat également l'*écoulement abondant du lait* et les *pertes utérines*. — A l'extérieur, la sauge bouillie dans du vin et du miel, est excellente pour cicatriser les *plaies*. — Excellents sont aussi les bains de sauge, pour les *paralysies* et le *rachitisme*. — La décoction vineuse de la sauge est employée contre les *aphtes* des enfants et des femmes enceintes, contre les affections *ulcéreuses* et *scorbutiques* des *gencives*. On se sert d'un pinceau, qu'on trempe dans la décoction. — Les feuilles sèches, fumées en guise de tabac, soulagent les *asthmatiques*. — La sauge est bonne encore, en gargarisme, dans l'*angine*. — Dans les fièvres et autres affections où cette plante est indiquée, on emploiera avec succès le vin de sauge ainsi préparé : Feuilles de sauge 60 grammes; Eau 1 litre et demi; Vin 1 litre et demi. Faire infuser, 12 heures, à une douce température, passer et boire 2 ou 3 verres par jour. — Les personnes sanguines et sous le coup de maladies inflammatoires, éviteront l'usage interne de la sauge.

SAULE BLANC

Salix alba, Salicinées.

Noms divers. — Saule argenté, Osier blanc.

Description. — C'est le saule qui borde habituellement nos prairies marécageuses et ombrage nos ruisseaux.

Récolte. — On se sert de l'écorce, qu'on enlève avant l'épanouissement des fleurs, au moment de la sève; on fait sécher au soleil ou à l'étuve. On emploie aussi les feuilles.

Propriétés médicinales. — Excellent *fébrifuge* et *tonique*. On l'emploie avec succès dans les *hémorrhagies* passives, les *névroses*, les *vomissements* pituiteux, les *vers* intestinaux, les *diarrhées* chroniques. — Pour la *dyssenterie* avec fièvre, un excellent remède est la décoction des feuilles de saule dans du lait de vache, à boire par quelques demi verrées dans la journée. — Quelques auteurs conseillent, dans la *goutte*, des fomentations, faites avec les feuilles et l'écorce de saule, bouillies dans le vin ; d'autres donnent la cendre de saule ou le charbon en poudre, à la dose de 50 centigr. à 2 gr. — Dans 1 litre de vin rouge, infusez deux petites poignées de la deuxième écorce du saule, et prenez-en 9 jours de suite, 2 doigts dans un verre ; c'est un remède expérimenté pour les *pertes de sang*. (Chomel.)

SCABIEUSE

Scabiosa arvensis, Dipsacées.

ETYMOLOGIE. — *Scabies*, gale, maladie contre laquelle on l'a très anciennement employée.

NOMS DIVERS. — Fleur de veuve, Racine du diable, Plante de cimetière.

DESCRIPTION. — Cette plante, commune dans les champs, les prés, les friches, donne des fleurs rougeâtres ou bleuâtres, d'un ton violacé, et portées sur de longs pédoncules ; les fleurs, rapprochées plusieurs ensemble, sont disposées en têtes à l'extrémité des tiges ou des rameaux, sur un réceptacle commun, chargé de paillettes raides. Les feuilles sont opposées et entières.

RÉCOLTE. — On fait usage de la racine, de l'herbe et des fleurs. On la récolte en juin et juillet.

PROPRIÉTÉS MÉDICINALES. — La scabieuse est amère

astringente, *dépurative* et *sudorifique*. Elle est bonne, en applications, dans la *leucorrhée* et les *ulcères* atoniques. Elle se prépare par la décoction de 10 à 50 gr. par litre d'eau. — On s'en sert aussi en infusion, à l'intérieur : 10 à 15 gr. pour 1 litre d'eau. — La racine, macérée dans l'eau-de-vie, donne une liqueur *stomachique*, *apéritive*, *digestive*. — On fait un sirop avec le suc exprimé de toute la plante, qui est excellent dans les *maladies de peau* ; il faut en même temps bassiner les parties malades avec la décoction de la plante, à laquelle on ajoute 3 cuillerées d'eau-de-vie camphrée pour chaque litre d'eau. On doit continuer le remède pendant 1 mois pour les *dartres*.

SCEAU DE SALOMON

Polygonatum vulgare, Liliacées.

Etymologie. — Les racines coupées transversalement présentent quelques linéaments, que l'on a voulu comparer à l'empreinte du prétendu sceau de Salomon.

Noms divers. — Signet, Muguet anguleux, Genouillet.

Description. — Herbe vivace, à racine horizontale, épaisse, articulée à l'endroit des cicatrices de l'ancienne tige ; tige simple, feuillée ; fleurs blanches, vertes au sommet. Cette jolie plante fleurit au printemps dans nos bois.

Récolte. — On emploie la racine.

Propriétés médicinales. — La racine est un excellent *astringent*, employée dans les *hernies*, les *contusions*,

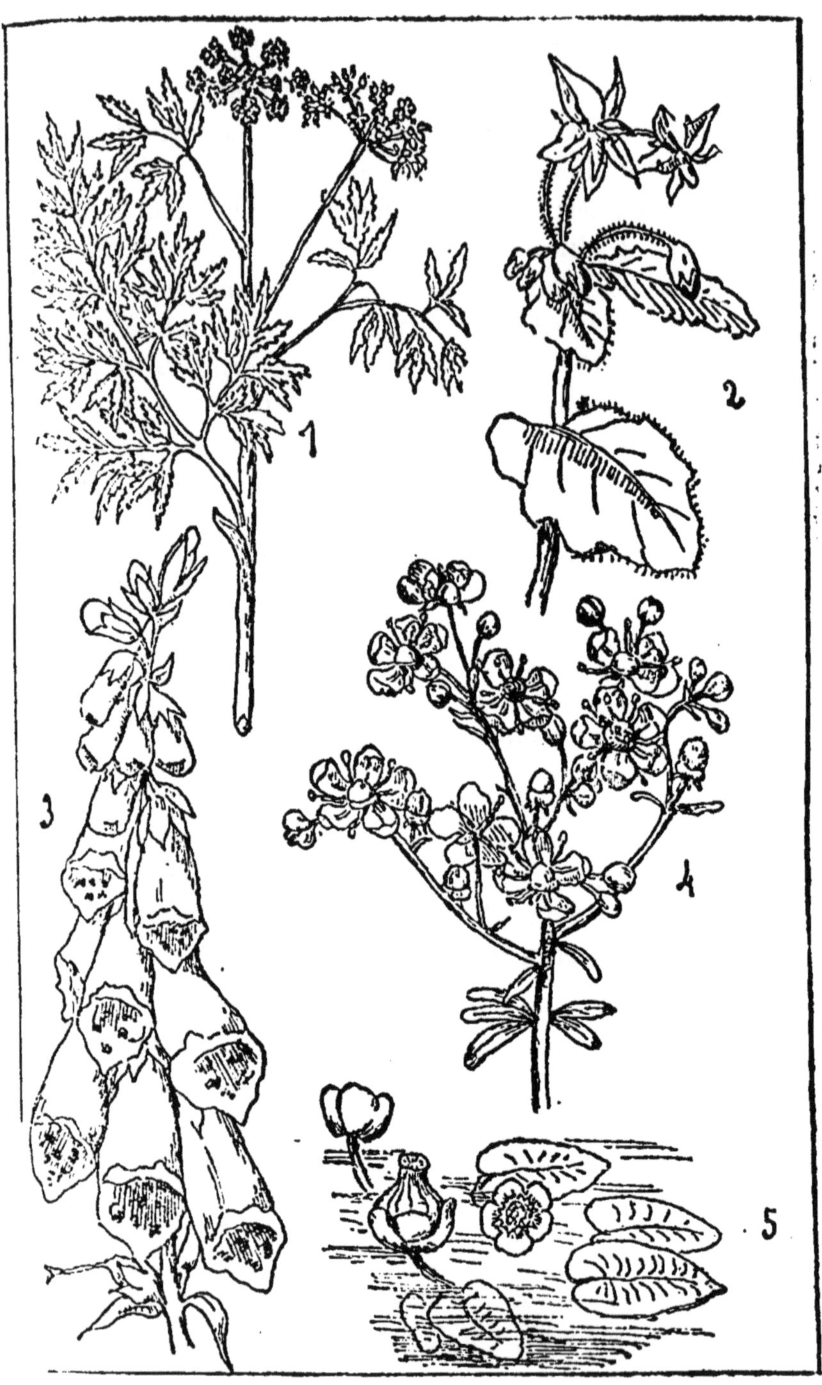

1. Cigüe ; *2.* Bourrache ; *3.* Digitale ; *4.* Rue ; *5.* Nénuphar.

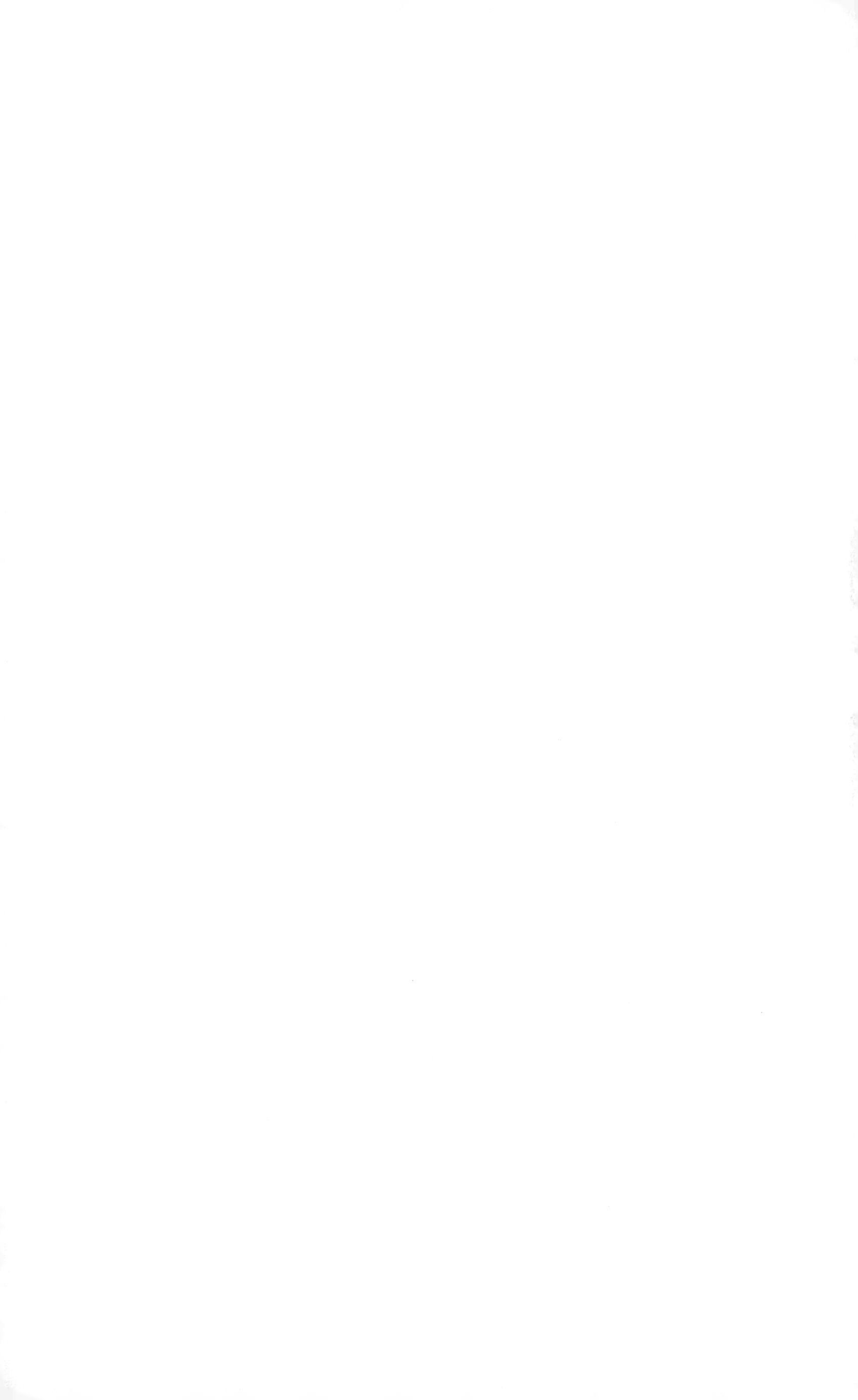

les *panaris*, la *goutte*. La décoction dont on fait usage se compose de 15 à 30 gr. macérés vingt-quatre heures, pour une bouteille de bière; de 60 à 100 gr. pour un litre de vin. Dans les hernies, on en boit un demi verre, 3 fois par jour, et cela pendant 15 jours. Durant ce temps, on tient des cataplasmes de racine cuite sur les tumeurs herniaires. Le remède est le même pour les contusions. — Cazin donne la recette suivante pour le panaris : 60 gr. de saindoux, 1 verre d'eau et 60 gr. de la racine du Sceau de Salomon; on fait cuire jusqu'à ce que celle-ci puisse s'écraser comme un panais; on retire, on décante une partie qu'on laisse refroidir à une température supportable au doigt malade, qui s'y plonge un quart d'heure. Ensuite on applique un cataplasme de la racine cuite dans l'eau bouillante avec le saindoux, qu'on laisse plusieurs heures. On répète chaque jour, jusqu'à guérison.

SCILLE

Scilla maritima, Liliacées.

Noms divers. — Urginée scille.

Description. — Cette plante bulbeuse, qui croît dans les lieux sablonneux et voisins de la mer, produit des oignons énormes, dont le volume varie depuis la grosseur du poing jusqu'à celle d'une tête d'enfant. Ils sont formés d'écailles épaisses, *squames*, succulentes et visqueuses, qui, d'abord blanches, deviennent rouges en séchant. La scille pousse hors de terre des feuilles vertes, larges, remplies d'un suc visqueux et amer. Il s'élève du centre de la plante, à la hauteur environ d'un mètre, une tige droite lisse et succulente, terminée par de petites fleurs liliacées, blanches et réunies en corymbe.

Récolte. — On récolte les oignons en automne, mais en ne prenant que les squames remplies d'un suc visqueux. On les coupe par tranches minces, que l'on sèche à l'étuve ou au soleil.

Propriétés médicinales. — La scille est le meilleur des *diurétiques*; on l'emploie en infusion dans l'*hydropisie*, quand il n'y a pas d'hémorrhagies. — Elle est *expectorante* et recommandée dans les *catarrhes*, l'*asthme* humide. — Sur les parties enflées on met des compresses de décoction.

Le meilleur mode d'administration est le vin de scille ainsi préparé : Oignon sec de scille, 60 gr. ; vin blanc 1 litre ; faire infuser à froid et boucher avec soin. La dose ne doit jamais dépasser 4 cuillerées à café par jour. On n'oubliera pas que la scille est un poison assez violent.

SCOLOPENDRE

Scolopendrium officinale, Fougères.

Noms divers. — Langue de cerf, Scolopendre des boutiques, Doradille.

Description. — La scolopendre n'a pas de tige; ses feuilles ou *frondes* sont grandes, largement lancéolées, d'un beau vert, luisantes, coriaces. De petits corps ronds, assez durs, se montrent sur le revers des feuilles, placés parallèlement sur 2 lignes. Ces petits corps ne sont autre chose que la floraison ou la fructification de la plante, selon la saison. On trouve la scolopendre dans les lieux humides, dans les fentes des murailles et des puits.

Récolte. — Les feuilles sont employées vertes ou sèches. Pour les dessécher, attendre l'automne.

Propriétés médicinales. — La scolopendre réussit dans les *catarrhes* languissants, les maladies des voies *urinaires*, celles du *foie*, de la *rate*. Elle est également *astringente*. La dose est de 10 à 20 feuilles, par demi-litre d'eau ou de lait. La scolopendre, appliquée sur les *ulcères* et les *plaies*, les nettoie et les cicatrise.

SCROFULAIRE

Scrofularia nodosa, Scrofulariées.

Etymologie. — Ce nom vient de la vertu qu'on lui a attribuée contre les scrofules.

Noms divers. — Scrofulaire des bois, Herbe aux hémorrhoïdes, Herbe du siège.

Description. — Cette plante est commune le long des cours d'eau et des fossés humides. Ses feuilles sont grandes, ovales, à sommet aigu ; sa tige épaisse et raide, haute de 60 à 80 centimètres ; ses fleurs petites, d'un brun rougeâtre extérieurement, d'un brun pâle et verdâtre à l'intérieur. Elle a une odeur analogue à celle du sureau.

Récolte. — La racine et les feuilles sont employées fraîches.

Propriétés médicinales. — Les feuilles, pilées et mises sur un linge, font un excellent topique pour les *scrofules*. On prépare aussi un onguent : Piler la racine avec du beurre frais; laisser macérer à la cave pendant 15 jours; repétrir et s'en servir au besoin. Ces applications ne guérissent pas les scrofules, mais elles en soulagent sensiblement et immédiatement la douleur. On peut aussi les employer contre la *gale* et les *dartres*, dont les vives démangeaisons seront soulagées. — Ceux qui pourraient être *blessés* par une arme blanche, ou une arme à feu, loin des secours de la chirurgie, n'ont qu'à appliquer sur la plaie les feuilles pilées de la scrofulaire ou des compresses imbibées du suc exprimé de la plante.

SENEÇON JACOBÉE

Senecio Jacobæa, Composées.

Etymologie. — Seneçon, du latin *senex*, *senis*, à causes des aigrettes blanches de la plante.

Noms divers. — Jacobée, Herbe de Saint-Jacques.

Description. — Plante vivace et herbacée, à feuilles alternes, très commune dans les prairies, les terrains rocailleux, le long des chemins. Sa tige, haute de plus d'un mètre, se termine par un corymbe de capitules jaunes, rayonnés. Ses feuilles sont douées d'une odeur aromatique.

Récolte. — On emploie les feuilles.

Propriétés médicinales. — Ses feuilles sont *vulnéraires*, *expectorantes*. On en fait des cataplasmes *adoucissants*, contre l'engorgement des *seins*, les *hémorrhoïdes*, les *phlegmons*, les *croûtes de lait*, la *rétention d'urine*. — La décoction est bonne pour la *dyssenterie*. — Le séneçon, pris avec du beurre frais, forme un bon topique *maturatif*. — Une poignée de séneçon, dans les lavements de son ou de mauve, combat la *constipation* et calme les *douleurs intestinales*. -- Le suc, en gargarismes, combat l'*inflammation du gosier*. — Tournefort conseille, dans l'*érysipèle*, de bassiner les parties affectées avec son infusion tiède.

SERPOLET

Thymus serpyllum, Labiées.

Etymologie. — Du latin *serpere*, ramper, parce que ses tiges sont rampantes.

Noms divers. — Thym sauvage, Pillolet, Serpoule.

Description. — Commun dans les endroits secs, montueux, au bord des chemins, le serpolet se distingue par ses feuilles petites, ovales, ses fleurs pourprées et en épis et par son odeur aromatique. Par la distillation, on en extrait une huile, à odeur forte, qui laisse déposer du camphre.

Récolte. — On emploie les sommités fleuries.

Propriétés médicinales. — Cette plante possède à peu près les propriétés du romarin; elle est *tonique* et *excitante*. Elle est très recommandée dans les *flatuosités*, les *spasmes*, la *toux convulsive*, les *flueurs* blanches; elle est parfaite pour les *maux de tête*. — Le serpolet a des effets parfois merveilleux pour rendre la parole aux *apoplectiques*. — Les bains, préparés avec cette plante, sont utiles dans la *faiblesse* générale, les *rhumatismes* chroniques, les *scrofules*, le *rachitisme*, la *paralysie*. — Sa décoction est employée, en lotion, contre la *gale*. De la poudre de serpolet introduite dans le nez arrête l'*hémorrhagie nasale*. Prise à l'intérieur, elle a la même action sur les *hémorrhagies utérines*. — On se sert en boisson des sommités infusées ou de leur poudre. La dose est de 5 à 15 gr. par litre d'eau, pour les premières, et de 2 à 4 gr. pour la poudre prise avec du miel. — Contre le *rhume* et la *toux opiniâtre*, on laisse macérer une poignée de serpolet dans de l'eau, à laquelle on ajoute une cuillerée de bon miel blanc.

SOLEIL

Helianthus annuus, Composées.

Etymologie. — Ainsi nommé à cause de la forme de ses fleurs. Le mot hélianthe ou *fleur soleil* a le même sens.

Noms divers. — Tournesol, Hélianthe.

Description. — Plante très robuste, qui nous est venue du Pérou, en 1596. Les tiges sont épaisses, scabreuses, les feuilles cordiformes, à dents grossières. Les fleurs, qui atteignent souvent 30 centimètres de diamètre, produisent un très bel effet dans les jardins. Les fibres de la tige du soleil offrent assez de ténacité et de finesse, pour être filées, comme celle du chanvre.

Récolte. — Le soleil fleurit en juillet et août. On emploie les fleurs et les graines.

Propriétés médicinales. — Ses graines, torréfiées, peuvent, dit-on, remplacer le café. — Cette plante est précieuse contre la *migraine* et les *douleurs de tête*. On la prépare ainsi : Prenez des têtes de la plante dans sa maturité. Otez les feuilles vertes et coupez le reste, c'est-à-dire, têtes, fleurs et graines, par petits morceaux, et mettez-les dans une bouteille. Par dessus versez de la bonne eau-de-vie, de sorte qu'elle surnage de quelques doigts. Exposez au soleil la bouteille bien bouchée. Au bout de 40 jours, passez la liqueur ; exprimez le marc par la presse, et mêlez cette liqueur avec la première. Brûlez enfin le marc, et quand il sera calciné à blancheur, mettez-en les cendres dans l'eau-de-vie qui a servi à l'infusion. Gardez dans une bouteille bien bouchée. — On prend le matin, à jeun, une cuillerée de cette infusion, avec pareille quantité de vin blanc, et on continue pendant 3 ou 4 jours. Il faut ne manger que 3 heures après l'avoir prise. On peut en prendre aussi entre le dîner et le souper. — Cette infusion apaise la douleur de tête et la migraine venant de cause froide. On peut l'employer aussi dans les maux d'*estomac*, *pleurésies*, *catarrhes*, *rhumes*, *pestes*, *charbons*, *maux de ventre* et *plaies* vieilles et nouvelles. — Pour les plaies, on les panse, en mettant dessus une compresse trempée dans cette infusion, après les avoir lavées avec le vin tiède. (J. Massé.)

SOUCI DES JARDINS

Calendula officinalis, Composées.

DESCRIPTION. — Plante herbacée, à tiges grosses, carrées, gluantes, d'un vert pâle, légèrement velues, à feuilles entières, rudes au toucher ; fleurs très grandes et d'un jaune orangé. Toutes ses parties exhalent une odeur forte et peu agréable, sa saveur est amère et un peu âcre. Très commune dans les jardins.

RÉCOLTE. — On fait usage des fleurs et des feuilles. Le souci des champs a les mêmes vertus.

PROPRIÉTÉS MÉDICINALES. — Cette plante est *tonique* et *fébrifuge;* elle possède des vertus analogues à celles de la camomille. — Elle est douée d'une action *stimulante*, que l'on a souvent utilisée pour rétablir le cours des époques, surtout quand cet état provient d'une cause débilitante. — On administre aussi cette plante comme *antispasmodique* et *antiscrofuleuse*. Contre les scrofules on donne le suc de la plante, mêlé avec autant de vin blanc. Le malade prend de ce mélange chaque matin, à la dose de 120 à 180 gr., deux heures avant le déjeuner. — La plante, réduite en pulpe, est excellente sur les *tumeurs scrofuleuses ulcérées*, et aussi sur les *ulcères calleux*. — Les feuilles fraîches, écrasées sur les *verrues*, les font disparaître. (Hecquet.) Ses fleurs macérées dans le vinaigre auraient dans ce cas une action plus énergique.

SUREAU

Sambucus nigra, Sambucées.

NOMS DIVERS. — Seu, Saou, Suin, Seur, Haut-bois.

RÉCOLTE. — On emploie les fleurs cueillies à la floraison ; la 2e écorce, c'est-à-dire l'enveloppe verte, et la racine, que l'on récolte à l'automne, après la chute des feuilles, ayant soin d'en racler l'épiderme, les feuilles et les baies.

Propriétés médicinales. — Les fleurs sèches sont bonnes en boisson, comme *sudorifiques*, dans le *rhumatisme* et le *refroidissement*. — Elle sont calmantes pour l'inflammation de la *gorge*. — On s'en sert, en applications, sur les *humeurs froides*. — Les fleurs fraîches sont *purgatives* et *diurétiques*. Les feuilles fraîches et les jeunes pousses, frites dans du beurre frais ou broyées avec du miel, sont employées comme laxatives, dans la *constipation*. — Les feuilles et l'écorce, en décoction dans de l'eau ou du vin blanc, sont bonnes à l'intérieur, pour les *urines*. — Les baies, à petite dose, sont *sudorifiques ;* à grosse dose, *purgatives*. — Les feuilles, bouillies avec du persil, font un bon cataplasme adoucissant pour les *hémorrhoïdes*. — Les fleurs, en bains, sont *sudorifiques*. — En Flandre, on fait bouillir les feuilles dans du petit lait, pour se *purger*. — L'infusion des feuilles sèches, 2 gr. dans 120 gr. de vin blanc, pendant 24 heures, réussit parfaitement dans la *diarrhée* et la *dyssenterie* rebelles. — Prenez une petite poignée de la 2e écorce de sureau ; pilez-la bien dans un mortier ; versez dessus un verre d'eau froide ; faites macérer 5 à 6 heures, décantez et buvez-en 2 fois. C'est un *purgatif* assez doux.

T

TABAC

Nicotiana rustica, Solanées

Etymologie. — Les Indiens donnaient le nom de

tabacos au rouleau de feuilles sèches qu'ils fumaient dans un tube grossier. — Nicot, qui l'importa en France, lui a donné son nom.

NOMS DIVERS. — Tabac des paysans, Herbe à la reine, Herbe sacrée, Herbe médicée, Herbe du grand prieur.

DESCRIPTION. — Belle plante herbacée, couverte d'une villosité gluante; feuilles larges, alternes, entières, épaisses et à court pétiole, à coloration d'un vert un peu sombre. Les fleurs jaunes sont gracieusement groupées et d'un joli effet.

RÉCOLTE. — On récolte quand les feuilles commencent à jaunir un peu, s'inclinent vers la terre, exhalent une plus forte odeur, et on les fait sécher.

PROPRIÉTÉS MÉDICINALES. — Le tabac est un *stimulant* énergique. En lavement, 1 à 2 gr., dans un demi litre d'eau, il réussit très bien dans les coliques de *miserere*, l'*apoplexie*, la *léthargie*, les *vers*. — Une feuille fraîche, trempée dans du vinaigre, et placée sur une *glande*, quand il n'y a ni ulcération, ni suppuration, la résoud facilement. — Une décoction de tabac réussit bien contre l'acarus de la *gale*, les *poux* du corps, la *teigne*. — Les feuilles sont recommandées, en application sur les articulations douloureuses, dans la *goutte* et le *rhumatisme*. On conseille aussi les fumigations de tabac. — On conseille l'application sur l'abdomen de compresses trempées dans une décoction de tabac, contre la *colique des peintres*. — Dans la *goutte*, pour en prévenir les attaques, on conseille la médication suivante : Tous les mois, pendant une semaine, le malade prend un bain de pieds préparé avec l'infusion de 30 gr. de tabac à priser en poudre. Après avoir bien essuyé les pieds, on les expose, dix minutes, à la fumée des feuilles de tabac, que l'on brûle sur un réchaud. Quand les pieds sont bien secs, on les met dans des bas de laine où on a introduit de la fumée de tabac. — Contre le *lumbago* et le *point de côté*, on applique sur la partie malade des compresses trempées dans une teinture préparée avec une pincée de tabac à fumer pour 30 g.. d'eau-de-vie. L'eau-de-vie camphrée serait plus efficace. Cette application a réussi aussi dans la *sciatique*.

TANAISIE

Tanacetum vulgare, Composées.

Noms divers. — Herbe aux vers, Barbotine, Herbe de Saint-Marc, Tanaise, Athanasie.

Description. — Cette plante vivace, de 1 mètre et plus de hauteur, exhale, de toutes ses parties, une forte odeur aromatique et est d'une saveur amère nauséabonde. Ses feuilles glabres sont découpées en segments, divisés eux-mêmes d'une façon analogue. Ses capitules, d'un beau jaune, sont petits et réunis en corymbes. Elle croît dans les lieux incultes et le voisinage des habitations.

Récolte. — On fait usage des feuilles, des fleurs, de la tige, des graines, des racines.

Propriétés médicinales. — Les graines, 4 grosses pincées, infusées dans un bon litre d'eau ou de lait, donnent un bon *fébrifuge*, dans les fièvres intermittentes. Cette infusion réussit également dans l'*hystérie*, la *suppression des règles*, les *vertiges*, les *coliques nerveuses*, les *digestions* difficiles. Quand on l'emploie comme *vermifuge*, on ajoute à l'infusion des cataplasmes, sur le ventre, des feuilles bouillies. — Pour l'*hydropisie* elle est bonne aussi, mais à faible dose.

THYM

Thymus vulgaris, Labiées.

ETYMOLOGIE. — Du grec *thuô*, parfumer.

NOMS DIVERS. — Pote, Frigoule.

DESCRIPTION. — Plante peu élevée, à feuilles petites, entières, veinées, d'un vert cendré et un peu roulées en dessous vers leur bord. Les fleurs sont purpurines et groupées en épis terminaux.

RÉCOLTE. — On le récolte dès le commencement de la floraison; on le sèche à l'ombre. Il conserve, après la dessiccation, toutes ses propriétés.

PROPRIÉTÉS MÉDICINALES. — Cette plante, essentiellement *tonique*, réussit dans les langueurs de l'*estomac*. — Elle dissipe l'*ivresse* et les *maux de tête*. — Les fleurs, les feuilles et les branches desséchées, font une bonne tisane fortifiante, à la dose de 6 à 8 gr. par litre d'eau. Le suc de la plante fraîche, pilée, est excellent pour l'*estomac* et les *coliques venteuses;* on en met 4 à 5 gouttes sur un morceau de sucre. — On emploie le thym, à l'intérieur, dans le *catarrhe* chronique, la *leucorrhée*, l'*aménorrhée*. — A l'extérieur, on s'en sert, en fumigations, dans le *lumbago;* en lotions, contre la *gale*. — Les bains de thym sont recommandés dans le *lymphatisme*, le *rhumatisme* chronique, la *goutte* atonique. — Le thym, 100 gr. macérés dans un demi litre d'eau-de-vie, fait une très bonne liqueur employée, en gargarismes, contre le *mal de dents*.

TILLEUL

Tilia Europæa, Tiliacées.

ETYMOLOGIE. — Son bois servait à faire des flèches, *tilia*, d'où le nom donné à l'arbre.

RÉCOLTE. — On emploie les fleurs. Celles des vieux tilleuls sont aromatiques. On se sert aussi de l'écorce, des feuilles et des fruits.

PROPRIÉTÉS MÉDICINALES. — *Calmante, antispasmodique* agréable, l'infusion est bonne, dans la *migraine*, les *crampes* d'estomac, la *diarrhée chronique,* la *courbature*, les *coliques*, les *frissons fébriles.* On en met de 6 à 10 gr. pour un litre d'eau. — Les fleurs sont aussi *diaphorétiques.* En bains, elles sont recommandées aux personnes nerveuses. Le mucilage épais des fleurs et de l'écorce est émollient et adoucissant. J. Hoffmann le recommande contre la *brûlure* et les douleurs de la *goutte.* On le conseille dans les *plaies.* — Cette même décoction réussit très bien dans la *diarrhée* et les *gastro-entérites* chroniques, administrée en lavements. — Les feuilles et les fruits peuvent être employés comme l'écorce. L'amande du fruit, pulvérisée et prise comme du tabac, sert à arrêter les *hémorrhagies nasales.* — On a indiqué comme *fébrifuge* le charbon de bois de tilleul. Il entre dans la préparation de la poudre de charbon de Belloc. Sous cette forme, on en a obtenu de bons effets, en lavements, dans la *dyssenterie* avec putridité des matières excrétées.

TRAINASSE OU RENOUÉE DES PETITS OISEAUX

Polygonum aviculare, Polygonées.

Etymologie. — Du grec *polu*, beaucoup, et *gonu*, articulation, à cause des nodosités de la tige. — Renouée a la même signification. — Trainasse est une allusion à ses tiges rampantes. — Ses graines servent à nourrir les oiseaux.

Noms divers. — Sanguinaire, Herbe des Saints-Innocents, Langue de passereau, Herniole.

Description. — Plante à tiges étalées et couchées; à fleurs solitaires ou fasciculées, d'un rose clair, et quelquefois purpurines. Elle croît dans les lieux les plus stériles.

Récolte. — On emploie la racine et les feuilles.

Propriétés médicinales. — Cette plante est le vrai spécifique de la *dyssenterie* invétérée et des *pertes de sang*. — Dans les *diarrhées chroniques*, on prend les feuilles en tisane ou en infusion dans du vin. Elles servent aussi, associées à d'autres plantes émollientes, à faire des lavements. — Camérarius l'estime pour le *vomissement de sang*, et cite l'exemple d'un malade qui se guérit de cette maladie, avec le suc de trainasse, bu avec un peu de gros vin. — Schroder la recommande dans les ulcères et inflammations des *yeux*, et même dans toutes sortes de *plaies*, y étant appliquée extérieurement, après avoir été pilée.

TRÈFLE D'EAU

Menyanthes trifoliata, Gentianées.

ETYMOLOGIE. — Du grec *mên*, mois, et *anthos*, fleur, à cause des propriétés emménagogues de cette plante.

NOMS DIVERS. — Trèfle des marais, Trèfle des castors, Trèfle aquatique, Ménianthe.

DESCRIPTION. — Herbe vivace, à racine épaisse, articulée, écailleuse, au sommet de laquelle naissent des feuilles alternes, longuement pétiolées, et composées de 3 folioles glabres, ovales, dentelées. Ses fleurs blanches, roses, en grappes simples, terminent une hampe de $0^{m}30$ à $0^{m}40$, et s'épanouissent en avril et mai. Cette plante croît dans les marais bourbeux et les lieux humides.

RÉCOLTE. — Il faut préférer l'usage de la plante fraîche, si on veut la conserver ; on doit la récolter à la floraison.

PROPRIÉTÉS MÉDICINALES. — C'est un excellent *tonique* et *fébrifuge;* des centenaires ont dû leur longévité à l'usage de la tisane de ménianthe, une tasse prise chaque matin, à la dose de 6 gr. en décoction, pour un demi litre d'eau. Mêlé avec quelque crucifère, il est *antiscorbutique*, bon dans les *scrofules* et le *rachitisme*, et aussi dans les *affections cutanées* anciennes. — Cette plante est de plus *emménagogue*, quand la maladie provient de l'atonie du tube digestif. — Les personnes atteintes de maladies chroniques se trouveront bien de l'usage des feuilles ou de la racine, en décoction.

TUSSILAGE

Tussilago farfara, Composées.

Etymologie. — De *tussis*, toux.

Noms divers. — Héliotrope d'hiver, Pas d'âne, Crocheton, Herbe de Saint-Quirin, Taconnet.

Description. — Plante d'environ 0^{m}20, couverte d'un duvet blanc. Elle porte 6 ou 7 feuilles naissant de la racine, un peu plus grandes que celles du lierre, vertes en dessus, blanchâtres en dessous, pétiolées, ovales, échancrées en cœur à leur base, bordées de petites dents rougeâtres. On a comparé sa forme à l'empreinte du sabot d'un âne. Les fleurs, d'un jaune d'or, à l'extrémité d'une hampe, paraissent dès le printemps, avant que la fleur ait une feuille. Cette plante aime les terres argileuses et humides.

Récolte. — On emploie les feuilles et les fleurs, qui sont bien préférables à l'état frais.

Propriétés médicinales. — L'infusion des fleurs est très bonne pour le *rhume* et les *toux* opiniâtres. On y ajoute du lait. — Le suc des feuilles produit de très bons effets dans l'engorgement des *glandes*, les *éruptions cutanées*, la *teigne*. On donne le suc frais à la dose de 60 à 90 gr., plusieurs fois par jour. On peut aussi préparer une décoction de 30 gr. de la plante, dans 1 litre d'eau, pour consommer dans la journée. — Hiller, médecin du marquis de Brandebourg, a guéri plusieurs *enfants étiques*, en les nourissant de feuilles de tussilage, qu'il faisait cuire avec le beurre et la farine, comme d'autres légumes. On fait fumer avantageusement ses feuilles aux *asthmatiques*.

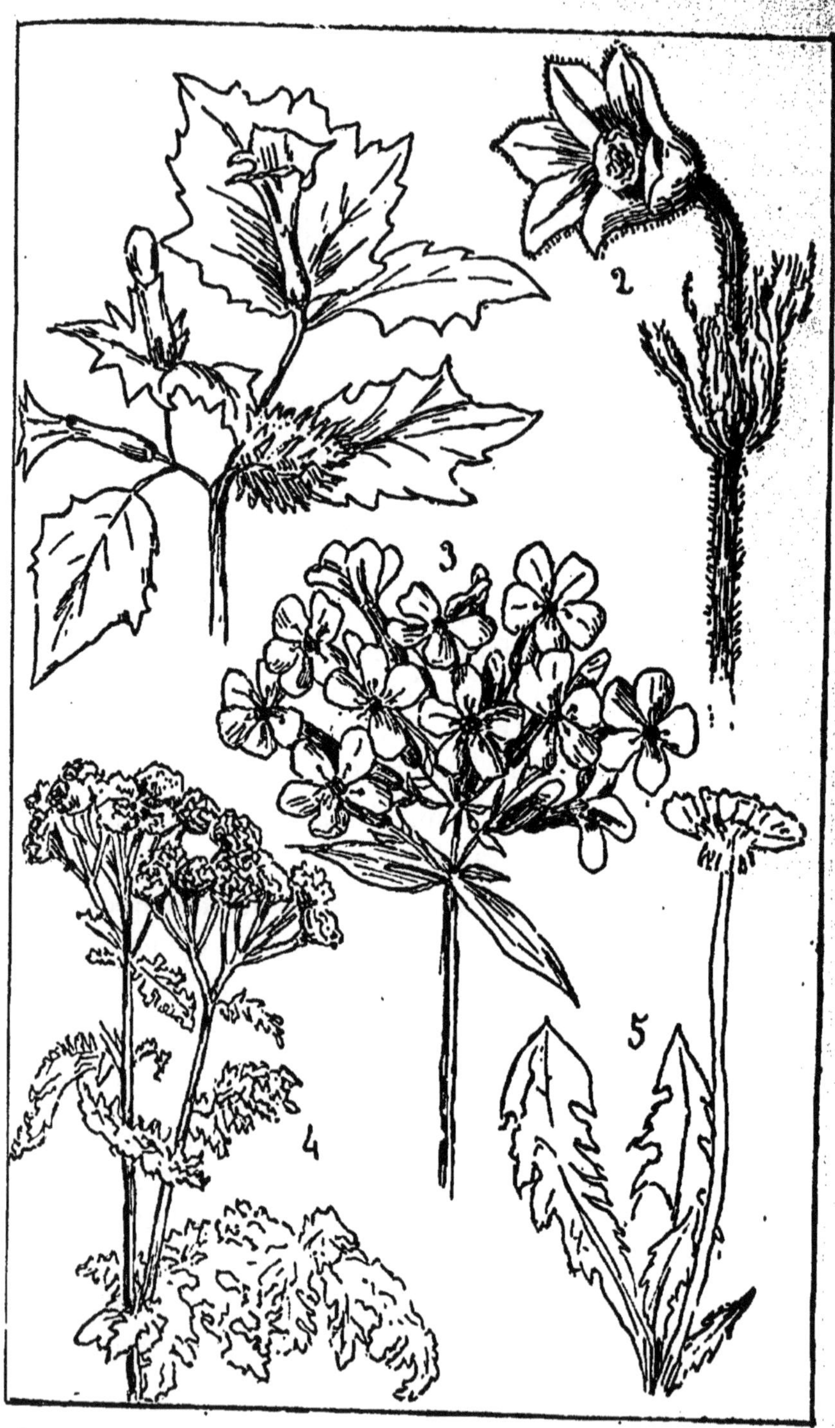

1. Datura; 2. Anémone; 3. Saponaire; 4. Tanaisie; 5. Pissenlit.

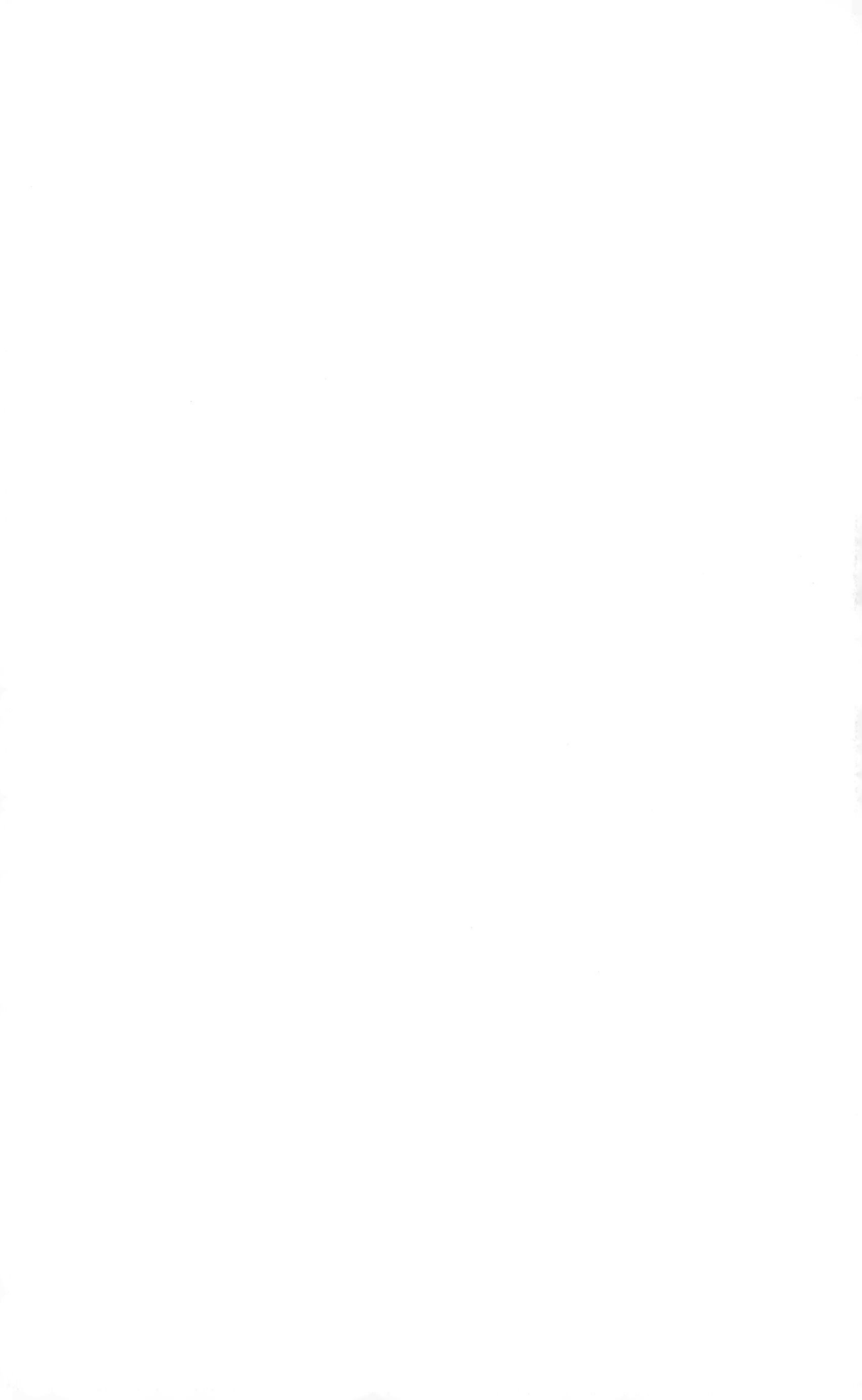

V

VALÉRIANE

Valeriana officinalis, Valérianées.

Etymologie. — *Valere*, se bien porter, à cause de ses propriétés bienfaisantes.

Noms divers. — Herbe au chat, Herbe à la meurtrie, Herbe de Saint-Georges.

Description. — Cette plante vivace, qui atteint 1 mètre de hauteur, se trouve fréquemment dans les lieux humides. Sa tige est dressée et cylindrique, ses fleurs sont opposées, ses feuilles en cimes blanches, rouges, bleues, ou jaunes. Sa racine, formée de tiges épaisses et blanchâtres, est presque inodore à l'état frais ; mais, en se desséchant, elle développe une odeur très pénétrante, d'une nature particulière.

Récolte. — On doit choisir une racine bien fibreuse et de 2 ou 3 ans, et la récolter au printemps.

Propriétés médicinales. — La valériane est *vermifuge*, *antispasmodique* et *fébrifuge*. — Les *fièvres* intermittentes et putrides, surtout chez les personnes nerveuses, sont coupées par la valériane. — Elle calme aussi les douleurs *névralgiques* et les spasmes de l'*estomac*. L'*hystérie*, la *danse de Saint-Gui*, la *migraine*, l'*hypocondrie*, les *convulsions* des enfants y recourent aussi avec succès. — La valériane est encore recommandée dans les affections *vermineuses*, dans l'*amaurose*, l'*asthme*. --- On prend la valériane en poudre, le matin à jeun, incorporée dans un peu de miel, à la dose de 1 à 4 gr., et en décoction chaude légèrement sucrée, à la dose de 1 à 2 gr. pour une tasse de décoction. La décoction doit être de 2 heures. Si on préfère la macération de la racine concassée, la durée sera de 6 heures. En cas de fièvre intermittente le remède doit être pris à l'heure précise où l'accès est attendu, ou, au plus tard, dès qu'on en ressent le premier malaise.

VÉLAR

Sisymbrium officinale, Crucifères.

Etymologie. --- Du basque *velhar*, cresson.

Noms divers. — Herbe aux chantres, Tortelle, Erysimum, Moutarde des haies.

Description. — Cette plante, commune le long des chemins et des murs, est vivace et herbacée. Sa tige, rude au toucher, est grêle, rameuse, d'un vert rougeâtre, et haute de 0^m30 à 0^m50. Les feuilles, d'un vert bleuâtre, sont rudes, échancrées et assez grandes. Les fleurs, jaunes, très petites, sont disposées en épis. La racine, très dure, est blanche et pivotante.

Récolte. --- On emploie les feuilles, et fraîches de préférence. C'est en mai et en juin qu'elles ont le plus de vertu.

Propriétés médicinales. --- Cette plante est excellente dans l'*enrouement*, et, prise pendant quelque temps, elle rend à la voix son état naturel. Son nom d'herbe aux chantres indique suffisamment à qui elle est utile. Les chanteurs, les professeurs, les orateurs, tous ceux, qui, par leur profession, fatiguent le larynx, feront très bien de recourir à ce précieux remède. --- On peut aussi en faire un sirop, avec une forte décoction, ou avec le suc de la plante et du sucre. La dose est de 16 à 30 gr., dans un verre de tisane pectorale.

VERMICULAIRE

Sedum acre, Crassulacées.

ETYMOLOGIE. --- Son nom de vermiculaire lui vient des propriétés que les anciens lui reconnaissaient.

NOMS DIVERS. --- Sedon âcre, Petite-joubarbe, Pain d'oiseau, Orpin brûlant, Poivre de muraille, Trique-madame.

DESCRIPTION. --- Cette plante, qui pousse abondamment sur les chaumières, les vieux toits, dans les bois, est vivace, de 8 à 15 cent. ; à tiges nombreuses, glabres ; à feuilles ovales, sessiles, épaisses, vertes dans la jeunesse, blanchâtres ou rougeâtres en vieillissant, appliquées contre la tige ; à fleurs jaunes, presque sessiles et en corymbe.

RÉCOLTE. --- On emploie les feuilles et le suc.

PROPRIÉTÉS MÉDICINALES. --- La vermiculaire est excellente contre l'*épilepsie*, sans qu'on puisse bien se rendre compte de son mode d'action. On prend 50 à 75 centigr. de la poudre de la plante séchée au four, et mêlée avec du sucre ; on augmente progressivement jusqu'à 2 gr.

et on continue pendant 2 ou 3 mois. --- A l'extérieur, on l'emploie pour guérir les affections *cancéreuses*, les *ulcères* sanieux, les plaies *gangreneuses*, le *charbon ;* pour résoudre les *engorgements scrofuleux*, détruire les *cors*, etc. Appliquée sur la *teigne*, pilée, elle réussit merveilleusement. Le suc de vermiculaire, mêlé avec l'huile de noix et battu, est excellent pour la *brûlure* et l'*érysipèle* ; mais il faut y ajouter une quatrième partie d'esprit de vin. — La plante pilée et appliquée en cataplasme au front, calme les délires qui accompagnent les *fièvres ardentes*.

VÉRONIQUE OFFICINALE

Veronica officinalis, Scrophulariées.

Etymologie. — De *ver*, en latin, printemps.

Noms divers. — Thé d'Europe, Herbe aux ladres.

Description. — Plante vivace, à tige étalée et rampante, fleurs petites, bleu pâle, en épis. Elle croît communément dans les bois montueux et sur les collines arides.

Récolte. — On fait spécialement usage des feuilles de la plante, fraîches ou sèches.

Propriétés médicinales. — Cette plante est un excellent *tonique*, dans les digestions laborieuses; elle convient aussi aux personnes *débilitées*. — On l'emploie encore dans le *catarrhe*, l'*ictère*, la *gravelle*. On vante, pour la *colique*, l'usage fréquent des lavements de décoction de véronique et de camomille, à laquelle on ajoute 32 gr. de beurre et autant de sucre. — La décoction de véronique avec le miel blanc est bonne pour l'*esquinancie*.

VERVEINE

Verbena officinalis, Verbénacées.

Etymologie. — De *herba Veneris*, parce que les anciens l'avaient consacrée à Vénus.

Noms divers. — Herbe du foie, Herbe sacrée, Herbe aux cent maux.

Description. — Feuilles ovales, rétrécies en pétiole à leur base ; fleurs petites, d'un blanc violacé, disposées en longs épis à la partie supérieure des tiges et des rameaux. Elle fleurit, tout l'été, dans les champs et le long des haies.

Récolte. — On emploie la plante entière.

Propriétés médicinales. — Les mieux constatées et les plus sûres sont le soulagement procuré par cette plante dans le *rhumatisme*, le *point de côté* et la *migraine*. (Dubois.) — On emploie ses feuilles, cuites dans du vinaigre et écrasées, en cataplasme, sur la partie malade. Pour la migraine, on en met autour des tempes et derrière la tête. — Le suc de la verveine est bon pour les *yeux*.

VIGNE CULTIVÉE

Vitis vinifera, Vinifères.

Etymologie. — Du latin *vincire*, lier, à cause de la flexibilité de ses rameaux.

Récolte. — On emploie, comme médicaments, la sève, les feuilles, le bois, le vin, et l'alcool.

Propriétés médicinales. — La sève de la vigne recueillie, au printemps, *quand elle pleure*, est un bon collyre pour les *yeux*. Ce liquide réussit parfois dans les *affections cutanées*. — L'infusion de 15 à 20 gr. de feuilles donne une eau également bonne dans l'*ophtalmie*. — Cette même infusion, en boisson, est *diurétique* et *astringente*. — Les cendres du sarment sont aussi *diurétiques*. — Deux poignées de feuilles de vigne, vertes ou séchées à l'ombre, dans 4 litres de vin rouge, jusqu'à réduction de moitié, sont un excellent remède contre la *dyssenterie*, les *hémorrhagies* passives, l'*épistaxis*. Boire un verre, d'heure en heure. — La dyssenterie, qui aura résisté à tous les autres remèdes, sera guérie par le spécifique suivant : 1 demi verre d'huile d'olive et 1 verre à liqueur d'eau-de-vie ; ajoutez deux ou trois pincées de cendres de vignes et faites prendre le tout au malade.

VIOLETTE

Viola odorata, Violacées.

Récolte. — On récolte les fleurs, le matin, entières, si l'on veut, par un temps sec et après la rosée levée ; on doit préférer les fleurs sauvages à celles des jardins. La racine et les feuilles sont aussi employées.

Propriétés médicinales. — La violette est *béchique*, *émolliente* et *diaphorétique*. — La racine est un *vomitif*, soit en poudre, de 1 à 5 gr., soit en décoction, de 4 à 5 gr., dans 100 gr. d'eau, qu'on fait réduire de moitié par l'ébullition. — Les feuilles cuites forment de très bons cataplasmes pour les parties enflées, surtout pour les *seins crevassés*. Dans ce dernier cas, on emploie aussi les feuilles fraîches, pilées. — Le suc de la feuille fraîche, à la dose de 50 gr., est *purgatif*. — Les infusions de fleurs se font avec 7 à 8 gr. pour 1 litre d'eau. — On prépare aussi un sirop : fleurs 100 gr.; sucre 500 gr.; eau 300 gr.; faire cuire jusqu'à consistance de sirop. On en prend de 20 à 25 grammes.

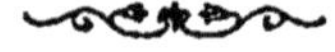

DEUXIÈME PARTIE

MALADIES

CARACTÈRES, SYMPTOMES, TRAITEMENT

A

ABCÈS

Caractères et Symptômes. — L'inflammation occasionne cet amas de pus qu'on nomme *abcès*. Si l'inflammation parcourt ses périodes avec rapidité, l'abcès est appelé *abcès chaud* ou aigu; si, au contraire, c'est avec lenteur, on l'appelle *abcès froid* ou chronique. Si l'abcès se forme dans une autre partie que le lieu de l'inflammation, on le désigne sous le nom d'*abcès par congestion*.

Le plus ordinairement, les abcès chauds n'offrent rien de grave. Quelquefois, cependant, le mal peut réclamer des opérations et exige l'intervention du médecin. Le point où se forme l'abcès chaud se gonfle, la peau rougit, une chaleur plus ou moins vive y établit son siège. Les douleurs qu'on y ressent sont accompagnées de battements semblables à ceux du pouls et, pour ce motif, sont nommées *pulsatives*. Il y a du malaise et de la fièvre. Bientôt le centre de la tumeur blanchit, s'élève en pointe, et le mouvement d'un liquide se manifeste. Les abcès froids, fréquents chez les sujets lymphatiques et scrofuleux, siègent ordinairement au cou, aux aisselles, près des jointures. C'est une tumeur molle, sans rougeur ni chaleur bien caractérisés, à la peau. Les abcès par congestion se manifestent extérieurement par une tumeur indolente. Le siège du mal est presque toujours dans la charpente osseuse, affectée d'une carie scrofuleuse. Si l'abcès provient d'un état général inflammatoire, causé par une phlébite, l'accouchement ou une amputation, et que le pus se soit formé dans une des cavités naturelles du ventre ou de la poitrine, on dit qu'il y a épanchement purulent, et l'abcès est dit *abcès métastatique.*

TRAITEMENT. — Pour les abcès chauds ordinaires, on emploie les cataplasmes de farine de lin, les bulbes de lis cuits sous la cendre. Si l'ouverture n'a pas lieu spontanément, il faut employer le bistouri ou une lancette. Pour hâter la suppuration des abcès, on fait amortir de l'oseille dans un poêlon, sans addition d'eau, et de telle sorte qu'on puisse la délayer avec une cuiller ; on y ajoute du saindoux et quelques oignons de lis blanc cuits sous la cendre ; avec ces substances bien mélangées, on fait un cataplasme qu'on applique sur l'abcès. — Du miel, des jaunes d'œufs et du vin, mêlés ensemble, et qu'on fait bouillir pendant dix minutes, donnent encore un bon cataplasme. Les applications émollientes ne conviennent presque jamais pour le traitement des abcès froids. On doit avant tout surveiller et régler l'état des voies digestives, le plus souvent dérangé, en administrant de la rhubarbe, du quinquina ou autres toniques. Les abcès de ce genre doivent être ouverts de bonne heure, afin d'éviter des cicatrices trop difformes. — Si l'abcès est interne, prenez 64 gr. de lierre terrestre, de géranium, herbe à Robert, de sanicle, que vous ferez infuser dans deux litres de vieux vin blanc, 18 heures. Vous en donnerez au malade un verre le matin, et, une heure après, un bouillon. Vous continuerez douze ou quinze jours, à moins que, par les selles, vous ayez constaté la disparition de l'abcès.

Nous trouvons dans le bénédictin Alexandre une recette qu'il recommande pour faire résoudre un abcès sans le percer. La voici : prenez un gros poireau, jetez le vert et enveloppez le blanc d'un linge mouillé, pour mettre cuire sous les cendres, sans toutefois l'y laisser trop longtemps, puis vous le pilerez dans un mortier avec un petit morceau de graisse de porc, que vous appliquerez en cataplasme bien épais sur le mal et vous les renouvellerez toutes les 7 heures, jusqu'à ce que la matière soit sortie, sans incision ou rupture de la peau, ce qui arrivera au troisième cataplasme.

ABEILLE (Piqûre d')

TRAITEMENT. — Frotter la piqûre avec la première plante aromatique qu'on a sous la main : thym, romarin, citronnelle, etc. Si ces plantes étaient trop sèches on pourrait, avant de s'en servir, les humecter avec un peu de salive. — Toucher la plaie avec un peu de jus de tabac fumé réussit bien. — Une application de persil pilé calme la douleur. Il en est de même du suc des baies de chèvrefeuille. — Ou encore, mettre sur la piqûre de la terre grasse détrempée avec de la salive. — Si les piqûres sont nombreuses, on couchera le malade et on lui administrera, en boisson, de la limonade ou de l'eau d'orge. Si l'accident est récent, on couvrira les plaies de compresses imbibées d'eau blanche, d'eau salée ou d'eau de savon. Dans l'un et l'autre cas, on aura soin, avant tout, de retirer le plus d'aiguillons possible. — Si on avait avalé une abeille ou une guêpe, il faudrait se hâter de prendre, à plusieurs reprises, du sel commun, délayé dans le moins d'eau possible.

AMPOULE

Caractères et Symptômes. — On appelle ainsi de petites tumeurs séreuses, qui surviennent aux pieds ou aux mains, à la suite d'une marche forcée ou bien de travaux pénibles.

Traitement. — Il se borne à l'application de compresses, imbibées d'une infusion de fleurs de sureau, à laquelle on joint une petite dose d'extrait de saturne. S'il y a douleur, on applique un cataplasme de mie de pain ou de fécule de pommes de terre, qui dissipe aisément l'inflammation. Quant à l'épiderme, il ne faut pas l'enlever, mais simplement le percer, par le procédé suivant, très connu des soldats, soumis à de longues marches : On prend une aiguille à coudre très fine, dans laquelle on passe un fil de soie ; on transperce l'ampoule, faisant en sorte que le fil de soie reste dans la petite plaie, et ferme, pour ainsi dire, les deux trous faits par l'aiguille. Le fil coupé de manière à dépasser, de chaque côté, d'un centimètre environ, produit l'effet d'un draîne, à travers lequel l'ampoule se vide peu à peu. L'air ne pouvant pénétrer dans la plaie, l'inflammation est par là même évitée. Au bout de quelques heures, quand on ôte le fil, la guérison est complète.

AGE CRITIQUE

Traitement. — Un bon régime alimentaire, le

repos du corps et de l'esprit sont spécialement recommandés. Il faut conserver, autant que possible, la manière de vivre suivie jusqu'alors, éviter les voyages. S'il y a simple débilitation momentanée, malaise général, sans état de maladie réelle, il convient de faire usage du vin de quinquina, 1 verre à liqueur avant le principal repas, et d'extrait de genièvre, à la dose de 5 décigr., le matin, à jeun.

AIGREURS DE L'ESTOMAC

Caractères et Symptômes. — Avant ou après le repas, quelques personnes éprouvent des éructations aigres, qui sont l'indice d'une affection gastrique. Les personnes vaporeuses, hypocondriaques, les individus mal nourris, les gens de lettres qui travaillent immédiatement après le repas, y sont exposés. Ces indispositions dégénèrent souvent en maladies chroniques.

Traitement. — La magnésie calcinée est un des meilleurs remèdes contre les aigreurs d'estomac. On en délaye une petite cuillerée dans le quart d'un verre d'eau légèrement sucrée, et on avale le mélange d'un seul trait. S'il n'y a pas un changement notable, on peut prendre une 2e et une 3e dose semblable, après un intervalle d'une heure. Les toniques, les amers, l'eau ferrée et un exercice modéré conviennent très bien dans cette indisposition.

AIGREURS CHEZ LES ENFANTS

Caractères et Symptômes. — Parfois le lait

aigrit dans l'estomac des tout jeunes enfants. Cette indisposition peut amener des vomissements, des coliques violentes, des convulsions, la diarrhée et même la mort.

Traitement. — Donner du sirop de chicorée ou quelques cuillerées à café d'une eau légèrement chargée de magnésie. — Le thé, la mélisse ou le tilleul, avec un peu de lait, sont encore conseillés. — On recommande aussi l'application sur l'estomac d'une flanelle trempée dans une décoction de camomille. — S'il y a coliques, on emploiera des cataplasmes émollients, des lavements adoucissants ; s'il y a diarrhée, on couvre le ventre d'un cataplasme de thériaque.

ALOPÉCIE OU CHUTE DES CHEVEUX

Traitement. — On emploiera la pommade suivante : Moelle de bœuf, 12 gr. ; huile d'amandes douces, 4 gr. ; essence de roses, 2 gouttes ; sulfate de quinine, 1 gr. ; incorporez dans le mélange liquifié, qu'on aromatise avec de l'essence. S'en servir tous les matins. — Une mesure souvent bonne à prendre, c'est de se faire raser la tête.

ANÉMIE

Caractères et Symptômes. — Cette maladie est due à la diminution des globules du sang. Les symptômes remarqués sont l'affaiblissement, une décoloration particulière de la peau, qui prend l'apparence de la cire, des lèvres, des surfaces muqueuses visibles, un trouble général des fonctions, souvent des douleurs névralgiques, la perte de l'appétit.

Traitement. — Il faut au malade une nourriture fortifiante, et surtout, lorsqu'il y a lieu, le changement d'air et d'habitation. L'emploi des ferrugineux et des toniques est ici particulièrement indiqué. Comme ferrugineux, on emploie surtout la limaille de fer et l'oxyde noir ou éthiops martial, à la dose de 10 centigrammes à 2 grammes dans un litre d'eau bouillante. Pour préparer cette limaille, on bat, dans un mortier de fer, de la limaille de fer doux, et l'on passe au tamis de crin. — On recommande aussi les pilules suivantes: Sous-carbonate de fer, 12 gr.; poudre de cachou, 12 gr.; aloès, 3 gr.; térébenthine de Venise, quantité suffisante, pour 12 pilules à prendre: 1 le premier jour, 2 le deuxième, et successivement, jusqu'à 6 en 24 heures. Après chaque prise, on donne au malade 2 ou 3 cuillerées de vin d'aunée, fait avec 30 grammes de racine concassée, pour un litre de vin rouge. — Il faut observer que les ferrugineux, qui sont si utiles aux sujets faibles et lymphatiques, ne conviennent nullement aux individus vigoureux, pléthoriques, irritables, disposés aux congestions et aux hémorrhagies actives. Ils sont funestes aux personnes atteintes de maladies aigües ou menacées de phthisie, aux femmes enceintes.

ANGINE

I

Angine Laryngée, Pharyngée et Tonsillaire.

Caractères et Symptômes. — La déglutition est difficile, douloureuse et souvent impossible; la respiration est gênée, quelquefois sifflante; la voix est altérée ou même supprimée; il y a écoulement de matières visqueuses dans la bouche. Le malade est parfois menacé de suffocations. L'angine est dite *laryngite*, quand elle affecte le larynx; *pharyngite*, si elle occupe le pharynx; *tonsillaire*, quand les amygdales sont enflammées.

Traitement. — Si l'angine est légère, on fera usage d'un gargarisme d'infusion de feuilles de ronces et d'aigremoine, édulcorée avec du sirop de groseilles, du miel, ou mieux encore du sirop de mûres, qui est le véritable spécifique des maux de gorge, à leur début. On prendra donc, de temps en temps, une cuillerée à café de ce sirop, que l'on conservera le plus longtemps possible dans la bouche, et qu'on avalera ensuite lentement. — Un excellent moyen, pour faire avorter les angines, consiste à laisser fondre, dans la bouche, de petits morceaux de glace, en portant la tête en arrière, de manière à ce que la glace soit toujours en contact avec le fond de la gorge. 3 ou 4 heures de ce traitement amènent une guérison complète, sinon une grande amélioration.— Pour les maux de gorge les plus intenses, on prescrit le spécifique suivant: faites chauffer un litre d'eau; lorsqu'elle sera sur le point de bouillir, ajoutez 3 cuillerées de miel et une pincée de poivre; après 8 minutes d'ébullution, ajoutez encore 3 cuillerées de bon vinaigre, et laissez bouillir quelque temps; puis passez le tout et servez vous-en, comme gargarisme. Pour boisson ordinaire, employez une décoction d'orge et de chiendent, légèrement nitrée, ou bien une infusion de fleurs de mauve, de bourrache et de bouillon-blanc, adoucie avec le sirop de gomme. — Le gargarisme suivant, très usité à l'Ile de France, est souverain dans les maux de gorge. Prenez : moutarde commune, 25 gr. ; sel de cuisine, 5 gr. ; vinaigre ordinaire, 10 gr. ; eau, chaude ou froid, 1 verre ; filtrez.

Contre l'esquinancie, coupez des poireaux par tronçons ; faites-les cuire dans de l'eau et du vinaigre ; recevez-en la vapeur par la bouche, au moyen d'un entonnoir. Les poireaux qui ont servi à la fumigation seront employés en cataplasme. On les enveloppe dans un linge d'un tissu lâche et peu serré, et on applique, le plus chaud possible, sur la partie malade.

II

Angine couenneuse ou Diphtérie.

Caractères et Symptômes. — Cette forme de l'angine occupe les amygdales, le voile du palais, l'arrière-gorge. Quelques points blanchâtres paraissent d'abord, le plus souvent sur les amygdales, puis, s'étendant peu à peu, ils tapissent bientôt tout le fond de la gorge. Quelquefois cette fausse membrane, jaunâtre, devient plus ou moins brune, *lardacée,* épaisse ; il s'en détache des matières blanchâtres ou grisâtres, semblables à du blanc d'œuf cuit ; il y a disposition à la gangrène, gonflement considérable des parties extérieures du cou, abattement profond. L'angine couenneuse est souvent épidémique, surtout dans les localités basses et humides, ou bien à la suite des saisons pluvieuses.

Traitement. — Le médecin sera appelé sur-le-champ. En attendant son arrivée, on donnera au malade 5 à 10 centigrammes d'émétique, dans un verre d'eau ; il en prendra une cuillerée toutes les 10 minutes. On fera une solution de nitrate d'argent, dans laquelle on trempera un léger pinceau de charpie, pour en badigeonner la gorge. — On pourra aussi mettre dans 125 grammes d'eau sucrée 5 grammes de chlorate de potasse ; le malade prendra le remède en 24 heures. Ces divers remèdes, n'étant pas toujours sous la main, surtout à la campagne, on emploiera alors le jus de citron.

ANTHRAX OU CHARBON

Caractères et Symptômes. — Maladie très dangereuse, mortelle même parfois, si on ne se hâte d'y porter remède. Cette affection commence par une ou deux tumeurs, peu saillantes, mais dures et très douloureuses, d'un rouge sombre et livide, surtout au centre. La tumeur est entourée d'un cercle rouge vif, qui est le siège d'une douleur âcre et brûlante. S'étendant toujours en surface et en profondeur, le charbon détruit muscles, vaisseaux et nerfs ; quant au noyau noir, ressemblant à du charbon, il finit par se ramollir et tomber en putréfaction. Le charbon est une maladie très grave qui peut enlever le malade en 24 heures. Cette maladie est transmise à l'homme par le contact du sang ou des dépouilles d'animaux atteints de maladies charbonneuses.

Traitement. — En attendant le médecin, qu'il faut toujours appeler, on devra immédiatement ouvrir la tumeur par une incision en croix et y faire une application de feuilles de noyer broyées et pilées ;

en même temps, on tâchera de provoquer le vomissement par l'eau tiède et l'introduction dans le gosier des barbes d'une plume trempée dans l'huile, et on joindra à ce traitement des lavements purgatifs, fréquemment renouvelés. — Nous donnons ici une recette très vantée contre le charbon. Couvrir le charbon avec de la thériaque, de la grandeur et épaisseur d'une pièce de 5 francs. Sur cette thériaque, on place une pièce de mousseline, que l'on humectera, toutes les deux heures, avec de la salive. Matin et soir, on renouvellera la thériaque, et, au bout de quelques jours, la guérison est complète.

APHTES OU ULCÈRES DE LA BOUCHE

Caractères et Symptômes. — Cette maladie, commune surtout chez les enfants, est reconnaissable à l'existence, dans la bouche, de petites vésicules, semblables à la couleur d'une perle, qui, au bout de 24 ou 36 heures, se changent en petits ulcères douloureux, dont la cicatrisation est assez longue. Cette affection, qui s'accompagne d'un peu de fièvre et de diarrhée, est sans gravité. Sa durée n'est que de quelques jours. Les aphtes diffèrent du *muguet*, en ce qu'il existe toujours, dans les aphtes, des ulcérations, que le muguet ne présente pas.

Traitement. — Se gargariser avec de l'eau d'orge miellée, ou bien avec une décoction de figues grasses et de racines de guimauve ; on pourra ajouter quelques lavements et quelques bains de pieds. Si ces premiers moyens étaient insuffisants, on se gargariserait avec une décoction de feuilles de ronces édulcorée avec du miel rosat. Quand, chez les adultes, il se déclare dans la bouche des ulcères, le meilleur moyen est de les toucher avec du nitrate d'argent ou pierre infernale. On guérit facilement les aphtes des nouveau-nés, en les lavant avec une décoction de feuilles de sauge, mêlée à du miel ou à un peu de vin blanc ; en outre, on donne à l'enfant, tous les matins, une cuillerée de pensée sauvage.

APOPLEXIE

Caractères et Symptômes. — Epanchement de sang, plus ou moins considérable, dans le cerveau et produisant subitement la suspension, plus ou moins complète, de l'intelligence, du sentiment et du mouvement, dans une ou plusieurs parties du corps. Cette affection est quelquefois précédée de vertiges, éblouissements, pesanteur de tête.

Traitement. — En attendant l'arrivée du médecin, qu'il faut se hâter d'appeler, desserrer les vêtements du malade, bretelles et jarretières ; le placer sur un siège plutôt que sur un lit ; lui ouvrir les dents avec le manche d'une cuiller et lui mettre dans la bouche du sel de cuisine. Affusions d'eau froide et d'eau sédative, de préférence sur la tête. Moutarde aux pieds, aux jambes et aux cuisses ; à défaut de moutarde, appliquer sur les mollets une tête d'ail bien écrasée, ou encore la racine de la renoncule bulbeuse. En outre, on frictionnera les membres paralysés avec une brosse ou de la flanelle ; puis on donnera des lavements avec de l'eau tiède, dans laquelle on aura fait fondre 2 cuillerées à bouche de sel de cuisine, et du savon gros comme une noix.

Raspail recommande l'eau sédative versée à flots sur la tête du malade, en préservant les yeux avec un bandeau épais ; on entoure, en même temps, le cou et les poignets avec une bonne compresse d'eau sédative ; on en lotionne la poitrine et l'entre-deux des épaules ; on frictionne ensuite vigoureusement avec la pommade camphrée. Dès qu'il y a amélioration, on purge avec une forte dose d'aloès, et l'on donne un bouillon aux herbes. — On conseille contre l'apoplexie l'application, la nuit, autour du cou, d'un linge fin et clair, rempli de sel commun.

ARAIGNÉE (Piqûre d')

Frottez avec du suc de joubarbe ; la douleur et l'enflure s'apaiseront. — Appliquez une ou deux feuilles de sauge verte nouvellement cueillies. — Lavez la morsure avec du vin, essuyez avec un linge et appliquez dessus un oignon cru fendu par le milieu. — Lavez promptement la plaie avec du vinaigre, le plus chaud qu'on le peut endurer, et appliquez dessus de l'ail ou de l'oignon pilé.

ARTÈRE PIQUÉE

Le meilleur de tous les topiques est le suc d'ortie, dont on fomente la partie ; on y trempe les compresses, on y ajoute du suc de plantain, et on fait un bandage peu serré. On conseille aussi de mettre dessus de la ratissure du dessous d'une poêle à frire.

Appliquez sur l'artère, ou autre vaisseau ouvert,

une compresse de papier gris trempé auparavant dans de l'eau forte et séché.

ASPHYXIE

Noyés, Pendus, Gelés, Foudroyés, etc.

L'asphyxie est la suspension des phénomènes de la respiration, par conséquent, celle des fonctions du cerveau, du cœur, des principaux organes. On en distingue de plusieurs espèces : asphyxie par *submersion*, asphyxie par *strangulation*, asphyxie par les *gaz délétères*, asphyxie par le *froid*, asphyxie par la *chaleur* et la *foudre*. Les asphyxiés ne sont bien souvent que dans un état de mort apparente. Rien ne pourra faire distinguer aux personnes étrangères à la médecine la mort apparente de la mort réelle, si ce n'est la putréfaction. Ce point est capital, puisque des médecins eux-mêmes ont été trompés. A tout individu retiré hors de l'eau ou asphyxié par toute autre cause, on donnera des secours, tant qu'on ne constatera pas de putréfaction. Les soins seront donnés, *sans se décourager*, et même durant plusieurs heures. On a vu des efforts couronnés de succès, seulement après six heures de tentatives. Il est bon, quand on administre des secours à un asphyxié, d'éloigner toutes les personnes inutiles; 5 ou 6 personnes suffiront. Le local destiné à recevoir le malade ne sera pas trop chaud ; la meilleure température est de 17 degrés centigrades. Les secours seront administrés avec activité, mais sans précipitation et avec ordre. Avant tout, il est important de rappeler que, contrairement au préjugé populaire, *il est non seulement permis, mais urgent*, d'administrer des secours immédiats, et sur le lieu même autant que possible, à tout asphyxié, *sans attendre l'arrivée de l'autorité.* Agir autrement, c'est encourir la responsabilité d'un résultat funeste, qu'on aurait pu facilement conjurer.

I

Noyés et Pendus.

Tout d'abord, retirer le noyé de l'eau et dépendre le pendu. Déshabiller immédiatement l'individu et chercher à le réchauffer. Un bain tiède sera le moyen le plus efficace ; à son défaut, coucher le noyé sur un matelas entre deux couvertures de laine. On appliquera des briques chaudes sur les diverses parties du corps. Sans cette première médication, tout serait inutile. L'insufflation de l'air dans les poumons doit être promptement pratiquée. On insuffle sa propre haleine dans la bouche du noyé, en ayant soin de lui tenir le nez fermé. Quand on remarque que les côtes se soulèvent, on s'arrête un instant, et, en pesant légèrement sur la région du diaphragme, on chasse l'air. On reprend pendant quelque temps cette insufflation. — Sur le creux de l'épigastre, on verse, d'assez haut, quelques gouttes d'eau glacée ou de vin ; cette pratique, parfois, a ranimé les mouvements du cœur. — On frotte mains, plante des pieds, basventre, dos. Pour exciter certaines régions très sensibles, on pique, on pince la plante des pieds, la paume des mains ; on peut verser quelques gouttes de cire à cacheter. Porter dans le nez, la gorge, les barbes d'une plume; faire respirer de l'ammoniaque, en mettre quelques gouttes sur la langue. — Présenter aux yeux une vive lumière. — Chercher à exciter le sens de l'ouïe, qui est le dernier à disparaître, par des cris ou un bruit violent. — Lavement au jus de tabac, un quart de décoction de tabac pour trois quarts d'eau. On peut donner aussi un lavement à la moutarde, ou à l'eau mélangée de vinaigre et de vin. Dès qu'on remarque quelques signes de vie, offrir au malade une cuiller de vin; continuer, si on a pu réussir. L'eau-de-vie, mélangée de deux tiers d'eau, peut remplacer le vin.

II

Asphyxiés par des gaz non respirables.

Quand l'asphyxie a été produite par la vapeur du charbon, par une fuite de gaz d'éclairage, par les émanations des fosses d'aisance, des puisards, des égouts, des cuves à vin, à cidre ou à bière, etc., il faut retirer aussitôt l'asphyxié du lieu où il se trouve et l'exposer au grand air. On le déshabille, on le place sur une chaise, en le maintenant dans une position verticale; on lui fera des affusions d'eau froide sur tout le corps, mais surtout à la face. De temps en temps, on s'arrêtera pour rappeler la respiration et provoquer le vomissement, par les moyens indiqués à la médication des noyés. Dès que le malade pourra avaler, on lui fera boire de l'eau vinaigrée; on le placera ensuite dans un lit bassiné et on pourra lui administrer un lavement, dans lequel on aura mis

2 cuillerées à bouche de vinaigre ou gros comme une noix de savon.

III

Foudroyés.

Débarrasser des vêtements le malade ; le faire asseoir et soutenir la tête verticalement. Aspersions d'eau vinaigrée, insufflation de l'air, sinapismes aux extrémités. Dès que la respiration est revenue, faire boire un peu d'eau vinaigrée, puis coucher le malade dans un lit bassiné. — Irriter l'intérieur du nez avec la barbe d'une plume. On pourra recourir aussi aux bains de terre. On placera le malade dans un fossé récemment creusé, et recouvrir jusqu'au cou de terre, qu'on vient d'extraire.

IV

Gelés.

A l'encontre des précédents, éviter la chaleur qui ici tuerait. Enterrer le malade dans la neige jusqu'au dessus des épaules, ou le plonger dans un bain d'eau très froide, non gelée ; ou bien on lui couvrira tout le corps de compresses d'eau froide et on le frictionnera avec des linges trempés dans l'eau froide. Dès qu'il manifestera quelques signes de vie, on le mettra dans un lit non bassiné ; ensuite on lui fera boire un demi verre d'eau froide ou bien une tasse d'infusion à peine tiède de camomille ou de thé, en ajoutant à l'eau ainsi qu'à l'infusion quelques gouttes d'eau de mélisse, d'eau de Cologne ou d'eau-de-vie. S'il y a assoupissement et stupeur, on fera boire de l'eau vinaigrée, et on donnera des lavements au sel ou au savon. — La vie peut revenir seulement après 15 heures de mort apparente.

V

Asphyxiés par la chaleur.

Quand l'asphyxie provient du séjour dans un lieu trop chaud, il faut porter promptement le malade dans un lieu frais et aéré ; à défaut de saignée, on appliquera de suite 8 à 10 sangsues derrière l'oreille, et 15 ou 20 à l'anus. On y joindra un bain de pied à la cendre ou au sel, et médiocrement chaud. Dès que le malade pourra avaler, on lui fera boire de l'eau fraîche acidulée de vinaigre ou de jus de citron, et on lui donnera des lavements d'eau vinaigrée. — Si l'asphyxie avait été déterminée par l'action du soleil, on joindrait à la saignée ou aux sangsues des applications d'eau froide sur la tête.

ASTHME

Caractères et Symptômes. — L'asthme est une grande difficulté de respirer, accompagnée de ronflement et de sifflement sans fièvre. Cette maladie est causée par une accumulation de mucosités sur les parois des bronches et de la base de la trachée-artère. Fréquemment, chez le vieillard, l'asthme se complique d'un catarrhe chronique et devient l'*Asthme catarrhal*. S'il existe par lui-même, sans autre affection maladive, il porte le nom d'*Asthme nerveux*. Les accès se déclarent, le plus souvent, le soir ou la nuit. Parfois ils sont subits, parfois aussi ils sont annoncés par une toux sèche, des urines abondantes et limpides, des baillements. La respiration devient pénible et sifflante. Le malade ne peut supporter la position horizontale; il est obligé de se lever ou de s'asseoir sur son lit. Il demande de l'air et se cramponne à ce qui l'entoure. Après quelques heures, le calme revient. Il est annoncé par une toux humide, une expectoration abondante, et encore, quelquefois, par l'émission d'une urine colorée et sédimenteuse.

Traitement. — Quand ces accès se produisent, il faut, avant tout, faire asseoir le malade, de préférence dans un fauteuil, donner beaucoup d'air à l'appartement, et administrer par cuillerées de l'eau fraîche, très peu sucrée, additionnée de beaucoup d'eau de fleurs d'oranger ou de quelques gouttes d'éther. — Si la crise surprend le malade debout et complètement vêtu, il faut se hâter de le débarrasser de tout vêtement plus ou moins serré, faire des frictions sur le bras, mettre des sinapismes aux pieds et même sur la poitrine. On ne laissera ces sinapismes que 5 ou 6 minutes, et on les renouvellera tous les quarts d'heure. — On procure un grand soulagement aux asthmatiques en leur faisant respirer la fumée légère provenant de la combustion de quelques plantes narcotiques, comme la belladone et la jusquiame. — On réussit quelquefois à calmer l'asthmatique en lui donnant 15 ou 20 gouttes d'eau de laurier-cerise dans une infusion de feuilles d'oranger. — Voilà pour l'accès; indiquons les remèdes qui pourront le prévenir, ou tout au moins en atténuer les effets.

Faire infuser dans un demi litre d'eau-de-vie 15 gr. de semences concassées de pieds d'alouettes des champs. On en prendra, trois fois par jour, 25 à 30 gouttes, dans une cuillerée d'eau sucrée. Prenez une pincée de bétoine, d'hyssope et de tussilage, avec 60 gr. de réglise ; faites bouillir le tout dans 2 litres d'eau, jusqu'à réduction de la huitième partie ; écumez de temps en temps et laissez reposer. On en boit 2 verres le matin et autant le soir.

ATTAQUE DE NERFS

Caractères et Symptômes. — On désigne, sous ce nom un peu vague, des spasmes accompagnés ou non de mouvements convulsifs, de cris ou de pleurs. Les accidents de cette nature n'offrent, par eux-mêmes, aucun danger.

Traitement. — Il faut, pendant l'accès, laisser la malade libre de ses mouvements, tout en veillant à ce qu'elle ne se fasse point de mal. Le docteur Lartigue conseille d'introduire dans la bouche, et autant que possible entre les gencives et les joues, une cuillerée de sel de cuisine ; l'impression qui résulte pour la malade, de ce sel fondu, ne tarde pas à amener une détente générale. — Des lotions d'eau fraîche sur le visage ; du vinaigre, de l'eau de Cologne, de l'éther, de l'ammoniaque, que l'on fait respirer au malade ; des plumes, des cornes, de la laine, brûlées sous son nez ; voilà des pratiques bien simples et conseillées en cette circonstance.

B

BATTEMENTS DE CŒUR

Caractères et Symptômes. — Nous entendons par là, pour ne pas les confondre avec les palpitations de l'anévrisme, les palpitations nerveuses produites par une cause quelconque, sans qu'il y ait lésion du cœur. Leur durée est passagère, leur marche intermittente, et ils ont pour causes l'hypocondrie, la chlorose, les vices secrets, une croissance trop rapide, des études, des travaux de cabinet poussés à l'excès.

Traitement. — Du repos, des médicaments antispasmodiques, du quina, des ferrugineux, l'air de la campagne, le lait d'ânesse, les bains froids, etc., sont indiqués ici. — Usez de temps en temps de la décoction aqueuse d'agripaume. — Appliquez, sur la région du cœur, un cataplasme de pain détrempé dans du bon vin, y ajoutant de la poudre de rose, de marjolaine, de noix muscades et de girofle.

BOUTONS, ROUGEURS, COUPEROSES

Caractères et Symptômes. — Bien souvent, ces éruptions sont le résultat d'une inflammation générale ; elles sont les seuls effets d'une maladie masquée. Nous ne parlerons donc ici que des boutons qui ne tiennent pas à un vice constitutionnel, mais qui proviennent d'une sensibilité spéciale de la peau du visage.

Traitement. — On met un bouquet de persil dans un verre d'eau de pluie, comme pour le tenir au frais. On laisse le bouquet dans le verre d'eau 12 heures, et, après s'être nettoyé le visage comme à l'ordinaire, et s'être essuyé, on passe doucement sur le visage un vieux linge ou une éponge humectée de l'eau de pluie où a trempé le persil. On n'emploiera ce remède qu'autant qu'il n'y aura pas de répercussion à redouter. — L'application de la salive, surtout à jeun, seule ou mêlée avec du sel, dissipe le feu volage et la plupart des infections de la peau. — Battez bien un blanc d'œuf avec un peu de vinaigre, imbibez-en un linge ou un papier que vous appliquez sur le feu volage du visage.

BRONCHITE

I

Bronchite légère ou Rhume

Caractères et Symptômes. — Le rhume est une espèce de fluxion d'une eau corrosive, formée par la pituite et les humeurs de la tête, sur la gorge ou la trachée-artère. Cette eau cause, par l'inflammation, ces quintes que nous nommons la toux.

Traitement. — Dans un demi verre d'eau, on met une pincée de sel de cuisine et six à sept gouttes d'ammoniaque liquide. On met le nez sur le verre, de sorte que les narines puissent se baigner un peu dans l'eau, que l'on renifle fortement. On se mouche et on recommence plusieurs fois. Ce simple remède amènera la guérison. — Si le rhume a été traité trop tard, on fera bouillir, dans deux litres d'eau, bois de réglisse, feuilles d'hyssope, de bétoine, de tussilage, une pincée de chaque. On sucre et on boit, de ce liquide, 3 ou 4 verres par jour. — Quant à la toux laissée par le rhume, on la fera disparaître en pilant 3 têtes d'ail, avec une quantité suffisante de graisse de porc, pour faire un onguent. Le soir, avant de se coucher, on prend un peu de cet onguent, dont on se frotte fortement, devant le feu, la plante des pieds. Quand on est au lit, on s'en fait frotter un peu l'épine dorsale, ou même on le fait soi-même. L'enrouement se traite de la même manière. — Voici d'autres recettes : 1° Prendre un verre d'eau froide, le matin et le soir, en se mettant au lit. 2° Des figues sèches, infusées dans de l'eau-de-vie, sont un excellent remède. 3° En Suisse, on prend, contre le rhume, le soir, en se couchant, un petit verre d'absinthe, dans une tasse de lait très chaud. L'eau-de-vie, le rhum, le kirsch, peuvent remplacer l'absinthe. 4° Prendre une cuillerée d'huile d'olive avec du sucre, le soir, en se couchant. 5° Contre la toux à crachats difficiles, on met, dans un litre d'eau, une bonne cuillerée de miel ; on fait écumer sur le feu ; on ôte l'écume, tant qu'il s'en forme. On laisse refroidir et on s'en sert pour boisson ordinaire.

II

Bronchite aigüe

CARACTÈRES ET SYMPTÔMES. — Il y a fièvre,

frisson, toux, oppression. La toux sèche est fatigante, avec un sentiment de déchirement à la partie antérieure de la poitrine. L'expectoration est difficile; les crachats sont visqueux et transparents. Au bout de quelques jours, ceux-ci deviennent plus épais, gras, verdâtres, et l'expectoration est plus facile.

Traitement. — Garder la chambre et même le lit, si on veut abréger de beaucoup la durée du mal. Les cataplasmes émollients sur la poitrine sont très efficaces; pour les maintenir chauds, on les recouvre de flanelle ou de taffetas gommé. — Une autre médication, très recommandée, c'est l'inspiration de vapeurs émollientes et chaudes. Ces vapeurs diminuent la chaleur des parties enflammées et facilitent beaucoup l'expectoration. L'appareil à employer est des plus simples : il suffit de verser de l'eau bouillante sur de la mauve, du bouillon-blanc ou de la morelle ; puis on recouvre le vase avec un entonnoir renversé. La vapeur sortant par la petite extrémité peut être facilement inspirée. — Si la bronchite se prolonge, on peut recourir au lichen, au lierre terrestre, au polygala et aux emplâtres ou aux frictions avec l'huile de croton. — Observation importante : ne jamais négliger un rhume, car, trop prolongé, il hâte, chez certaines personnes, le développement d'une tuberculisation pulmonaire.

BRULURES

Traitement. — Plongez, pendant plusieurs heures, la partie brûlée dans un bain d'eau froide, pour arrêter l'inflammation et calmer la douleur, où si la chose n'est pas possible, appliquez des compresses froides mouillées, que vous renouvelerez de temps en temps. Quelques gouttes de laudanum ou de la pulpe de pommes de terre crues, ajoutées à l'eau, feront encore mieux. — Des aspersions d'alcool sur la brûlure seront très utiles. — Le remède le plus propre pour guérir les brûlures, à tous les degrés, c'est la pomme de terre râpée, appliquée en couches suffisamment épaisses, et maintenue au moyen d'une compresse et d'un bandage. Voici différentes pommades excellentes contre les brûlures. 1° Huile d'olive, 180 grammes ; cire jaune, 30 grammes, que l'on fait fondre à part sous les cendres chaudes ; ajoutez 2 jaunes d'œufs et une cuillerée d'eau-de-vie ; battez bien le tout ensemble avec une cuiller, puis remettez sur les cendres chaudes, faites cuire légèrement et conservez pour l'usage. On l'étend, quand on veut s'en servir, comme du cérat, sur du linge, en couches fort minces, pour l'appliquer ensuite sur la brûlure. 2° Le suif de chandelle, fondu avec de l'huile de noix, jusqu'à consistance d'onguent, guérit promptement toute sorte de brûlures. 3° Prendre une cuillerée à bouche de vin, autant d'huile d'olive, puis le jaune d'un œuf bien séparé de son blanc ; mettre le tout dans une tasse et, sur ce mélange, verser quinze ou vingt gouttes d'alcool. Couvrir la brûlure avec ce mélange, sur laquelle on place immédiatement une couche de ouate de coton. En quelques jours, la guérison est complète (M. Martin, curé de Châtelus).

C

CARREAU

Caractères et Symptômes. — Cette maladie a pour caractère principal le gonflement du ventre, qui est tendu et plus ou moins douloureux, et l'amaigrissement des membres inférieurs. Il y a tantôt diarrhée, tantôt constipation ; digestions difficiles, flatuosités ; la voracité des enfants atteints de cette maladie est extrême ; vers la fin du carreau, on reconnaît, au toucher, les masses tuberculeuses, sous forme de tumeurs marronnées, arrondies, grosses quelquefois comme un œuf et même un poing ; elles sont tantôt mobiles, tantôt adhérentes : à ce degré, il y a peu espoir de guérison. — Les principales causes de cette maladie sont : un excès d'alimentation, une mauvaise nourriture, des fruits demi mûrs, les vers, la malpropreté, un air vicié, le mauvais lait de la nourrice.

Traitement. — Soir et matin, on donnera une cuillerée à café d'huile de foie de morue. Quelques bains salés et de feuilles de noyer seront très utiles ; des bains savonneux conviennent également : on mettra 300 gr. de savon pour 12 litres d'eau. — On couvrira l'enfant de flanelle ; on lui donnera un régime fortifiant ; on évitera tout laitage et toutes crudités. — Le café de glands de chêne est le véritable spécifique du carreau. Le quinquina, la canelle, le fer en poudre, les frictions sèches, les bains froids, les tisanes de feuilles de noyer, sont fortement conseillés. — Quelques-uns recommandent de battre un jaune d'œuf et 2 gr. de sel dans 750 gr. d'eau et de donner ce breuvage, par verrée, dans la journée.

CATARRHE PULMONAIRE

Caractères et Symptômes. — Cette maladie, très commune dans les campagnes, est la suite d'un refroidissement subit et général, au moment où le corps est couvert d'une sueur abondante. Comme symptômes, les plus saillants sont : toux forte, sèche ou humide, avec expectoration muqueuse ; râle muqueux ou sifflant ; pâleur et amaigrissement ; chaleur à la peau ; faiblesse progressive.

Traitement. — Prendre de la gelée de lichen, une cuillerée, soir et matin, et continuer pendant quelque temps. En outre, on conseille, soir et matin, une pilule de 5 centigr. d'extrait de belladone. Dans la journée, on aura, pour boisson, une décoction d'orge perlé, coupée avec du lait. Pour l'alimentation, on usera de laitage, de farineux, d'œufs frais, de bouillon, de viandes blanches. On évitera avec soin les crudités, les salaisons, les acidités. On se préservera, par dessus tout, de l'humidité et du froid aux pieds. — L'usage de la flanelle est excellent dans le catarrhe. — Quand il y a oppression et douleur sur quelques parties de la poitrine, on y appliquera un vésicatoire, que l'on entretiendra pendant une vingtaine de jours. — S'il y a une abondante expectoration muqueuse, sans fièvre ni chaleur à la peau, on donnera, tous les matins, une verrée de jus de cresson, coupée avec du lait.— Le catarrhe ne doit jamais être négligé, car il dégénère très facilement en phthisie. — Les personnes sujettes au rhume, pendant l'automne et l'hiver, s'en préserveront facilement en usant, dans ces saisons, de petite sauge ou de romarin, en infusion, et en fumant ces herbes sèches, surtout quand elles sentiront l'invasion du mal. — Contre le catarrhe suffocant, faites bouillir de la marjolaine dans du vin blanc, et recevez-en la fumée, par un entonnoir, dans le nez.

CAUCHEMAR

DES ADULTES ET DES ENFANTS

Caractères et Symptômes. — Une des causes les plus ordinaires, chez les adultes, c'est un état de plénitude de l'estomac, joint au coucher sur le flanc gauche. Le remède est tout indiqué : il faut manger peu, le soir, ou ne se mettre au lit que quand la digestion est entièrement accomplie.

L'enfant, sous l'empire du cauchemar, se réveille en jetant des cris perçants; son visage exprime l'effroi, le regard est fixe, l'agitation, souvent, est extrême, et les efforts faits pour le calmer restent quelquefois sans résultat. Les convulsions n'ont parfois pas d'autre origine, en raison des phénomènes nouveaux que produit le cauchemar chez l'enfant.

Traitement. — Eviter d'abord ces contes absurdes et effrayants, présentés trop souvent à l'imagination impressionnable des enfants. On leur donnera, au dernier repas, des aliments légers, et l'heure du coucher sera suffisamment éloignée de celle de ce dernier repas. On aura soin aussi, pour les enfants, d'éviter la trop grande chaleur du lit. Si, malgré ces précautions, le cauchemar se renouvelait, il y aurait lieu d'attribuer ce phénomène à la présence de vers intestinaux.

Pour dissiper le cauchemar, il faut réveiller doucement l'enfant, sans porter brusquement la lumière devant ses yeux, lui présenter des objets qui l'amusent dans ses jeux habituels, en un mot, chercher à détourner son attention du rêve qui l'effrayait.

On lui donnera à boire, par petites gorgées, de l'eau sucrée, additionnée d'eau de fleurs d'oranger, et si la vive coloration de la face et la chaleur brûlante du front indiquaient que le sang s'est porté à la tête, on appliquerait des sinapismes aux pieds ou aux mollets.

CHLOROSE OU PALES COULEURS

Caractères et Symptômes. — La chlorose est caractérisée par la pâleur de la peau, un état de faiblesse générale, la dépravation des fonctions digestives, la gêne de la respiration. Un des symptômes les plus curieux de cette maladie, c'est une vibration sonore qui se fait entendre le long des artères et surtout des artères carotides. Les battements du cœur sont aussi plus étendus et plus clairs que dans l'état de santé.

Traitement. — Le changement d'air, une vie plus active, des exercices musculaires, des distractions convenables, des frictions sèches et aromatiques sur tout le corps suffiront, souvent, pour amener la guérison.— Les aliments et boissons toniques sont, ici, particulièrement recommandés. La petite centaurée, le houblon, l'absinthe, l'aunée, l'angélique, la gentiane fourniront d'excellentes boissons amères. Le romarin est aussi indiqué. — Que la chloratique n'emploie jamais de préparations ferrugineuses, si elle est sujette aux rhumes ou si elle a des poitrinaires dans sa famille. (Voir anémie, dont le traitement peut être appliqué ici).

CHOLÉRA

Caractères et Symptômes. — Abattement considérable des forces, insomnies et anxiétés épigastriques, sentiment de pesanteur et parfois d'ardeur, qui s'étend de la région précordiale à la gorge ; voix faible, pouls petit, lent, nausées ou vomissements ; hoquets fréquents, tintements d'oreilles, urine épaisse, rare, rouge ; déjections alvines très fréquentes, ordinairement muqueuses, blanchâtres, semblables à une décoction de riz mal clarifiée. Tels sont les premiers symptômes du choléra à son début.

Traitement. — L'important est : 1° de réchauffer le malade à l'intérieur et à l'extérieur ; 2° d'arrêter les vomissements, les évacuations alvines ; 3° d'adoucir les crampes et de calmer les douleurs intestinales. Nous donnerons les recettes qui ont le mieux réussi dans différentes épidémies de choléra :

1° *La médication suivante, dont la recette a été répandue à profusion par une sœur religieuse, a donné d'excellents résultats à Marseille :* Prenez une petite poignée de camomille romaine et autant de feuilles de menthe poivrée; faites bouillir cinq minutes dans un litre d'eau; passez avec expression. Pour un adulte, la dose est de six cuillerées à bouche de cette infusion, à laquelle on ajoute deux cuillerées d'eau-de-vie ou de rhum, avec une cuillerée de sucre. On boit ce mélange le plus chaud possible. Trois quarts d'heure après, même dose. Le malade ne prendra rien entre les deux doses, mais seulement une heure après la deuxième ou troisième dose. En même temps on travaillera à réchauffer le malade, même malgré lui, pour amener une sueur abondante (couvertures de laine, bouteille d'eau chaude, etc.) Pour tisane : camomille ou menthe poivrée; lavements avec de la graine de lin ou tête de pavot, ou lavements amidonnés et laudanisés. Si le malade se plaint du mal d'estomac, faites-lui prendre, gros comme une noisette, de thériaque dans deux travers de doigt de vin rouge chaud. Des lavements, préparés avec la thériaque, sont utiles. Quand la réaction s'est opérée, couvrez un peu moins le malade, et, s'il se plaint de maux de tête, sinapismes aux jambes.

2° *Recette dite de la sœur de charité* : Prenez racine d'angélique, racine de calamus aromatique, racine de grande aunée, racine de gentiane, baies de genièvre, de chaque, 32 gr.; mettez macérer dans un litre d'eau-de-vie, pendant trois ou quatre jours; puis tirez à clair et conservez pour l'usage, dans une bouteille bien bouchée. La dose est d'un verre à liqueur pour adulte; beaucoup moins pour un enfant. Si la réaction ne se fait pas, donnez une deuxième dose, après une demi heure d'intervalle. Pour tisane, et par petites tasses, de demi heure en demi heure, une infusion de sept ou huit feuilles de sauge ou de menthe poivrée, ou deux ou trois gouttes d'essence de menthe sur un peu de sucre.

CHOLÉRINE

CARACTÈRES ET SYMPTÔMES. — Le choléra est rarement foudroyant; il s'annonce par des symptômes qui forment le 1er degré, connu sous le nom de *cholérine*. Celle-ci doit être soignée avec la plus grande précaution, car la moindre négligence pourrait avoir les suites les plus funestes. Voici les symptômes de la cholérine : diarrhée légère avec évacuation explosive, accompagnée d'une émission brusque, plus ou moins abondante, de gaz ; tendance aux sueurs froides, aux défaillances ; malaise général, embarras du ventre, diminution des forces au physique et au moral, oppression de poitrine, faiblesse de pouls, dégoût et pesanteur d'estomac.

TRAITEMENT. — Diète absolue, séjour au lit, couvertures de laine et boissons sudorifiques, pour amener une transpiration générale; les infusions seront de thé ou de menthe poivrée, avec 1 ou 2 cuillerées à café de rhum ou d'eau-de-vie, dans deux travers de doigt de vin rouge chaud. Si, malgré la sueur, le ventre reste douloureux, et que les envies de vomir persistent, donnez un quart de lavement amidonné et laudanisé. On le prépare ainsi : dans un verre d'eau tiède, mettez deux cuillerées à café d'amidon, et 12 à 15 gouttes de laudanum de Sydenham. A défaut de laudanum et d'amidon, employez l'eau de son et la décoction d'une demi tête de pavot. L'application d'un sinapisme enlève, comme par enchantement, le sentiment de pesanteur, que les malades éprouvent, dans la région épigastrique, pendant la cholérine. Voici un second traitement : Infusion de camomille pour boisson ; 1/2 lavement, matin et soir, avec 20 gouttes de laudanum ; frictions sèches sur les membres ; prendre, par cuillerées à bouche, de 1/2 heure en 1/2 heure, la potion suivante : infusion de tilleul, 8 cuillerées ; sirop diacode, 2 cuillerées ; ou bien laudanum, 12 gouttes ; rhum, 2 cuillerées à café ; éther sulfurique, 20 gouttes. Entourer le malade de couvertures chaudes.

CHORÉE OU DANSE DE SAINT-GUY

Caractères. — Mouvements involontaires qui ont lieu dans un bras, une jambe, dans les muscles de la face ; quelquefois le malade se livre à des contorsions bizarres. Ordinairement, le sommeil apporte du repos. Cette maladie affecte surtout les enfants et les jeunes personnes de 10 à 15 ans.

Traitement. — Les bains froids ou les affusions sont excellents pour guérir la chorée. Si la maladie se montre rebelle, on prend de la valériane, à la dose de 1 gramme par jour ; on en augmente successivement la quantité. Le malade évitera les liqueurs, le café, le thé, les épices, les stimulants ; il lui faut, avec de l'exercice, un air pur et sec.

COLIQUES

I

Colique inflammatoire.

Caractères et Symptômes. — Sensibilité du

ventre, chaleur brûlante, soif vive, pouls accéléré, dur, visage coloré, langue rouge. On doit supposer qu'il y a inflammation de l'estomac et des intestins.

Traitement. — En l'absence du médecin, on donnera des 1/2 lavements de mauve ou de graines de lin, des bains tièdes et prolongés ; au sortir du bain, des cataplasmes émollients et laudanisés sur le ventre ; pour boisson, des infusions de fleurs de violettes, de guimauve, de la tisane d'orge légère ou du petit lait clarifié. On appliquera 20 sangsues sur le creux de l'estomac ou bien autour du nombril. Il faudra bien s'assurer, dans les coliques, si une hernie n'en serait pas la cause. Celle-ci se reconnaîtra aisément à une tumeur douloureuse, située, le plus souvent, au pli de la cuisse ou bien près du nombril.

II

Colique des Enfants.

Dans les coliques des enfants sujets aux vers, on ne donnera aucun remède irritant ; on se bornera à des lavements, à des cataplasmes sur le ventre. On donnera de l'huile d'olive, par cuillerée, et, une fois la colique passée, on fera prendre, dans un peu de bouillon, 8 grammes d'huile de ricin, aux enfants au-dessous de 3 ans ; et, 16 grammes, à ceux qui passent cet âge.

III

Colique néphrétique.

Caractères et Symptômes. — Cette colique

est un symptôme de la néphrite ou inflammation du rein. Le malade ressent une pesanteur, plus ou moins douloureuse, d'un seul côté de la région des lombes, douleur augmentant par la pression ou le decubitus sur le ventre ou le côté opposé ; rareté ou suppression des urines qui, en général, sont rouges, sanguinolentes et expulsées avec beaucoup de peine ; parfois, il y a de la fièvre et des vomissements. L'examen des urines montrera s'il y a des calculs dans les reins.

Traitement. — Prenez la racine de l'aunée ; après l'avoir nettoyée sans la ratisser, lavez-la légèrement dans de l'eau fraîche ; coupez-la ensuite en tranches, de l'épaisseur d'une pièce de 1 fr., que vous enfilerez à la manière d'un chapelet et ferez sécher à l'ombre. Quand ces rondelles seront bien sèches, vous les pilerez, dans un mortier, pour en obtenir une poudre grossière, dont vous prendrez 60 grammes. Faites infuser à froid cette poudre pendant 3 fois 24 heures, dans 240 grammes d'eau. — Ou bien encore, prenez 4 cuillerées d'eau-de-vie, 4 d'eau, 4 de lait, 4 de sucre en poudre, 4 d'huile d'olive, 4 de bon vin. Vous mêlerez bien le tout et ferez boire au malade. Pour la colique néphrétique, on pourra aussi user de bains tièdes ; on emploiera des compresses trempées dans une décoction de mauves ou de graines de lin. De cette décoction, on prendra aussi des lavements. A l'intérieur, pendant 15 jours, on prendra une pincée de poudre très fine de la verge d'or, mêlée dans un œuf frais peu cuit, que l'on avale, le matin à jeun, trois ou quatre heures avant déjeuner.

IV

Coliques venteuses.

Caractères et Symptômes. — La colique venteuse est très fréquente parmi les gens de la campagne ; elle a pour symptômes l'élévation et la résonance de l'abdomen. Contrairement à ce qui se passe dans la colique inflammatoire, il n'y a ici ni fièvre, ni sensibilité du ventre, quand on le touche.

Traitement. — Infusion de fleurs de camomille, de feuilles d'oranger, de graines de fenouil; lavements avec ces mêmes plantes ; frictions, sur le ventre, avec des linges chauds ou avec la main imprégnée d'eau de mélisse ou d'huile de camomille ; diète sévère. — Voici d'autres remèdes : Il faut donner un lavement d'huile de noix et de vin clairet, mélangés par moitié. Sur la partie malade, on applique un torchon, le plus sale que l'on a, après l'avoir bien fait chauffer. On fait prendre au malade un petit morceau de sucre, sur lequel on a versé quatre gouttes d'éther.

Un autre remède plus simple, pour la colique venteuse, c'est de faire bouillir, dans un verre d'eau, une poignée de fenouil en grains ; quand il est réduit de moitié, on passe et on ajoute 3 grandes cuillerées à bouche d'huile d'olives ou d'amandes douces. On prendra cette potion le plus chaud possible.

V

Colique de plomb ou des peintres.

Caractères et Symptômes. — Cette maladie

atteint particulièrement les broyeurs de couleurs, les peintres en bâtiments, et, en général, toutes les personnes qui travaillent les sels de plomb ; dans cette maladie, il y a douleurs très vives du ventre, lesquelles se calment par la pression ; vomissements verdâtres, constipation opiniâtre, altération de la voix, suppression ou rareté des urines, matières fécales noires, liseré noir sur les gencives.

TRAITEMENT. — *Le traitement* dit *de la Charité* a reçu la sanction du temps et de l'expérience. Voici en quoi il consiste :

1er jour. — Le matin, *le lavement purgatif des peintres*, composé de feuilles de séné, 16 gr. ; faites bouillir dans suffisante quantité d'eau ; ajoutez à la décoction : sulfate de soude, 16 gr. ; vin émétique, 120 gr. Dans la journée, on donne *l'eau de casse avec les graines* : eau de *casse* simple, 1 litre ; *sulfate* de magnésie, 30 gr. ; tartre stibié, 0 gr. 15. Le soir, le *lavement anodin des peintres*, fait avec huile de noix, 180 gr. ; vin rouge, 360 gr. ; après cela, le *bol calmant* : thériaque, 4 gr. ; opium, 0 gr. 07.

2e jour. — Le matin, on donne *l'eau bénite*, qui consiste en tartre stibié, 0 gr. 30 ; eau tiède, 250 gr., à prendre en deux fois, à une heure d'intervalle. Après le vomissement, on doit prendre, dans le reste du jour, la *tisane sudorifique laxative* suivante : séné, 4 gr. ; gaïac, squine, salsepareille, de chaque 30 gr. ; faites bouillir pendant une heure dans 3 litres d'eau ; réduisez à deux, ajoutez : sassafras, 30 gr. : réglisse, 15 gr. ; faites bouillir légèrement et passez. Le soir, le lavement anodin et le bol calmant, comme le 1er jour.

3e jour. — On donne *l'eau de casse*, comme le 1er jour, mais sans les graines, le *lavement purgatif des peintres*, la tisane sudorifique laxative seulement; la dose de séné est portée à 30 gr. ; le soir, le lavement anodin et le bol calmant.

4e jour. — La *potion purgative des peintres*, composée de : infusion de séné, 180 gr. ; électuaire diaphœnix, 30 gr. ; jalap en poudre, 1 gr. 50 ; sirop de nerprun, 30 gr. On aide l'action du purgatif par la tisane sudorifique laxative ; le soir, le lavement anodin et le bol calmant.

5e jour. — Comme le troisième.

6e jour. — Comme le quatrième.

S'il reste encore des coliques, on continue jusqu'à ce qu'il n'y ait plus de douleurs. On est guéri lorsque, pendant cinq ou six jours après la cessation des purgatifs, la constipation n'a pas reparu. Diète sévère pendant le traitement.

CONSTIPATION

Caractères et Symptômes. — La constipation ne doit être combattue, que lorsque sa durée, trop prolongée, donne lieu à un malaise général, à des maux de tête, et nécessite, à chaque évacuation, de pénibles efforts. Si les selles sont exemptes de douleur, après une périodicité régulière de 2 ou 3 jours, il n'y a pas lieu de s'alarmer de la constipation.

Traitement. — Si la constipation se déclare accidentellement chez des personnes qui n'y sont point habituellement sujettes, elle cèdera à l'emploi du bouillon de veau et des lavements à l'eau de son, avec 1 ou 2 cuillerées d'huile d'olive. — Quant à la constipation qui tient au tempérament, on devra y remédier, tout d'abord, par de l'exercice modéré, l'abstention de liqueurs spiritueuses et d'aliments échauffants ou fortement épicés, l'usage des bains tièdes et des boissons délayantes. — Le pain de froment, non bluté, est un remède contre la constipation opiniâtre.

Nous en indiquerons un certain nombre, car cette affection est malheureusement assez commune: 1° Boire, matin et soir, un bon verre d'eau fraîche. — 2° Boire de l'eau de son, dans laquelle on délaye une certaine quantité de miel. — 3° Mettre dans la soupe quelques feuilles de mauve. — 4° Le matin, à jeun, manger du pain grillé, que l'on a trempé préalablement dans de l'huile d'olive. — 5° Avaler la valeur d'une grosse noix de beurre frais, et boire, par-dessus, un verre de vin bien trempé d'eau. — 6° Prendre, une heure avant le dîner, chaque semaine, 32 grammes de manne, dissoute dans du jus de pruneaux. — 7° Pour votre boisson, prenez de l'eau dans laquelle vous aurez fait bouillir du seigle.

CONVULSIONS OU ECLAMPSIE

Caractères et Symptômes. — L'enfant bâille, fait la grimace, son regard, fixe, hébété, est porté en haut, il contourne ses bras ou ses jambes, rétracte ses doigts ; ses traits sont étirés, ses lèvres entr'ouvertes : tels sont les caractères et symptômes des convulsions. Les convulsions proviennent, le plus souvent, de la dentition et des vers ; parfois aussi, elles ont pour causes, chez les enfants très jeunes, l'impression du froid, un vêtement trop serré, une piqûre d'épingle, une indigestion.

Traitement. — Il faut agir promptement, en attendant l'arrivée du médecin. La première chose sera de débarrasser l'enfant de ses langes ou de ses vêtements, et de l'exposer à l'air frais, la tête haute. Sur le front et les tempes, on appliquera des compresses d'eau froide vinaigrée. Dans la bouche, on lui mettra une petite pincée de sel de cuisine. On préparera un bain tiède, auquel on ajoutera une forte infusion de tilleul ou de racines de valériane, et on y mettra le malade, pendant 1/2 heure ou même une heure. — Si c'est nécessaire, on appliquera des sinapismes aux jambes. Un quart de lavement d'eau salée sera utile. Enfin on fera prendre au malade quelques cuillerées d'eau sucrée, additionnée d'eau de fleurs d'oranger ou de quelques gouttes d'éther. — Il y aura lieu de soupçonner la dentition, comme cause de l'accès, si celui-ci éclate pendant la période où un groupe dentaire apparaît. On pourra alors appuyer fortement le doigt sur la gencive, pour que la dent la tranche elle-même. S'il y a des vers, on emploiera les vermifuges.

COQUELUCHE

Caractères et Symptômes. — La prudence exige qu'on prenne certaines précautions, car la coqueluche se communique principalement par l'haleine, non seulement d'un enfant à un autre, mais encore d'un enfant à une grande personne. Le symptôme le plus accusé de cette affection, et auquel on ne saurait se méprendre, consiste en quintes de toux prolongées, accompagnées de suffocations, et imitant, en quelque sorte, le chant du coq. Son caractère spécial serait la présence d'une petite ulcération sur le frein de la langue.

Traitement. — La coqueluche a trois périodes. *La première période* dure une quinzaine de jours. Elle n'offre pas d'autres caractères que ceux d'une simple affection catarrhale. Le traitement de la coqueluche, dans cette première période, est celle du rhume ordinaire. *La seconde période*, période spasmodique des quintes, dure de 15 à 50 jours. Elle est caractérisée par la fréquence des quintes. Pour soulager le malade, on recommande divers remèdes que nous indiquerons. — 1° Le café, bien chaud et sucré, à la dose d'une cuillerée à café jusqu'à 2 ans, d'une demi cuillerée à soupe jusqu'à 4 ans, et d'une cuillerée entière au dessus de cet âge, trois fois par jour. Joindre à cela l'usage de viandes rôties, hachées si l'enfant, trop jeune, ne peut les mastiquer. On évitera le lait, les fruits, les fécules, les sucreries (M. Guiot). — 2° Une ou deux pincées de fleurs du narcisse des prés, par verre d'eau bouillante ; on sucre et on boit par cuillerée à café (Cazin). — 3° Faire bouillir 3 poireaux dans 3 litres d'eau, jusqu'à réduction d'un tiers ; passer, ajouter 250 gr. de sucre et mettre sur le feu, pour faire bouillir, une seconde fois, jusqu'à réduction d'un tiers. On passe et on met en bouteilles. On en prend une cuillerée, matin et soir (Richard). — 4° Le sirop d'ortie, 2 ou 3 cuillerées par jour ; le gui de chêne, 65 à 75 gr., trois fois par jour. — Pour rendre les quintes moins pénibles, on placera l'enfant dans une position assise, en ayant soin de lui tenir la tête un peu relevée et soutenue avec la main appuyée sur le front. On parvient aussi quelquefois à extraire, avec le doigt, les mucosités accumulées dans la bouche. De plus, si l'on peut faire boire le petit malade, pendant la quinte, on en abrègera singulièrement la durée et l'intensité. Pour boisson, on donne une infusion de fleurs de violettes, ou de mauves ou de coquelicots, à laquelle on peut ajouter quelques cuillerées d'une potion gommeuse ou d'un looch blanc. — Dans la *période de déclin*, les légers excitants et les toniques, employés d'une manière convenable, hâtent la guérison. Au régime lacté et aux boissons délayantes, chez les enfants faibles et épuisés, on fera succéder avec avantage les décoctions de quinquina, de lichen d'Islande, l'infusion de serpolet ou de lierre terrestre, un régime fortifiant, les viandes rôties, le lait d'ânesse. — Un moyen curatif, d'un effet plus prompt, c'est le déplacement du malade.

CORS AUX PIEDS ET ŒILS DE PERDRIX

On se gardera bien, pour extirper les cors, d'employer des substances corrosives, telles que : l'eau forte, l'huile de vitriol ; c'est un moyen toujours dangereux, parce que l'on n'est pas maître de limiter l'action de ces substances.— On pourra, sans inconvénients, y appliquer un emplâtre de feuilles de lierre, confites dans du fort vinaigre, de feuilles de joubarbe écrasées, ou bien mettre, sur le cor, une gousse d'ail écrasée, que l'on renouvelle souvent, et encore un petit cataplasme de moutarde. — Le suc de la chélydoine donne encore de bons résultats. — On réussit aussi, en touchant le cor, plusieurs fois par jour, avec de la teinture d'iode. — Voici un remède dont le succès a été bien des fois constaté. Si la tête du cor est trop épaisse, on la gratte un peu, sans cependant l'enlever complètement, puis on prend un morceau de soufre, de la grosseur d'un petit pois, auquel on met le feu, après l'avoir posé au milieu du cor. La douleur sentie est assez vive, mais il la faut supporter le plus longtemps possible. Quand la douleur devient insupportable, ou bien quand on juge que le cor est calciné à fond, on mouille simplement le doigt et la douleur s'arrête instantanément, dès qu'il est posé sur le soufre en combustion. Avec la pointe d'un couteau, on décolle alors facilement la tête du cor, que l'on tirera avec le doigt hors de son trou ; la pointe sortira avec la tête, si l'opération a réussi. On mettra, sur le trou, un peu de charpie, trempée dans l'huile, et quelques jours après, tout sera guéri.

Les excroissances, désignées sous le nom d'œil de perdrix et placées entre les doigts des pieds, sont plus douloureuses que les cors. Voici un des meilleurs traitements à leur opposer. On met un linge fin double ou un petit tampon de ouate entre les doigts du pied, à l'endroit même où se trouve logée l'excroissance. Le soir, en se mettant au lit, on enlève le linge ou la ouate qu'on remplace par une couche de suif à demi fondu, pour l'y laisser pendant toute la nuit. Le lendemain matin, on trempe le pied dans de l'eau tiède, on enlève le suif, et, avec un canif peu tranchant, toutes les petites peaux qui se détachent. Le pied, une fois bien essuyé, on met, comme la veille, entre les doigts, un linge fin ou de la ouate. Ce traitement sera continué un mois ou deux.

CORYZA

Caractères et Symptômes. — C'est le rhume de cerveau, avec perte de l'odorat, douleur frontale, suppression du mucus nasal, puis épaississement de ce même fluide.

Traitement. — On guérit aisément le coryza, par une tisane chaude ou des vapeurs émollientes dirigées vers les fosses nasales. — La *Médecine des pauvres* prescrit la décoction suivante : Mettez une poignée de marjolaine, 10 clous de girofle, et un petit morceau d'ellébore blanc, dans un demi litre d'eau ; versez un peu de cette décoction dans le creux de la main, respirez-en par le nez, elle fera beaucoup éternuer et déchargera le cerveau. — Prisez encore la poudre suivante : sucre pulvérisé, gomme arabique, camphre pulvérisé, parties égales. — Recevez par le nez et par la bouche, la fumée du poivre en poudre ou du vinaigre, jetés sur une pelle rougie. — Ou encore, prendre une gorgée d'eau-de-vie, que l'on garde dans la bouche.

CRACHEMENT DE SANG OU HÉMOPTYSIE

Caractères et Symptômes. — Toux avec oppression et rejet, par la bouche, d'une quantité de sang plus ou moins grande, de couleur vermeille ou noirâtre, mélangé ou non avec de la salive. Cette affection se lie à des lésions graves de la poitrine.

Traitement. — Appliquer des compresses froides sur la tête, et de la moutarde aux jambes. Administrer des boissons froides, acidulées. — Le suc d'ortie est très propre à faire cesser le crachement de sang. Faire boire aussi une décoction de feuilles et de semences de plantain dans de l'eau ferrée. — Un des meilleurs moyens pour arrêter le crachement de sang, c'est de mettre dans la bouche du malade une cuillerée à café de sel de cuisine fin, et de faire boire ensuite de l'eau peu à peu. Répéter tous les quarts d'heure, s'il est besoin. — Si à la suite d'une chute ou d'un coup, il y a du sang caillé dans la poitrine, il faut faire avaler au malade du jus de persil avec du miel, ou un verre de forte décoction du géranium herbe-à-Robert. — On conseille aussi de boire un verre d'huile d'olive. Le jus de cerfeuil avec du vin blanc est encore recommandé.

CRAMPES

I

Crampes aux jambes.

Les crampes aux mollets ou aux doigts des pieds, fréquentes, pendant la nuit, chez les gens qui marchent beaucoup, cèdent à l'application subite du froid; il suffit de poser la pointe du pied sur le carreau ou sur une plaque de marbre, en tendant la jambe, le plus fortement possible. On recommande, aux personnes sujettes aux crampes, la tisane de racine de valériane, ou bien la friction, avec de l'huile de laurier, du membre que l'on aura soin d'envelopper ensuite chaudement.

II

Crampes d'estomac.

Caractères et Symptômes. — Généralement elles sont les symptômes d'une gastralgie. Elles peuvent aussi provenir de l'anémie, de l'hystérie, de l'hypocondrie, de la faiblesse générale. La douleur ressentie au creux de l'estomac est très vive, et se calme par la pression.

Traitement. — Infusion de tilleul ou de fleurs d'oranger, additionnée de 7 à 8 gouttes de laudanum par tasse. Ou bien 1 ou 2 gouttes d'éther dans une cuillerée d'eau sucrée. A ces remèdes, on joindra l'application, sur le creux de l'estomac, d'un cataplasme de farine de lin, arrosé de 6 à 7 gouttes de laudanum. On traitera naturellement, avant tout, les maladies dont les crampes ne sont que les symptômes.

CRAPAUD (Venin d'un)

Il faut promptement essuyer et laver avec de l'eau salée la partie atteinte.

CREVASSES

I

Crevasses aux pieds et aux mains.

Prenez moelle de bœuf crue, 30 grammes ; graisse de rognons de veau, 60 gr. ; huile d'olive, 15 gr. ; miel blanc, 15 gr. ; camphre, 1 gr. 1/2. La moelle de bœuf, la graisse de veau et l'huile sont fondues ensemble sur un feu doux et passées à travers un linge ; on ajoute le miel, quand le mélange est à moitié refroidi, et, quand celui-ci est tout-à-fait froid, on y met le camphre en poudre.

II

Crevasses aux seins.

La plus minutieuse propreté de la nourrice et de l'enfant sont les moyens préventifs, par excellence, contre les crevasses du sein. S'il en survient néanmoins, on se sert de la pommade ci-dessus indiquée, ou bien il faut saigner le bout du sein. Si le sein est très douloureux, on a recours à un bout de sein artificiel. Un peu de cérat sur la partie malade, avant de remettre le bout artificiel, est encore un excellent remède. Si le mamelon est très rouge, s'il est irrité, il faut le faire tremper, pendant 10 à 15 minutes, avant de donner le lait ; un verre à liqueur ou un coquetier peut servir à cet usage. Il convient aussi de laver le bout du sein, avec de l'eau tiède, après que l'enfant a cessé de téter, avant d'y mettre le cérat et le bout artificiel. — Parfois, la rougeur s'étend au-delà du mamelon, dans ce cas, on placera, sur le sein, un cataplasme de farine de graines de lin, beaucoup plus étendu que la partie enflammée, on couvrira le sein avec quelque chose de doux et de chaud, pendant la succion. Un nouveau cataplasme sera mis, aussitôt que l'enfant cesse de téter et que le sein a été lavé. — Si l'enfant reste 4 ou 5 heures sans téter, il faut renouveler le cataplasme, sous lequel on peut mettre aussi le cérat et même le bout artificiel. — Quelquefois, les crevasses sont occasionnées par un relâchement de la peau, alors le sein, au lieu d'être rouge, est blafard. Dans ce cas, on fait tremper, cinq ou six minutes, le mamelon dans un peu de vin rouge sucré ou dans de l'eau de guimauve, animée de quelques gouttes d'eau-de-vie; avant d'y placer le cérat et le bout artificiel, chaque fois que l'enfant a tété. Enfin, si le mal s'aggrave, on aura recours aux pis de vaches, montés sur un rebord en buis. Quand on veut s'en servir, on les fait tremper dans de l'eau légèrement tiède, jusqu'à ce qu'ils soient devenus moux et souples comme de la chair vivante, on les essuie, puis on pose un de ces bouts sur le mamelon, de manière que celui-ci entre dans sa cavité. On place le troisième doigt et l'index sur le rebord de buis et on appuie, pour qu'il porte bien exactement sur le sein; l'enfant reçoit ce mamelon artificiel et peut ainsi téter, sans toucher au sein de sa mère. Pendant la succion, il faut bien veiller à ce que l'air ne s'introduise pas sous le rebord, car les efforts faits par l'enfant, pour aspirer le lait, seraient inutiles; n'avalant que de l'air, il se rebuterait bientôt.

CROUP

Caractères et Symptômes. — Respiration bruyante, courte, pénible, ressemblant au râle; la toux est rauque; par son cri, l'enfant imite le son prolongé du coq qui vient de crier. Il porte souvent la main à son cou, car il éprouve une vive constriction à la gorge. Cette difficulté de respirer est le symptôme caractéristique de cette maladie, produite par la formation d'une fausse membrane, qui obstrue le larynx et la trachée-artère et amène une inflammation aigüe. — Le croup étant excessivement contagieux, il faut éviter, en se plaçant un peu de côté, de recevoir directement les émanations de la bouche. Il sera prudent de se gargariser avec de l'eau vinaigrée.

Traitement. — En attendant le médecin, qui sera de suite appelé, on donnera à l'enfant 20 à 30 centigrammes d'ipécacuanha dans une légère infusion de mélisse ou de violettes; s'il y a lieu, on reviendra plus tard à ce moyen. On appliquera, aux bras, des sangsues, au nombre correspondant à celui des années de l'enfant, et, sur les pieds, des cataplasmes sinapisés. On administrera un ou deux lavements, dans lesquels on mettra une cuillerée à café de vinaigre. On renouvellera l'application des sangsues, des deux côtés de la gorge. — On conseille de faire couler dans la gorge de l'enfant le jus exprimé d'un citron. — De nombreux cas de guérison ont été obtenus par le goudron et la térébenthine. On fait brûler, dans la chambre du malade, ces deux substances mélangées; la fumée qui s'en dégage, aspirée par l'enfant, fait détacher les fausses membranes.

D

DARTRES

Caractères et Symptômes. — Sous le nom de dartres, on a désigné, pendant longtemps, diverses maladies de la peau; mais, aujourd'hui, la médecine a donné à chacune d'elles un nom spécial. Sous ce titre général, nous classerons: l'*eczéma* ou dartre vive, le *lupus* ou dartre rongeante, le *psoriasis* ou dartre écailleuse, le *pityriasis* ou pellicules. Les dartres, on le comprend, doivent s'offrir sous des formes diverses; mais généralement elles sont produites par des boutons pustuleux ou vésiculeux, réunis par groupe et environnés d'une aréole rouge. La peau est enflammée et on y éprouve un sentiment de démangeaison ou de brûlure, tantôt continu, tantôt par paroxysme. Des boutons suinte d'abord un liquide âcre, puis ils se convertissent en légères écailles farineuses ou en larges exfoliations, ou bien ils forment des croûtes épaisses, ou même ils rongent la peau.

TRAITEMENT. — Si les dartres sont récentes, il suffit d'employer le cérat soufré ou la pommade de Dupuytren. Des décoctions de mauve, de jusquiame et de morelle, parties égales, donneront des lotions émollientes pour calmer les démangeaisons; on fera bien d'y ajouter quelques gouttes de vinaigre ou de jus de citron. On fera usage de la tisane de douce-amère, à laquelle on ajoutera un peu de sirop dépuratif. Quant au régime, il consiste à éviter les aliments échauffants: salaisons, pâtisseries, viandes fumées, ragoûts, liqueurs, etc. On préfèrera les végétaux à la viande; un air pur, un exercice modéré, une vie tranquille conviennent très bien ici.— Quand les dartres sont invétérées, il sera bon d'établir un vésicatoire. Les dépuratifs seront employés; on se purgera 2 ou 3 fois par mois. On conseille les bains tièdes.— Voici une eau très bonne contre les dartres en général:

dans 6 litres d'eau, mettez 3 racines de blettes coupées en morceaux ; 25 ou 30 feuilles de lierre ; 125 gr. de plantain, feuilles et racines ; 32 gr. de sel de nitre, avec une cuillerée de vinaigre. Faites bouillir lentement jusqu'à réduction de moitié. Arrosez les dartres, plusieurs fois dans le jour, jusqu'à parfaite guérison. On pourra employer aussi, comme liniment, du soufre et de la chaux vive, parties égales de chaque, triturés et incorporés dans de l'huile d'olive, ou bien de la suie de cheminée, du vinaigre ou de l'eau mêlés ensemble. — Si les dartres avaient un caractère inflammatoire, on ferait prendre du petit lait, les sucs frais de pissenlit, de tussilage, de cresson, de fumeterre. Un bain soufré conviendrait. — Si les dartres sont vives, vous ferez quelques-uns des remèdes suivants : 1° Appliquez des compresses trempées dans le suc des feuilles et des racines de la patience sauvage. — 2° Prenez de vieilles noix, du sel commun, du vinaigre, de chacun 32 gr. ; le tout étant pilé ensemble, appliquez sur les dartres vives. — 3° Le suc tiré des écorces vertes des noix pilées et appliqué, 2 fois par jour, est un remède qui ne le cède à aucun autre. — 4° Faites cuire dans du vinaigre de jeunes branches de figuier, puis broyez-les et faites des onctions sur les dartres ; les plus malignes guériront assurément. — 5° Si les dartres sont rongeantes, vous appliquerez dessus des feuilles de tussilage pilées.

DÉMANGEAISONS

Bassiner les parties irritées avec une décoction de sauge faite dans de l'eau ou dans du vin. — On peut encore fomenter avec une décoction d'eau de plantain, dans laquelle on aura fait bouillir un peu d'alun.

DENTS

I

Maux de dents.

Caractères et Symptômes. — Cette névralgie provient de diverses causes : tantôt la dent est gâtée ou cariée ; tantôt il y a irritation rhumatismale, congestion sanguine, état nerveux, etc...

Traitement. — Il varie, nécessairement, selon la cause. Dans les maux de dents nerveux, on emploie des cataplasmes narcotiques, des bains de pieds sinapisés, une mouche d'opium à la tempe. S'il y a congestion sanguine, on conseille l'application de 4 ou 5 sangsues sous la mâchoire, quelques lavements, des boissons émollientes. S'il y a simple fluxion à la joue, on usera de cataplasmes sur la joue, de bains de pieds sinapisés, de boissons émollientes. Si la dent est gâtée, il faut la faire extraire ; si elle est simplement cariée, on la fait plomber, pour rendre le mal stationnaire. — Nous indiquerons maintenant les nombreux moyens, mis en usage, pour soulager le mal de dents. On devra choisir ou essayer ; mais nous tenons à prévenir que tous, en bien des cas, ont donné d'excellents résultats. — 1° La teinture d'aunée serait, d'après M. Timbal-Lagrave, le vrai spécifique des maux de dents. On met sur la dent un peu de coton imbibé de ce liquide ; ou bien on en verse un peu dans de l'eau chaude, et l'on en prend une gorgée qu'on tient dans la bouche, du côté malade. On réitère 2 ou 3 fois. — 2°, Souvent on fait cesser la douleur avec un grain de moutarde écrasé, ou bien avec un gargarisme du suc, soit de la pariétaire, soit de la racine de la chélidoine. — 3° On guérit l'agacement des dents avec un gargarisme composé d'eau d'orge, 100 parties ; miel rosat, 25 ; sel de cuisine, 1. — 4° On conseille d'introduire, dans la dent cariée, de la suie de cheminée, pétrie avec un peu d'eau-de-vie, et dont on fait des grumeaux. — 5° On peut faire cesser les douleurs, en introduisant du camphre dans la dent cariée; si la douleur persiste, on se passe avec le doigt de l'alcool camphré sur la dent, et on y applique un cataplasme salin. On peut encore mettre dans l'oreille un petit morceau de camphre enveloppé dans du coton. — 6° Faites rougir un morceau de fer, trempez-le dans du vinaigre dont vous vous gargariserez la bouche, du côté du mal de dents. — 7° Prenez une petite racine de noyer, ôtez-en la première écorce et mâchez la seconde sur la dent malade, le suc qui y pénétrera calmera la douleur. — 8° Faites bouillir 20 feuilles de lierre dans du vinaigre, jusqu'à diminution d'un tiers; jetez alors une pleine main de sel; faites faire quatre à cinq bouillons, passez l'eau dans un linge, et frottez avec cette eau les gencives, les dents et les tempes. — 9° Mettez dans l'oreille des feuilles pilées de millefeuille ou de la râpure de racine de plantain. — 10° Mettre tout près de l'oreille, du côté du mal, un petit emplâtre, de la grandeur d'une pièce de 50 centimes, composé de salive et de cendre faite avec de l'écorce de frêne. Sur cet emplâtre, on pose, pendant

7 à 8 minutes, un sou, sur lequel on appuie un peu le doigt. On ressent d'abord une vive douleur, comme une brûlure ; puis le mal disparaît.

II

Sortie des premières dents.

Effilez, dans une cafetière, une demi poignée de racine fraîche de guimauve, faites bouillir dans un litre d'eau, jusqu'à réduction de moitié. Enveloppez votre doigt d'une toile en fil de lin ou chanvre, fine, mais usée ; trempez-la dans la décoction tiède, et lavez-en doucement les gencives de l'enfant. Ce procédé, renouvelé plusieurs fois par jour, enlève des gencives la croûte formée par la bave ou la salive, attendrit la peau, et les dents poussent sans souffrance.

III

Conservation des dents.

Liqueur souveraine. — Prenez : romarin, 60 grammes ; cochléaria, 60 gr. ; sauge, 60 gr. ; le tout en herbe fraîche, haché grossièrement ; citron coupé par tranches (1 citron) ; cannelle pulvérisée, 8 gr. ; un litre eau-de-vie de cognac. Laissez infuser le tout, pendant un mois ; agitez la cruche, de temps en temps. — On se lavera la bouche chaque matin ; 8 à 10 gouttes, dans une cuillerée d'eau tiède. Garder, de cette liqueur, une cuillerée à café dans la bouche, quand on a mal aux dents.

Pour nettoyer les dents et raffermir les gencives,

prenez un citron, lardez-le de clous de girofle, suspendez-le dans la cheminée, et quand il sera bien sec, réduisez-le en poudre impalpable ; c'est une excellente poudre dentifrice. — On peut aussi mâcher des fleurs d'oranger.

DIARRHÉE

Caractères et Symptômes. — Dans la diarrhée, les déjections sont parfois liquides, parfois glaireuses, jaunâtres, ou d'un vert foncé. On ressent des douleurs vagues dans l'abdomen, suivies parfois de tranchées et de borgorygmes. — La diarrhée peut être une affection non seulement sans danger, mais même salutaire ; on se gardera bien alors de la combattre. Souvent c'est une maladie sérieuse qui, prolongée, affaiblit considérablement le malade et amène la cachexie, le marasme, la lienterie et d'autres affections maladives.

Traitement. — La simple diarrhée se traite par l'eau de riz gommée et la diète ; on y pourra ajouter quelques lavements d'amidon ou de tête de pavot. Si la diarrhée ne cède pas à ces premiers remèdes, on emploiera les suivants : Le meilleur remède est une tisane préparée avec 16 grammes de racine de rhubarbe, coupée et mise dans un nouet pour la faire bouillir. — Du bouillon, dans lequel on fait cuire du plantain, réussit très bien pour certaines diarrhées. — Pour boisson ordinaire, de l'eau, dans laquelle on aura éteint 14 ou 15 fois une boule d'acier, rougie au feu. — On pourra faire cuire des œufs frais, piler dans un mortier le jaune et le blanc, mettre le tout dans une tasse de lait chaud et faire boire en deux fois.

DIARRHÉE DES ENFANTS

Traitement. — Les enfants sont quelquefois atteints de diarrhées, souvent suivies d'une très grande faiblesse. Dans ces cas, on administrera avec succès de la viande crue, finement hachée et un peu salée. Pour un enfant de 3 ans, la dose sera de 125 à 200 grammes, chaque matin. — On pourra en outre employer les plantes suivantes : Infusion d'argentine, par tasses. — Décoction de 2 ou 3 glands dans une tasse de bouillon. — Décoction de feuilles de plantain dans un bouillon de mouton. — 4 grammes de semences de plantain pilées dans un verre de vin rouge. — On administre ces divers remèdes par cuillerées.

DYSSENTERIE

Caractères et Symptômes. — Cette maladie est souvent épidémique ; elle débute par un abattement général, suivi de violentes coliques ; on éprouve un besoin fréquent d'aller à la selle ; les efforts sont considérables et souvent sans résultats ; les déjections sont des mucosités filantes, sanguinolentes, quelquefois même c'est du sang pur.

Traitement. — On commencera par la tisane d'orge ou de riz, celle de chiendent, de racine de guimauve édulcorée avec le sirop de gomme. On donnera des lavements d'amidon ou de têtes de pavots. Si la diarrhée est très intense, on prendra, en lavement, un blanc d'œuf, délayé dans de l'eau sucrée. On pourra faire le même remède pour boisson. Des compresses trempées dans une décoction de têtes de pavots et arrosées de 8 à 10 gouttes de laudanum, seront appliquées sur le ventre. — Si le mal persiste, on emploiera un des remèdes choisis parmi ceux que nous allons indiquer : 1° Le remède le plus utile est le lait de vache, pris chaud le matin, et dans lequel on aura fait éteindre 3 ou 4 billes d'acier rougies au feu. — 2° L'éponge de l'églantier donnée en poudre, 4 gr. dans du bouillon, arrête le flux dysentérique. — 3° Comme boisson ordinaire, prendre de la décoction aqueuse du liège ou de la renouée. — 4° Mettre une bonne pincée de poudre de feuilles de sureau ou de vigne infuser, 12 ou 15 heures, dans un litre de vin blanc. — 5° Des lavements faits avec la rhubarbe et la morelle chargée de ses fruits. — 6° Hâchez bien menu des feuilles de renouée et faites-en une omelette que vous mangerez à votre dîner et aux autres repas, s'il est nécessaire. De plus, faites infuser la même plante dans le vin que vous buvez, ou trempez votre vin avec l'eau dans laquelle vous l'aurez fait bouillir, et vous guérirez promptement. — La millefeuille, quoique moins bonne, pourrait, dans le besoin, remplacer la renouée.

E

ÉCHARDES

Si, par accident, une écharde est entrée dans le doigt, pour éviter l'enflure suivie du panaris, il faut, avec des ciseaux très fins, extraire l'écharde ou fragment de bois ; mais si l'enflure ne permet pas l'extraction de l'écharde, il faut hâcher une poignée de persil, et avec de la mie de pain et du lait, en faire un cataplasme, qu'on applique sur le mal, l'enflure diminue, on extrait alors facilement l'écharde. — On applique ensuite, sur la partie malade, une petite compresse imbibée d'eau froide, mêlée à 8 ou 10 gouttes de baume de commandeur.

ÉCORCHURE

1° La peau extérieure de l'ail ou de l'oignon s'applique avantageusement sur les écorchures ; on l'y maintient jusqu'à ce qu'elle tombe d'elle-même. Sur l'écorchure de l'os de la jambe, elle cause une grande démangeaison qu'il faut supporter sans gratter. — 2° La peau qui est dans la coque d'un œuf frais du même jour guérit aussi. — 3° On se sert aussi de la ratissure de la racine fraîche de grande consoude, appliquée étendue sur du papier brouillard. — 4° Contre les écorchures des cuisses, après une marche, appliquer du suif de chandelle ou de la boue des chemins ; et encore des feuilles froissées d'argentine.

EMPOISONNEMENT

Traitement. — Deux excellents remèdes sont à votre portée : le lait et l'huile. Faire boire au malade le plus de lait qu'il pourra ; s'il vomit, tant mieux. Ajoutez, tous les quarts d'heure, une demi tasse d'huile, lin, amandes, œillette, noix ou olive. Si le poison était de l'arsenic, du sublimé, ou autre sel métallique, on fait boire de l'eau dans laquelle on a fait fondre du savon. — Si on ne réussissait pas à faire évacuer le poison, il faut tâcher de le rendre inoffensif, en le décomposant, ou le rendant insoluble. Dans ce but, si on a affaire à un empoisonnement par l'acide sulfurique ou par d'autres acides, on fait avaler de la craie, de l'eau de savon ; si ce sont des sels alcalins qui ont servi de poison, comme la lessive, la chaux, on administre du vinaigre, de l'huile ou des mucilagineux ; contre le cuivre et le mercure, le sucre, le lait, l'albumine ; contre l'antimoine, la décoction d'écorce de chêne ou le thé vert. En même temps, ou à défaut de ces contre-poisons, on recourra au lait, au blanc d'œuf, mélangé d'eau et à une boisson huileuse et mucilagineuse. S'il s'agit de poisons stupéfiants, tels que la jusquiame, la belladone, les champignons vénéneux, il faudra, après le vomissement, faire boire du café très fort, du vinaigre, arroser la tête avec de l'eau froide. — On recommande l'application sur le ventre de linges trempés dans le lait (Hufelard). — Pour favoriser le vomissement, on introduira le doigt ou des barbes de plumes dans l'arrière-gorge.

ENGELURES

I

Engelures rouges, démangeantes.

Faites dissoudre de la farine de moutarde noire dans de l'eau froide. Faites un cataplasme qui, mis entre deux gazes, recouvre les parties souffrantes; gardez-le vingt à trente minutes. Renouvelez chaque soir. — Fomentez chaudement, soir et matin, les parties atteintes, avec la décoction vineuse de sauge. Le jus d'oignon, l'encre à écrire sont bons contre les engelures. Bonne aussi la graisse de poule mêlée avec du suc d'oignon, en consistance d'onguent.

II

Engelures ulcérées.

1° Prenez des sarments de vigne; faites brûler dans un foyer bien nettoyé; recueillez la cendre, mettez-la dans un vase sur le feu; versez dans le vase autant d'eau qu'il en pourra contenir; faites bouillir jusqu'à ce que le liquide soit d'un brun assez foncé. Laissez refroidir, et faites laver les pieds et les mains engelurées dans cette stimulante préparation. — 2° Prenez des navets, que vous coupez, et faites bouillir dans 8 ou 10 litres d'eau. Après une demi heure, retirez du feu, laissez refroidir, pour que vous puissiez supporter la chaleur. Donnez des bains de mains et de pieds chauds, de 18 à 20 minutes. — 3° On fait bouillir de la rognure de peaux de gants ou de vieux gants coupés en petits morceaux; quand l'eau est réduite en gelée, on enduit, le soir, en se couchant, la partie affectée avec une couche épaisse de cette espèce de cataplasme, que l'on recouvre d'un linge fin. Le lendemain ou le surlendemain, la peau est cicatrisée. — 4° Baignez, trois ou quatre fois le jour, la partie atteinte d'engelures dans de l'eau de céleri, puis la garantir du froid. — Pour les prévenir, il est bon de se laver les mains ou les pieds dans de la décoction de graines de moutarde.

ENROUEMENT

Caractères. — Il s'agit ici de l'enrouement léger, qui provient d'un refroidissement ou bien d'une fatigue du larynx, chez les orateurs, les chantres, professeurs, etc.

Traitement. — Le simple enrouement se guérit par une boisson adoucissante, telle que le lait sucré, les infusions de violette, de sureau, de bourrache et quelques bains de pieds. — Pour les personnes robustes, qui n'ont aucune irritation dans les voies digestives, un verre de vin chaud, pris le soir, dissipe quelquefois l'enrouement à son début. — La *potion des chantres* prévient ou dissipe l'enrouement à son début. Elle est composée d'une tasse de forte infusion de vélar et de serpolet, très chaude, avec un jaune d'œuf, une cuillerée d'eau-de-vie et un bon morceau de sucre. — Si l'enrouement résiste, recourir à un sinapisme placé au devant du cou.

ÉPILEPSIE

Caractères et Symptômes. — Elle se distingue de l'apoplexie, par les signes suivants : couleur violacée de la face ; mouvements convulsifs très variés ; respiration entrecoupée et suffocation presque imminente ; flexion du pouce dans la paume de la main ; yeux renversés et fixes ; salive écumeuse ; grincements de dents; bouche tirée vers l'une ou l'autre oreille. L'épileptique pousse ordinairement un cri en tombant; la durée de l'attaque est 10 ou 20 minutes. Le malade demeure alors, quelque temps, dans un état hébété, avec pâleur dans la face, et affaissement du système musculaire.

Traitement. — On cherchera d'abord à retenir le malade au moment de sa chute; on placera ensuite, entre ses dents, un bouchon de liège ou un mouchoir, pour empêcher la meurtrissure de la langue; on desserrera ses vêtements. La vue seule d'un épileptique pouvant produire cette maladie, chez les personnes nerveuses, il sera prudent d'éloigner les enfants et toutes les personnes inutiles. L'épilepsie a souvent son siège dans l'estomac, les reins, les intestins. L'important est donc d'étudier d'abord la cause de la maladie, qui relève d'un médecin expérimenté.

Le chevalier de Montfort a donné un excellent remède. Le voici: Prendre une poignée de gaillet blanc, le piler dans un mortier avec un verre de vin blanc vieux. Passer et donner à boire le matin, à jeun; le malade ne mangera que quatre heures après, il aura soin de se promener; s'il se sent mal à la tête ou au cœur, ou bien s'il y a pesanteur des yeux, il réitérera, le lendemain, la même dose. S'il n'éprouve rien, le jour suivant, il pilera une poignée et demie de gaillet avec un verre de vin blanc, et il prendra cette dose; troisième jour, il mettra deux poignées de gaillet, s'il n'a encore éprouvé ni mal de tête, ni pesanteur. Si le malade tombe pendant le remède, il guérira; mais il aura soin de ne manger ni salade, ni crudité pendant deux mois. Dans le cas où il n'y aurait pas eu guérison, on réitère le même remède, une deuxième année, au printemps et au mois de septembre.— Qu'on sache bien que la sobriété, la tempérance et un régime doux, rafraîchissant, ont quelquefois suffi seuls à la guérison. Il faut absolument éviter tout ce qui porte le sang vers la tête, le vin, les liqueurs, les viandes noires, l'exercice violent.

ÉPUISEMENT

Prenez : crème de lait, 190 gr. ; jaunes d'œufs frais, 2 gr. ; sucre, 30 gr. ; eau de mélisse simple, 15 gr. ; eau de cannelle, 15 gr. Mêlez et triturez, jusqu'à ce que ces substances forment une mixture épaisse et bien liée. On en prend, de temps en temps, une cuillerée à bouche, délayée dans une petite tasse d'infusion de feuilles de mélisse, pour réparer les forces épuisées.

Autre remède : On passe du sang de bœuf frais, à travers un tamis de crin ; on le fait ensuite évaporer au bain-marie, jusqu'à dessication complète, et on obtient ainsi une poudre qui renferme tous les éléments constituants du sang, à l'exception de l'eau. On la donne à la dose de 50 centigr. à 20 gr. par jour, mélangée avec de l'eau ou du lait. Cet extrait est bien préférable à l'huile de foie de morue. La répugnance, éprouvée parfois au début, cesse bientôt. Il faut avoir soin de faire sécher lentement le sang au bain-marie, pour éviter la carbonisation ; de plus, il faut renouveler souvent la préparation.

ERYSIPÈLE

Traitement.— Le malade usera, pour aliments, de

bouillons rafraîchissants, et, pour boisson ordinaire, de lait ou d'eau vinaigrée. — Prenez : esprit de vin rectifié, 125 gr. ; camphre, 16 gr. Faites dissoudre et trempez dans ce liquide des linges fins, que vous appliquerez sur la partie malade, renouvelez à mesure que les linges sècheront. — Le cerfeuil pilé et appliqué sur l'érysipèle est excellent. — Mouillez de temps en temps l'érysipèle avec votre salive. — Trempez des linges dans de l'eau de savon et appliquez-les. — Evitez l'emploi de corps huileux et mucilagineux ; ils produiraient la gangrène. — Si l'érysipèle s'exulcère, l'eau de chaux vive, appliquée chaude avec des linges doubles, sera bonne pour guérir l'ulcère.

ESTOMAC (Faiblesse d')

Traitement. — Prenez des graines mûres d'églantier ; ôtez soigneusement tous les pépins ; faites bouillir dans du jus d'épine-vinette, dont il ne faut pas mettre une grande quantité. Vous remuerez fréquemment, jusqu'à ce que la graine soit cuite, pour l'empêcher de s'attacher. Quand elle sera cuite, passez-la par le tamis ; sur chaque demi-kilo de ce suc, mettez 250 grammes de sucre fin ; faites cuire ce mélange dans une bassine sur le fourneau, le plus sec qu'il se pourra, et versez-le dans des boîtes que vous conserverez dans un lieu bien sec. A défaut de suc, on pourrait se contenter d'eau ordinaire. Le matin, un quart-d'heure avant le dîner et avant le souper, on prend environ 3 gr. de cet extrait, qui rafraîchit, fortifie l'estomac, réjouit le cœur, dissipe les obstructions, procure un sommeil tranquille, débarrasse la poitrine, etc.

Autre remède: Prenez un bouquet de petite centaurée, une poignée de chamædrys, une centaine de graines de genièvre: faites bouillir le tout dans 3 litres d'eau, jusqu'à réduction d'un tiers; ajoutez-y un peu de réglisse, en l'ôtant du feu; passez par un linge. — On en boit un verre, le matin, à jeun, un autre, 3 heures après le dîner. Continuer jusqu'à guérison.

F

FAIBLESSE GÉNÉRALE

Traitement. — Prenez des bains avec 2 kilos de sel marin. — Usez du sirop d'écorce d'orange, que vous préparerez ainsi : écorce d'orange amère, 80 gr. ; quassia amara, 45 gr. ; cachou concassé, 15 gr. ; gomme arabique, 125 gr. Faites infuser, 24 heures, les 3 premières substances dans 650 gr. environ d'eau bouillante; faites fondre, d'autre part, la gomme dans 250 gr. d'eau. Mêlez ensuite le tout et faites un sirop avec 1500 gr. de sucre. On pourra prendre du vin de quinquina. — Le sang de bœuf, bu encore chaud, le matin, à jeun, est très fortifiant.

FATIGUES EXCESSIVES

Vous vous trouverez très bien de la préparation suivante : prenez 2 jaunes d'œufs frais; 15 gr. de sucre candi ; 3 gouttes d'essence de cannelle; 200 gr. de vin d'Espagne; mêlez. De temps à autre, vous en prendrez un petit verre.

FIÈVRES

I

Traitement. — Contre le frisson de la fièvre, coupez en deux un oignon blanc ; faites au milieu un trou capable de tenir une pincée de poudre de fusil, que vous y mettez. Au commencement de l'accès, appliquez cet oignon du côté de la poudre sur le pouls du bras, et affermissez-le par un bandage. Plusieurs expériences confirment l'efficacité de ce remède (Dr Jules Massé).

En voici un autre : Faites infuser une demi poignée de pimprenelle et 3 gousses d'ail, dans 25 centilitres de vin blanc. Laissez 24 heures sur les cendres chaudes, passez et buvez entièrement. Ce remède fait considérablement suer et uriner. — Le célèbre Bayle assure qu'il s'est guéri plusieurs fois de la fièvre tierce, double tierce et même quotidienne, en mettant sur le poignet un mélange de raisins de corinthe, de houblon et de sel commun broyés ensemble. Ce remède lui a réussi sur plusieurs malades. — Ou encore, prendre un jaune d'œuf, verser dessus trois cuillerées d'eau-de-vie, faire brûler comme pour un punch, le laisser s'éteindre lui-même. Avaler au moment de l'accès. — Le sel marin est excellent et a donné des résultats merveilleux. On prend 30 à 45 gr. de sel marin, en solution dans 200 gr. d'eau, administrée dans les 24 heures. Deux ou trois jours suffisent pour la guérison.

II

Fièvres tierces.

TRAITEMENT. — Prenez : feuilles d'olivier, 15 gr. ; écorce intérieure de saule, 12 gr. ; germandrée, 24 gr. Faites une décoction dans 500 gr. d'eau et passez. Vous prendrez la moitié de cette décoction, 3 heures avant l'accès, et, l'autre, 2 heures après la première, à savoir 1 heure avant l'accès. Après la guérison, on en continue encore quelques jours l'usage.

III

Fièvres quartes.

TRAITEMENT. — Prenez un œuf, le plus frais possible ; faites-le infuser 24 heures dans un verre de bon vin blanc, de manière que le temps de l'infusion expire un peu avant l'accès ; ôtez du vin l'œuf, sans casser la coquille, et faites boire le vin au malade, qui ne doit pas cesser ses occupations ordinaires. (Dr MASSÉ).

FLUXION DE LA JOUE

TRAITEMENT. — Faites fondre 64 gr. de beurre frais ; ajoutez-y deux cuillerées d'eau de roses ; mêlez et graissez plusieurs fois la partie malade ; prenez des lavements, mais pas de purgation ; l'humeur mise en mouvement augmenterait l'enflure. — Mettez dans l'oreille, en vous couchant, des feuilles de bourse à pasteur, broyées entre les doigts; mettez dans la bouche une figue ouverte et renversée, qu'on a fait chauffer; renouvelez-la souvent, la tumeur s'ouvrira et l'humeur sortira avec les crachats.

FONDEMENT

I

Abcès du fondement.

Traitement. — Dès que les premiers symptômes d'inflammation se déclarent, il faut prendre des lavements de l'huile de colza. Si l'abcès est formé, il faut promptement le guérir avec le baume de soufre.

II

Chute du fondement.

Traitement. — 1° Faire une onction avec le suc de yèble. — 2° Faire cuire de la verveine avec du vin, y ajouter un peu de lessive douce; avec cette décoction chaude, lavez l'intestin, il se retirera aussitôt. — 3° L'herbe d'agrimoine, pilée et appliquée, guérit la chute du fondement, aussi bien que les plaies. — 4° Frotter l'intestin avec de l'huile rosat chaude, puis s'asseoir dans un bain de siège d'eau ferrée de l'auge des maréchaux; frotter de nouveau avec la première onction.

III

Douleur du fondement.

Traitement. — Qu'elle provienne d'hémorrhoïdes, d'excoriation ou de commencement d'ulcères, vous la calmerez, soit avec de l'huile de lin, soit avec un jaune d'œuf battu avec de l'huile rosat, soit avec la pâte des pommes bouillies dans l'eau de rose et pétries avec du beurre frais.

IV

Fissures du fondement.

Traitement. — 1° La racine du chardon à carder, cuite avec du vin, jusqu'à consistance du miel, et conservée dans une boîte de cuivre, est regardée, par Dioscoride, comme infaillible pour la parfaite guérison des fentes, crevasses et fistules du fondement. — 2° La bétoine, broyée et appliquée, guérit promptement. — 3° La lie d'huile, cuite dans un vase de cuivre, jusqu'à consistance du miel. — 4° Les feuilles de plantain, broyées et appliquées.

V

Ulcère du fondement.

Traitement. — 1° De l'encens pilé et incorporé avec du lait, appliqué avec de la charpie. — Fomentez le siège avec une décoction de jusquiame faite dans du lait. — 3° Introduire dans l'anus un morceau de citron, coupé en forme de suppositoire, et renouvelez-le souvent.

FRACTURE, ENTORSE, FOULURE CONTUSION

I

Fracture.

On prend 60 gr. de savon blanc, autant d'huile d'olive et autant d'eau-de-vie. On coupe le savon par petits morceaux ; on le met dans un pot, avec l'huile et l'eau-de-vie, et on fait cuire le tout ensemble, à petit feu, en remuant toujours avec un petit morceau de bois. Quand tout est cuit, on ajoute 4 gr. de camphre en poudre, on remue encore et on retire du feu. Pour s'en servir, on le fait chauffer, et, avec un linge trempé dedans, on en bassine la plaie, soir et matin. De plus, on enveloppe le mal d'une compresse imbibée de cet onguent.

II

Entorse.

On prend 2 ou 3 blancs d'œufs frais, séparés de leur jaune ; on les bat bien et on y met, peu à peu, de la suie de cheminée passée au tamis, en battant toujours. Quand ce mélange a la consistance d'onguent, on l'étend sur de l'étoupe et on l'applique, sans chauffer, sur l'entorse. On garde cet emplâtre 3 ou 4 jours. Couvrir de suite l'articulation d'un cataplasme fait avec la grande consoude ratissée, imbibée d'huile. C'est, dit-on, le cataplasme adopté, depuis plus de 50 ans, par les danseurs de l'Opéra.

III

Foulure.

On fait détremper de la poix de Bourgogne dans de l'eau-de-vie; on l'étend, en la faisant chauffer, sur du cuir, pour en faire un emplâtre, que l'on applique sur la foulure.

IV

Contusion.

Bassiner, 3 fois par jour, avec l'eau-de-vie camphrée, la partie contusionnée, et y mettre ensuite un cataplasme de persil cuit dans du vin. Ce cataplasme se renouvelle toutes les 6 heures. Le même peut servir, pourvu qu'on le fasse chauffer dans le même vin où il a cuit.

FRAICHEURS

OU LÉGÈRE DOULEUR RHUMATISMALE

Prenez : son, avoine, verveine, fleurs de sureau, de chaque une poignée. Fricassez le tout dans une poële, avec du vinaigre. Mettez dans un sachet et appliquez bien chaud. Laissez 1 heure ou 2. La peau rougit, souvent de petits boutons apparaissent, et la douleur disparaît.

FURONCLE OU CLOU

Caractères et Symptômes. — C'est une tumeur dure, circonscrite, présentant au centre une saillie plus ou moins pointue, qui lui a valu le nom de *clou*. Peu à peu la tumeur augmente, se prolonge en s'élargissant, et prend une couleur violacée. La fièvre accompagne souvent les symptômes locaux. — La saillie pointue se nomme encore *bourbillon*. — Ordinairement un furoncle succède à un autre furoncle, et alors c'est l'indice d'une affection des voies digestives, qui réclame un régime doux et rafraîchissant, en même temps que quelques purgatifs.

Traitement. — Une sangsue, appliquée au sommet de la tumeur, la fait avorter. Si on n'a pas de sangsue, on a recours aux fomentations émollientes, aux cataplasmes de mie de pain et de lait, aux cataplasmes d'oseille et d'oignon de lis, cuit sous la cendre et pilé, à ceux de farine de riz et d'eau. — On usera de boissons acidulées ou légèrement amères. Un purgatif serait utile. — L'*onguent divin* et l'*onguent de la mère* sont très avantageusement employés.

Voici quelques remèdes très simples et fort vantés : La feuille de poirée, appliquée, fait mûrir et percer les clous, sans autre remède. — Une feuille de ronce, broyée et appliquée, fait mûrir les clous. — L'oseille, fricassée avec du beurre frais, ou cuite sous la cendre chaude, enveloppée dans une feuille de poirée, donne le même résultat. — Du plantain pilé avec de l'huile de lis. — Appliquez sur le clou du froment crû, mâché longtemps, à jeun.

G

GANGRÈNE

Traitement. — La gangrène, traitée au début, peut se guérir par des remèdes appropriés. Les meilleurs sont les suivants : Guillaume Pison dit avoir vu guérir, plusieurs fois, la gangrène, par la seule application des feuilles vertes de tabac pilées. — Une gangrène survenue au tibia, après une fracture, a été arrêtée, en fomentant continuellement la partie, pendant 2 jours, avec du vinaigre, dans lequel avait bouilli du machefer. (Le bénédictin Alexandre). — Les pommes pourries, pilées et cuites dans leur propre jus tout seul, appliquées, sont très bonnes, selon les Ephémérides de Leipzic. — Une jambe gangrenée, prête à être coupée, fut guérie, dit Rivière, en fomentant, pendant une nuit, la plaie, avec de l'eau dans laquelle avaient bouilli de la chaux et de la craie blanche. — Bartholin dit avoir guéri une bouche gangrenée avec de l'eau de mer, dans laquelle il avait fait bouillir de l'absinthe. L'eau commune, fortement salée, peut remplacer l'eau de mer.

GASTRALGIE

Caractères et Symptômes. — La douleur a pour siège le creux de l'estomac ; parfois elle est très violente ; il y a aussi chaleur, nausées, vomissements.

Ceux-ci terminent ordinairement l'accès, dont la durée est de 5 à 10 minutes.

Traitement. — Cette affection, devenue chronique, peut amener un cancer de l'estomac ; il est donc important de la combattre. — Le malade usera d'aliments doux et substantiels, peu à la fois. La nourriture sera plutôt animale que végétale. On conseille des œufs frais, des compotes de fruits, des boissons gazeuses coupées avec du vin. On prendra habituellement du lait de vache, seul ou coupé avec de la tisane de guimauve. — L'eau ferrée, quelques infusions de mélisse, d'angélique, de menthe, de thym, de camomille, 8 à 10 gouttes d'éther sur un morceau de sucre, sont des moyens thérapeutiques ordinairement employés. Quand la douleur est vive, on donne de 0 gr. 50 centigr. à 1 gr. de sous-nitrate de bismuth, dans une infusion de menthe ou d'achillée-millefeuille.

GASTRITE

Caractères et Symptômes. — La gastrite est l'inflammation de la muqueuse de l'estomac. Les douleurs de cette maladie se confondant, sur bien des points, avec celles de la gastralgie, nous indiquerons un moyen bien simple de reconnaître à laquelle de ces deux affections on a affaire. Quand vous pressez sur l'estomac, s'il y a accroissement de la douleur, vous conclurez à l'existence d'une gastrite ; la douleur de la gastralgie, au contraire, diminuera sous la pression.

Traitement. — Il faut une nourriture de facile digestion : du lait, des soupes légères, des œufs frais.

Un exercice modéré, une promenade agréable, entreront dans le régime du malade. La boisson ordinaire sera du lait, coupé avec de l'eau gommée et sucrée. On usera aussi d'eau de veau, de lavements émollients, de cataplasmes de farine de lin, arrosés de baume tranquille, et mis sur le creux de l'estomac. — S'il y a constipation habituelle, faites macérer 5 gr. de gentiane concassée dans un 1/2 litre d'eau froide; buvez-en une tasse en vous couchant et une à votre lever.

GERÇURES DES LÈVRES, DU NEZ

I

Gerçures des lèvres.

Faites la pommade suivante : beurre frais, 500 gr.; cire vierge, 250 gr.; bon vin, $0^{lit.}$,25 centilitres. Faites fondre la cire et le beurre dans une casserolle de faïence neuve; laissez un peu cuire.— Faites chauffer le vin à part, dans un vase de faïence, neuf aussi, puis mêlez-le avec le beurre et la cire. — Laissez cuire pendant un bon quart d'heure et laissez refroidir dans la casserolle. — Quand cela est bien froid, sortez-le, grattez bien le marc qui se trouve dessous ce pain et l'écume qui est dessus; faites refondre, écumez et mettez en pot.

II

Gerçures du nez.

Prenez 500 gr. de beurre frais; faites fondre à petit

feu, avec 500 gr. de cire jaune; onctionnez avec cette pommade.

GOITRE

Caractères et Symptômes. — Le goître est une tumeur, plus ou moins volumineuse, molle, indolente, sans changement de couleur à la peau, et sillonnée de grosses veines. Le goître provient du développement exagéré de la glande thyroïde, située à la partie antérieure du cou et du tissu cellulaire voisin.

Traitement. — L'iode est le remède, par excellence, du goître. On l'emploie en frictions et à l'intérieur. — On fera une pommade avec 4 gr. d'iodure de potassium et 30 gr. d'axonge. Deux fois par jour, on en frictionnera la tumeur. En outre, on fera une mixture ainsi composée: iodure de potassium, 0 gr. 40, que vous dissoudrez dans 125 gr. d'eau distillée; ajoutez 45 gr. de sirop de gomme et 25 gr. de teinture de cannelle. — L'application des sachets sur la tumeur sera utilement ajoutée au traitement. Le plus connu est le collier de Morand. C'est un mélange de sel ammoniac, de sel commun, d'éponge torréfiée, le tout pulvérisé; de chaque, 50 gr. Ces substances sont répandues sur une carde de coton, en forme de cravate. Le tout est enveloppé d'une mousseline que l'on pique; on applique autour du cou et on renouvelle chaque mois.

Raspail conseille le traitement suivant: appliquer sur le goître des compresses d'alcool camphré et se gargariser souvent avec de l'eau salée, aiguisée de quelques gouttes de vinaigre camphré. On peut employer aussi des compresses d'eau sédative pure.

Un vésicatoire, appliqué sur la tumeur, a souvent de bons résultats. — Pour dissiper le goître, il suffit parfois d'user des pastilles d'iodure de potassium, qu'on laisse fondre sous la langue. La dose est de 5 à 6 pastilles de 0 gr. 05 par jour, qu'on élève jusqu'à 1 gr. et plus, surtout chez les lymphatiques.

GOSIER (Corps étrangers dans le)

Si c'est *un os ou une arête*, et qu'on les voit, les tirer avec des pincettes, ou avaler soit un navet à demi cuit, soit un gros morceau de mie de pain ou un poireau huilé. On pourra, si on préfère, provoquer le vomissement en mettant le doigt dans la bouche.— Si c'est du *cuivre ou du fer*, le jus de mauve ou la graine de lin, prise en quantité, fait couler et adoucit les intestins. — Si c'est une *épingle ou une aiguille*, des croûtes de pain, mangées avidement, les feront passer. Quand ils seront dans l'estomac, prendre du bouillon gras ou du beurre; ne pas s'agiter, pour que ces corps étrangers ne s'attachent pas aux intestins, mais se promener modérément, afin qu'ils puissent être rendus par les selles. Pour les faire sortir, prendre une bouillie épaisse de riz ou de millet, et sans boire, afin que le corps aigu s'embarrasse dans les matières épaisses et ne nuise pas aux intestins. — Quand une *sangsue* est dans le gosier, on prendra des gargarismes faits avec du vinaigre ou un peu de moutarde. Si elle a pénétré dans l'estomac, on boira de l'eau tiède et de l'huile; si elle ne se détachait pas, on ajouterait de l'aloès. Après le vomissement, on prendra, pour étancher le sang de la morsure, 3 ou 4 blancs d'œufs, avec 16 gr. de bol de levant ; on réitérera, au besoin.

GOURMES OU CROUTES DE LAIT

Traitement. — Cette maladie demande surtout des soins de propreté, des lotions, avec du lait tiède ou une décoction de feuilles de noyer, qu'on applique ensuite, en cataplasme, sur la tête. On pourra faire des onctions avec de la graisse blanche, fraîche. Le sirop de chicorée, celui de la pensée sauvage ou de fumeterre, pris à la dose d'une cuillerée à bouche, chaque matin, convient parfaitement.

GOUTTE

Caractères et Symptômes. — La goutte s'annonce par des douleurs aux articulations du gros orteil. La douleur ressentie est comme celle d'un aiguillon, avec tiraillement et élancement. A la douleur succède une tuméfaction ; une rougeur foncée couvre la partie atteinte ; les extrémités articulaires sont gonflées. Parfois, la douleur passe brusquement d'un membre à l'autre.

Traitement. — Les purgatifs sont indiqués ici, et l'un des meilleurs, c'est le colchique ainsi préparé : Faites macérer, pendant 4 jours, une partie de graines de colchique choisies, dans 10 parties de vin de Malaga, puis passez. La dose est de 30 gr., trois fois par jour. — Comme liniment, prenez : huile de camomille, 60 gr. ; alcool ammoniacal, 30 gr. ; laudanum, 15 gr. ; huile volatile de menthe, 4 gr. ; mêlez bien le tout.

Autre remède, très vanté, contre la goutte : Vous mettrez, dans 1 litre d'eau bouillante, 40 gr. de feuilles de frêne, fraîches ou sèches ; vous les ferez infuser, dans un vase bien couvert, pendant une heure. — Chaque jour, vous prendrez, de cette liqueur, un verre, à jeun, étant au lit ; un verre, deux heures avant le second repas ; un verre, en vous couchant, et cela deux heures après le souper. Vous ne cesserez ce traitement que 15 jours après la disparition complète du mal. — Pour traitement externe, vous ferez un onguent avec 250 gr. de miel et autant de suc de genêt. Vous ferez bouillir le tout ensemble. Cet onguent sera conservé dans un vase bien bouché. Vous vous en ferez frotter, deux fois par jour, avec un petit linge, les parties affectées du mal. — Si, après guérison, le mal reparaît, il suffira de prendre quelques infusions de feuilles de frêne.

La goutte, quoique douloureuse, n'est pas dangereuse, tant que son siège est exclusivement aux articulations des pieds ou des mains ; mais il y a danger, quand elle devient mobile et qu'elle se porte vers des organes essentiels : dans le premier cas, on la nomme goutte *articulaire* ; goutte *remontée*, dans le second. Une goutte remontée pouvant être mortelle, il est indispensable de ne pas attendre l'arrivée du médecin, afin de commencer les mesures nécessaires pour la déplacer. On promènera d'abord sur les articulations des sinapismes très chauds ; dix minutes après, on les remplacera soit par des cataplasmes d'une décoction de tabac alcoolisé, ou de verveine et de vinaigre, soit par des fomentations avec de la laine mouillée d'eau très chaude et fortement alcoolisée. On y joindra des bains de pieds au sel, et on fera avaler au malade quelques cuillerées d'huile d'olive et une infusion de camomille bien chaude.

GRAVELLE

Caractères et Symptômes. — On appelle ainsi une maladie des voies urinaires, dans laquelle un sable est entraîné par les urines. L'expulsion des graviers, le plus ordinairement, s'annonce par un malaise général, avec chaleur et pesanteur dans la région des aines. La fièvre survient et, avec elle, une douleur lancinante vive, continue, rayonnant jusqu'à la vessie, l'aine et la cuisse, du côté affecté, laquelle est raide et engourdie. Quand les douleurs arrivent à leur maximum d'intensité, il y a nausées, vomissements de bile, perte du sommeil, agitation. La sécrétion de l'urine, peu abondante, est rouge, très épaisse, souvent sanguinolente. — Les calculs se développent soit dans les reins ou dans les uretères, longs tubes conducteurs de l'urine des reins à la vessie, soit dans la vessie même, qui est le réservoir de l'urine. Dans les reins et les uretères, ils donnent lieu à des douleurs violentes dans le bas du dos et dans les flancs, avec vomissements et fièvre. — Quant aux calculs de la vessie, ils manifestent leur présence par une douleur vive, au moment de l'émission des dernières gouttes de l'urine. La douleur devient plus intense et le besoin d'uriner plus fréquent, à mesure que la pierre augmente de volume. Il y a alors inflammation de la vessie.

Traitement. — Le régime peut profondément modifier cette affection. Les malades prendront des bains fréquents, à la température du corps, boiront de l'eau gommée, de l'eau nitrée, et la tisane légère de chiendent. Cette tisane sera alternée avec les décoctions diurétiques de queues de cerises et de racines d'asperges. Le lait, les viandes blanches, les légumes, les aliments peu épicés, le vin blanc, sont la base du régime alimentaire; on en exclura sévèrement le café, les liqueurs fortes et tous les excitants. Le malade se livrera à une vie aussi active que possible, ne séjournera pas trop longtemps au lit, s'abstiendra de veiller trop tard et prendra l'habitude de se lever très matin. — La magnésie, à petite dose, la rhubarbe, le quinquina, les eaux sulfureuses en boisson, conviennent aux graveleux. — Quand un gravier est engagé dans l'urètre, on l'extrait à l'aide de pinces, après avoir fait dilater le canal par un bain de siège émollient, auquel on aura ajouté une décoction de belladone.

GRIPPE

Caractères et Symptômes. — Ce qui distingue surtout la grippe du coryza, c'est l'état d'anéantissement du malade, les douleurs qu'il ressent dans toutes les parties du corps; enfin, parfois, des troubles du côté des organes digestifs.

Traitement. — Favoriser la transpiration. — Suivre une diète très sévère; ni vin, ni liqueurs;

moutarde aux mollets et sur les pieds ; léger purgatif. — Pour boisson, la tisane suivante : Mettre, dans un litre d'eau bouillante, une pincée de racine de guimauve, sept amandes douces concassées ; édulcorer avec le sirop de gomme.

H

HALEINE MAUVAISE

Voici une formule pour faire des pastilles, très agréables, pour la désinfection de l'haleine : Chocolat en poudre, café en poudre, de chaque 45 gr. ; charbon végétal en poudre fine, sucre pulvérisé, de chaque, 30 gr. ; vanille, 4 gr. ; mucilage de gomme adragant, quantité suffisante. — Faites une masse du tout, et divisez en pastilles de 90 centigr., à prendre de 6 à 8 par jour.

HÉMORRHAGIE NASALE

Caractères et Symptômes. — L'écoulement de sang par le nez est souvent utile; on ne doit l'arrêter que lorsqu'il y a excès.

Traitement. — Appliquer, le long de l'épine dorsale, des linges trempés dans du bon vinaigre et les renouveler souvent. On en mettra également autour du cou, au front, aux tempes et sur le bas-ventre ; on fera aussi renifler du vinaigre.

Prisez des poudres des plantes suivantes : feuilles

de sureau, d'ortie, de vigne, de mousse de chêne ou de charme, de pois chiches, poudre de coquilles d'œufs desséchées. — On recommande également de tremper les mains dans l'eau froide, ou bien de tenir les deux bras aussi élevés que possible, en comprimant les narines ; si le saignement n'a lieu que d'un côté, on lève le bras correspondant. — Si ces moyens ne suffisaient pas, il faudrait injecter, dans le nez, une solution de 4 gr. d'alun, dans un verre d'eau froide ; et si rien ne réussit, on introduit alors dans le nez, un tampon de charpie trempé dans cette eau.

HÉMORRHAGIE UTÉRINE
OU PERTE DE SANG

Caractères et Symptômes. — On donne ce nom à l'hémorrhagie qui se produit en dehors du flux périodique. La perte peut être salutaire, si elle est modérée ; on se gardera de l'arrêter sans l'avis du médecin. On se hâtera d'y porter remède, toutes les fois qu'elle met la vie de la malade en danger, par l'abondance de l'écoulement.

Traitement. — Le plus souvent, cet accident se produit à la suite d'un accouchement. Alors on enlèvera les oreillers, afin de tenir la tête et les épaules plus basses ; en même temps, on placera un coussin sous le siège, afin que le sang arrive moins facilement au bas-ventre. Sur cette partie, sur les cuisses, sur les seins, on appliquera des compresses imbibées d'eau très froide, qu'on renouvellera fréquemment. On donnera des boissons froides, des lavements, des injections d'eau froide. On pourra même, si ces moyens ne réussissaient pas, introduire une éponge imbibée de perchlorure de fer, 40 gouttes pour 1 verre d'eau froide. Un citron, dépouillé de son écorce, réussit souvent très bien. — Nous donnerons quelques recettes trouvées dans les meilleurs auteurs anciens : 1° L'écorce de saule, ratissée et en décoction, bue en tisane, arrête les hémorrhagies utérines. Celle de l'osier est bonne également, surtout en décoction vineuse. — 2° Faites un sirop avec le suc du millepertuis; donnez-en à la malade, plusieurs cuillerées par jour. — 3° On a arrêté des pertes de sang, en introduisant des linges et plumasseaux trempés dans les blancs d'œufs. — 4° Prenez autant de toile d'araignée qu'il en faut pour faire un gâteau de la grosseur et de l'épaisseur d'une pièce de 5 francs ; faites frire avec 4 cuillerées de vinaigre, jusqu'à consomption de ce dernier; appliquez sur le nombril, le plus chaud possible. — 5° Donnez 16 gr. de suc de plantain, autant de celui d'ortie, dans un verre de la décoction de ces plantes. — 6° Donnez 4 gr. de poudre de fleurs de noyer desséchées, avec du gros vin chaud. — 7° Appliquez sur les reins 500 gr. de terre glaise, détrempée dans 2 litres de fort vinaigre.

HÉMORRHOIDES

Caractères et Symptômes. — Tumeurs formées par la dilatation des veines du rectum, qui déterminent souvent un écoulement de sang par l'anus, qu'on a nommé *flux hémorrhoïdal*. Il revient chaque mois.

Traitement. — Pommade composée de 30 gr. de graisse de veau et de 3 gr. de beurre de cacao, introduite en nature dans le rectum, avec le doigt, ou bien, fondue, avec une seringue. (Piorry). — Les cataplasmes de brunelle, bouillon-blanc, millefeuille, seront avantageusement employés. Que les hémorrhoïdaires pratiquent surtout un régime doux, et se tiennent le ventre libre, avec le laxatif suivant: crème de tartre, 30 gr.; fleur de soufre, 15 gr.; faites une poudre, dont vous donnerez d'abord une cuillerée à café, par jour, puis deux cuillerées.

I

Pour apaiser la douleur des hémorrhoïdes.

On vante plusieurs remèdes: 1° Faire fondre du beurre frais, y mêler du suc de morelle et oindre la partie malade. — 2° Faire bouillir, dans du beurre frais, de la 2e écorce de sureau, en oindre la partie malade. — 3° Faire fondre du plus vieux lard salé que vous pourrez trouver, le passer par un linge et faire fondre, dans cette graisse, un peu de cire blanche, pour lui donner du corps. Il faut en oindre fréquemment la partie malade. Ce remède est excellent. Quand les hémorrhoïdes sont internes, on se sert d'une petite canule de bois, semblable à celle des seringues, mais un peu plus ouverte, dans laquelle on met de l'onguent propre à ce mal, et que l'on pousse doucement, avec un petit bâton arrondi par le bout, pour le communiquer à la partie malade. — 4° Appliquez sur le mal la poudre de la racine de la grande scrofulaire, séchée et incorporée avec du beurre frais, ou la même racine fraîche et pilée avec le beurre. — 5° Mettez du liège dans le feu, réduisez-le en charbon, laissez-le éteindre de lui-même, hors du feu, pilez-le et mêlez-le avec du bon beurre frais; vous en ferez une onction sur le mal. Ce remède apaise la douleur, et, en peu de temps, dessèche l'hémorrhoïde. — 6° Trempez un morceau d'éponge ou de linge usé dans l'encre à écrire, et frottez-en souvent le mal. — 7° Faites infuser de la millefeuille dans de l'eau bouillante, et buvez de cette infusion, jusqu'à guérison, tant pour apaiser la douleur que pour arrêter le flux.

II

Pour ouvrir les hémorrhoïdes.

1° Les frotter avec un bouchon de feuilles de figuier. — 2° L'oignon appliqué, ou bien enduit de vinaigre, les fait ouvrir. — 3° On se sert encore utilement de la pariétaire, broyée avec un peu de sel.

III

Pour en arrêter le flux excessif.

1° Appliquez sur l'hémorrhoïde un vieux torchon détrempé avec le sang qui flue, ou du cerfeuil broyé et saupoudré d'alun. — 2° La suie de four en poudre, mêlée avec un blanc d'œuf et des toiles d'araignée. — 3° Baignez la partie malade dans l'eau des forgerons. — 4° De la poudre de liège brûlé, mêlée avec un blanc d'œuf, réussit très bien.

HERNIE

Caractères et Symptômes. — La hernie est

une descente d'intestins dans le scrotum ou les aines. Elle est occasionnée par la rupture de la paroi abdominale, dans laquelle sont renfermés les intestins. Un effort violent, un coup, une chute, détermine cette rupture. Chez les enfants, il suffit souvent de cris redoublés ou trop forts, arrachés par la douleur.

TRAITEMENT. — Avant tout, il faut porter un bandage, pour ne pas s'exposer aux accidents, souvent mortels, d'une hernie étranglée. — Si cet accident survenait, on pratiquerait, sur-le-champ, le traitement suivant : Faire coucher le malade, de façon que la tête soit plus basse que les pieds, pour faciliter la rentrée des intestins à leur place, évitant toute compression, qui ne pourrait qu'augmenter la douleur. — Sur la hernie, on mettra une vessie de cochon, remplie à moitié de lait chaud, pour qu'elle couvre mieux la partie malade. On donnera à boire au malade, pour aider le ramollissement des intestins, un verre de vin, dans lequel on a fait bouillir des semences pilées d'anis, de carvi, de fenouil et de coriandre, 10 gr. de chacun. — On pourra remplacer la vessie de cochon, par un beignet, cuit à la graisse, et appliqué à une chaleur supportable. La hernie se ramollit bientôt ; par une douce compression, on fait rentrer l'intestin à sa place ; puis on met un bandage.

HOQUET

Voici plusieurs recettes contre le hoquet : 1° Mâcher 3 ou 4 grains de poivre. — 2° Tenir les mains, 3 ou 4 minutes, dans l'eau froide. — 3° Boire, à petites gorgées, un verre d'eau très froide. — 4° Introduire, dans le fond de la bouche, une pincée de sel fin. — 5° Retenir son haleine le plus longtemps qu'on pourra. — 6° Une aspersion d'eau très fraîche ou une poussée brusque, donnée à la personne, en débarrasse facilement. Si le hoquet persistait, on aurait recours à des bains froids ou à un vésicatoire sur l'épigastre. Quant au hoquet symptomatique de quelque maladie, on tiendra compte de celle-ci dans le traitement à suivre.

HYDROPISIE

I

Anasarque ou Hydropisie générale.

Caractères et Symptômes. — L'infiltration, dans cette hydropisie, est générale ; au début, elle occupe la face dorsale des pieds, le pourtour des malléoles, certaines parties du visage. Il y a agitation, picotements, sensation de brisement dans les membres. Dans quelques cas graves, l'urine est rouge et rare, le ventre un peu enflé ; il y a insomnie, coliques vives et fréquentes. La peau, d'un blanc mat et luisant, conserve assez longtemps l'impression des doigts, lorsqu'on la presse.

Traitement. — On usera de frictions, de vêtements de flanelle, de bains de vapeur, principalement avec l'esprit de vin. La digitale, associée au nitre, à haute dose (1 gr.), est un excellent remède, pourvu qu'il n'y ait pas inflammation des voies digestives. S'il y avait vertige ou vomissements, il faudrait suspendre aussitôt. Le malade évitera l'impression de l'air extérieur, surtout quand il y a fraîcheur, humidité ; on lui ménagera une température tiède et toujours égale. Il se trouvera très bien du suc de cresson, ainsi que des infusions de la reine des prés, 3 tasses par jour, 30 gr., feuilles et fleurs, dans un litre d'eau.

Le remède suivant est très recommandé ; On fait brûler, dans un lieu nettoyé d'avance, des branches de genévrier, de vignes et de bouleau, en parties égales, de manière à obtenir deux assiettes de cendres, que l'on tamise et que l'on fait bouillir dans une grande marmite pleine d'eau, pendant une 1/2 heure. Pour activer le remède, on fait infuser 100 gr. de ces cendres dans un 1/2 litre de vin blanc, pour s'en servir, comme nous le dirons bientôt.

On enveloppe le malade, depuis le bas des cuisses jusqu'aux aisselles, avec des écheveaux de fil crû, trempé dans la lessive indiquée en commençant, et que l'on tord fortement, pour égoutter. On l'applique le plus chaud possible. On couvre le malade, pour amener une forte transpiration. Quatre ou cinq fois par jour, il prend un quart de verre de la liqueur préparée avec les cendres.

II

Ascite.

Caractères et Symptômes. — On donne le nom d'ascite à l'hydropisie du bas-ventre. Il y a, chez le malade, apathie, sentiment de gêne ; peu à peu, la cavité du petit bassin est remplie par le liquide, qui gagne l'ombilic ; les intestins grêles sont repoussés vers le haut, et les parois abdominales sont tendues, par suite de l'augmentation du volume de l'abdomen; diminution des urines; gêne dans la respiration; selles rares et sèches; sécheresse habituelle de la peau, de la langue et de la bouche.

Traitement. — On recommande d'abord au malade l'emploi du quina, des ferrugineux, l'habitation dans un lieu chaud, les aliments secs, le pain rassis, les viandes et les poissons rôtis. Ces aliments seront assaisonnés avec quelque acide, jus de citron ou vinaigre. Quand l'enflure sera en voie de diminution, le malade prendra un demi-verre de bon vin, avec 2 gr. de quina. Le régime lacté est conseillé; le lait, 2 parties, le cresson, 1 partie, seront une très bonne boisson. — Le malade boira le moins possible. Si l'hydropisie a pour point de départ un anévrisme au cœur, on évitera tous les aliments et tous les exercices de nature à rendre plus rapide le mouvement du pouls. Des frictions alcooliques arrêtent l'enflure, lorsqu'elle commence seulement à envahir les extrémités. Si la tendance à l'hydropisie provient d'une affection du foie, causée par la tristesse, on y opposera les voyages, les distractions. — On emploiera les purgatifs et surtout les diurétiques, tels que la scille, la pariétaire, la digitale, la reine des prés, les queues de cerises, les racines d'asperges, de fraisier, etc. — La préparation suivante, de M. Debreyme, agit à la fois comme diurétique et laxative : Prenez jalap concassé, 8 gr.; scille, 8 gr.; nitrate de potasse, 15 gr.; mêlez et faites tremper ces substances dans un litre de vin blanc, pendant 24 heures. On en prend trois cuillerées par jour : une le matin, une à midi, l'autre le soir, et

2 heures avant le repas. Au bout de 2 jours, on doublera la dose ; 2 jours après, on la triplera, le malade prenant, dans ce dernier cas, trois cuillerées chaque fois.

III

Hydrothorax ou Hydropisie de poitrine.

Caractères et Symptômes. — Cette maladie, qui consiste dans l'accumulation de la sérosité dans l'une ou l'autre plèvre, et, quelquefois, dans les deux, reconnaît pour cause toutes celles qui déterminent les hydropisies en général. Les symptômes sont : douleurs à peu près nulles ; difficulté extrême de respirer, avec grande oppression ; pouls petit et fréquent ; face violette ; enflure des jambes et des pieds ; bruit anormal du cœur à l'auscultation ; fluctuation perçue, en secouant le tronc.

Traitement. — Cette maladie est grave et réclame l'intervention du médecin. Les diurétiques, les purgatifs, les vésicatoires promenés sur la poitrine sont indiqués. En cas de suffocation, on aura recours à la ponction pour évacuer le liquide.

IV

Œdème.

Caractères et Symptômes. — Sous ce nom, on désigne une espèce de gonflement, avec absence de rougeur et de sensation douloureuse au toucher. Il ne diffère de l'anasarque que parce qu'au lieu d'être générale, comme dans celle-ci, l'enflure est limitée à une partie du corps, soit le cou, la face, les bras, la moitié du tronc; mais, le plus souvent, elle est bornée aux jambes.

Traitement. — L'œdème n'étant pas une maladie spéciale, mais le symptôme de plusieurs autres maladies, disparaît, le plus ordinairement, avec les affections qui lui ont donné naissance. Si, cependant, comme il arrive quelquefois, l'enflure œdémateuse persiste, après la guérison du mal principal, il faut employer des frictions avec de l'alcool camphré ou de la teinture de digitale, qu'on prépare, en faisant infuser une forte poignée de feuilles sèches de digitale dans un demi litre d'eau-de-vie. On veillera à ce que ce liquide, poison très dangereux à l'intérieur, ne donne lieu à aucun accident.

HYGIÈNE DE L'ENFANCE

I

Première période.

La mère est vraiment comme le champ où la graine tire les sucs germinatifs; aussi la constitution future de l'enfant doit prendre particulièrement le caractère de celle dont il a fait pendant si longtemps partie, de celle qui l'a formé de sa chair et de son sang. Ce n'est pas seulement la constitution de la mère, mais c'est encore les diverses influences favorables ou fâcheuses survenues pendant la grossesse, qui agissent puissamment sur la formation, sur la vie de la créature à venir.

Les femmes doivent avoir pour cet état de grossesse le respect le plus profond, et suivre, pendant sa durée, un régime physique sain et pur. Car c'est le moment où la conformation de leur enfant, où ses bonnes ou mauvaises qualités physiques ou intellectuelles sont en leur pouvoir. Nous tenons à mettre surtout en garde contre tout mouvement trop violent, ainsi que contre les passions, les liqueurs fortes et la station assise trop prolongée.

Quant à la protection de l'être en voie de création, contre tous dangers, toutes influences nuisibles, la Providence nous fournit la preuve de sa sage sollicitude. Malgré l'union intime, existant entre la mère et l'enfant, quoique celui-ci fasse, pendant presque une année, partie intégrante, pour ainsi dire, de celle-là et partage son sang et sa nourriture, cependant, non-seulement il ne cesse pas un instant d'être protégé contre toute lésion mécanique, par sa position et par le liquide au milieu duquel il flotte, mais encore il est à l'abri du retentissement, des impressions nerveuses et morales de la mère, avec laquelle il n'est en rapport par aucun filet nerveux. On a souvent des exemples d'enfants qui, dans ces conditions, survivent à leur mère. La nature prévoyante a même accordé, à cet état de gestation, certaines immunités morbides et il est d'expérience qu'une femme enceinte est, moins qu'une autre, atteinte par les maladies épidémiques et contagieuses, et qu'elle a beaucoup plus de chances de vivre, pendant qu'elle est grosse, que quand elle ne l'est pas.

II

Deuxième période, ou les deux premières années.

L'enfant, en venant au monde, n'est encore qu'un

être imparfait. C'est seulement, après sa naissance, que les organes des sens et de l'intelligence acquièrent leur complète perfection ; il est dès lors facile de s'imaginer combien doit être grande l'influence exercée par cette éducation secondaire, sur la plus ou moins grande perfection de la vie et sur sa durée éventuelle.

La nourriture doit être bonne, mais proportionnée au jeune âge ; par conséquent, d'une digestion facile, plutôt fluide que solide. La nature, sur ce point, nous a donné l'enseignement le meilleur, elle qui a donné le lait, pour premier aliment, à l'enfant, à son début dans la vie. Le lait possède toutes les qualités reconnues nécessaires ; il est très nourrissant, mais il n'est ni irritant, ni échauffant ; cet aliment, mi-partie végétal, mi-partie animal, et présentant, par conséquent, l'avantage d'être moins excitant que la viande, et de pouvoir, comme celle-ci, être facilement assimilée, à cause de sa ressemblance avec notre propre substance ; le lait, en un mot, est parfaitement approprié au corps de l'enfant.

L'enfant a besoin de nourriture, non-seulement pour se maintenir, mais encore pour satisfaire à un mouvement de croissance, qui n'est jamais plus énergique que pendant les premières années de la vie. Tout cela fait que l'enfant a besoin d'une nourriture abondante et substantielle ; mais, d'un autre côté, ses forces digestives sont faibles et incapables de réduire et d'assimiler les aliments trop résistants, et n'ayant pas une grande analogie avec sa propre nature. Nous regardons comme une des lois fondamentales de la nature et comme une des causes les plus puissantes pour arriver à vivre longtemps, celle qui demande que l'enfant, pendant une année entière, soit nourri du lait de sa mère, ou de celui d'une bonne nourrice. Dans ces derniers temps, on s'est beaucoup écarté de ce précepte, et il en est résulté maintes conséquences fâcheuses que nous devons signaler ici.

On a voulu élever des enfants, en les nourrissant d'extraits végétaux, comme la gelée d'avoine. Cette pratique peut quelquefois être utile, mais, adoptée comme méthode générale, elle doit nuire ; car elle nourrit d'une manière insuffisante, n'introduit pas dans l'économie des matériaux assez animalisés, elle donne au corps de l'enfant les tendances acides, propres au règne végétal. La faiblesse gastrique, les acidités, le catarrhe, les obstructions glandulaires, sont la conséquence désastreuse d'un tel mode d'alimentation. La bouillie de farine est encore plus pernicieuse, car, outre les dangers indiqués plus haut, cette alimentation produit l'obturation des vaisseaux chilifères les plus ténus et celle des glandes de l'intestin ; cette nourriture devient ainsi une cause fatale de scrofule, d'atrophie ou de phthisie.

Certaines personnes, pour éviter ces inconvénients, soumettent les enfants à une alimentation composée de viande, et même leur donnent du vin, de la bière, etc..... C'est là un préjugé, malheureusement en faveur, et qui mérite surtout d'être détruit. Qu'on donne, d'une manière prématurée, à un enfant de la viande pour nourriture, ce sera lui donner un excitant, qui agira sur lui comme le vin sur l'adulte, trop énergiquement, et dont l'usage est contraire aux lois de la nature. Par une conduite semblable, on fait naître et on entretient chez l'enfant une fièvre artificielle, on active la circulation sanguine, on augmente la température, et l'on produit un état de prédisposition aux accidents inflammatoires. Un enfant soumis à ce régime, paraît florissant et bien nourri, mais au moment de l'apparition des dents, de la petite vérole et des autres fièvres qui s'accompagnent de fortes congestions sanguines vers la tête, on peut être sûr qu'on verra apparaître de la fièvre inflammatoire, des convulsions et des apoplexies. Qu'on le sache bien, on ne meurt pas seulement de faiblesse, mais on succombe aussi à l'excès de force, de plénitude et d'excitation; or, l'usage inopportun de moyens irritants, peut amener de pareils résultats.

En outre, il ne faut pas oublier qu'un usage aussi précoce de la viande exerce sur le caractère une influence fâcheuse. Tous les hommes, tous les animaux uniquement carnivores sont violents, cruels, passionnés; au contraire, une nourriture lactée et végétale dispose à la douceur et à l'humanité. C'est un fait maintes fois confirmé par l'expérience. Certains enfants auxquels on avait donné prématurément et surabondamment de la viande, devinrent, il est vrai, des hommes robustes, mais ils étaient passionnés, violents et brutaux. Nous doutons que de telles dispositions les aient rendus propres à faire leur bonheur ou celui des autres.

Nous reconnaissons cependant que la viande peut rendre quelques services, quand il s'agit de jeunes sujets d'une constitution affaiblie, élevés sans avoir goûté au lait maternel, et dont les humeurs ont des dispositions à l'acidité; mais, dans ces cas exceptionnels, qu'on veuille bien considérer la viande comme un médicament, qui ne doit être employé que d'après l'avis d'un médecin.

Toutes ces choses s'appliquent bien mieux encore au vin, au café, au chocolat, aux épices.

Que les mères se fassent une règle importante de ne donner à leurs enfants, pendant les premiers dix-huit mois de leur vie, ni viande, ni bouillon, ni bière, ni café, ni vin ; ils doivent boire seulement le lait maternel.

Vers *deux ans*, on peut permettre quelques légères soupes au bouillon ; on ne doit donner de la viande qu'à la fin de la seconde année, alors que l'enfant a ses dents.

L'eau, pour les enfants, est la meilleure boisson ; dans les localités où l'eau ne vaut rien, on leur fera boire de la bière. Quant au vin, il faut le proscrire, à moins que la faiblesse de l'estomac et de la constitution générale n'en indique l'usage ; dans ce cas, le vin sera employé comme remède et sur l'ordonnance d'un médecin.

Malheureusement, trop souvent, un état valétudinaire, des dispositions à la phthisie, un système nerveux affaibli, empêchent la mère de nourrir, et s'il est impossible de se procurer une nourrice saine, on est contraint d'allaiter l'enfant artificiellement ; les précautions suivantes pourront rendre moins dangereuse cette méthode, toujours préjudiciable : Si cela est possible, que la mère donne son lait à l'enfant pendant le premier mois ou au moins les premiers quinze jours. On ne saurait croire quelle influence favorable ce procédé exerce sur l'enfant, pendant la première période de la vie.

On remplace ensuite le lait de la mère par celui d'une chèvre ou d'une ânesse, qui doit toujours être bu au moment où il est encore pénétré de la chaleur vitale. Mieux vaudrait même laisser l'enfant prendre ce lait à l'animal lui-même. A défaut de chèvre ou d'ânesse, il faut alors recourir à un lait de vache, qui sera pris tiède; de plus, une fois par jour, on fera boire du lait pur fraîchement trait. Une remarque importante, c'est que ce n'est pas le lait qu'il faut faire chauffer, car il prend alors un goût suret, mais bien l'eau qui sert à le couper. On complète ce genre d'alimentation par de légères soupes de biscuit concassé, de gruau, de sagou, cuits dans moitié lait, moitié eau, on peut aussi donner quelques bouillons bien dégraissés, quelques laits de poule, faits avec un jaune d'œuf délayé dans un bol d'eau et sucré. Quoique les pommes de terre soient, en général, un très sain manger, elles sont néanmoins un aliment nuisible pour les enfants, dans leur premier âge ; elles sont trop indigestes pour de jeunes estomacs.

A partir de sa troisième semaine, on fera, tous les jours, prendre l'air à l'enfant, quelle que soit la température. Respirer un air pur et frais est une nourriture aussi nécessaire, et même plus indispensable à l'entretien de la vie, que boire ou manger.

On lavera chaque jour le corps de l'enfant avec de l'eau fraîche et un peu froide, c'est une pratique hygiénique qu'on ne saurait trop recommander; ces lavages ont lieu chaque jour, à partir du moment de la naissance ; dans les premiers temps, on se sert d'eau tiède, mais bientôt on emploie l'eau froide, qui doit avoir été puisée, depuis peu, à la source ou à la fontaine. En effet, l'eau ordinaire possède certains principes aériens auxquels elle doit une partie de sa vertu fortifiante et qui disparaissent lorsqu'on la laisse quelque temps sans s'en servir.

Ce lavage doit se faire rapidement, et on le fait suivre de frictions sur tout le corps. Eviter de mouiller l'enfant quand il sort du lit, et, en général, quand il est en moiteur. Une excellente pratique, destinée à opérer le perfectionnement de l'espèce humaine, c'est l'usage du bain. On baignera l'enfant, chaque semaine, dans de l'eau tiède, à la température de 25 à 30 degrés. Avoir soin de mélanger à l'eau chaude de l'eau fraîche, récemment prise à la source. L'eau échauffée par les rayons du soleil est bien meilleure. La durée du bain ne dépassera pas un quart d'heure, pour un très jeune enfant; plus tard, on l'augmentera; on ne doit jamais le prendre dans les premières heures qui suivent les repas. Il faut éviter l'excès de chaleur, ainsi : une chambre chaude, les édredons, les habits trop chauds. Il est très important d'accoutumer, de bonne heure, les enfants à coucher sur des matelas de crin, de la balle d'avoine ou de la mousse. Evitez tout lien serré, tout corset inflexible, tout soulier trop étroit. La tête doit être tenue découverte, à partir de la quatrième ou de la huitième semaine, selon la saison. La propreté est la moitié de la vie d'un enfant. Grâce à elle, et aidée d'une alimentation modérée, on peut rendre, en peu de temps, l'enfant fort, frais et dispos ; sans elle, au contraire, on a beau le nourrir abondamment, il maigrit et pâlit.

III

Troisième période, de la deuxième jusqu'à la douzième et quatorzième année.

Ce qu'il y a de mieux, c'est de donner comme aliment, aux enfants, pendant cette période, une certaine quantité de viande et de légumes, et de les accoutumer à manger de tout, pas trop souvent, et sans excès. C'est très bien de leur donner à manger quatre fois par jour, à des heures précises, et d'observer fidèlement cette habitude. Evitez de donner aux enfants les épices, le café, le chocolat, les plats sucrés ou frits dans la graisse, les lourdes pâtisseries et le fromage. L'eau est la boisson qui leur convient le mieux, et, à défaut d'eau bien pure, la bière ; si on leur donne du vin, il sera trempé de beaucoup d'eau. Les exercices du corps sont nécessaires à cet âge, tant pour aider le développement des organes que pour amortir l'excès d'activité.

HYGIÈNE DES GENS DE LA CAMPAGNE

Pendant les journées les plus chaudes de l'été, les cultivateurs occupés à faucher les foins, à moissonner les céréales, sont souvent affectés de coups de soleil et d'inflammation des membranes du cerveau. Les vignerons, les jardiniers, les ouvriers qui bêchent continuellement la terre, par tous les temps et dans toutes les saisons, qui sont obligés de subir les changements de température, froide ou chaude, sèche ou humide, sont sujets aux maux de reins, se plaignent souvent de sueurs rentrées, d'irritations ou d'inflammations des poumons, de l'estomac, ou des intestins.

Au *printemps* : ce sont les rhumatismes aigüs, la goutte sciatique.

A l'*automne* : la dyssenterie, les fièvres intermittentes, les embarras du foie et de la rate qui en sont la suite.

En *hiver :* les asthmes et les catarrhes qui assiègent les gens de la campagne.

L'habitant des campagnes, les ouvriers des champs, ont presque tous des hernies, dont les causes les plus ordinaires sont : des efforts très grands pour soulever de lourds fardeaux, l'habitude de pousser des cris pendant l'enfance, en général l'excès de fatigue.

Les maladies de la peau sont communes à la campagne ; elles ont pour causes : le défaut de linge suffisamment renouvelé, la malpropreté des individus et celle des habitations. — La gale, les dartres de tous genres, la teigne, certains parasites s'observent très fréquemment chez les enfants et chez les vieillards.

Pour prévenir toutes ces affections, toutes ces maladies déplorables, il suffit de prendre quelques précautions des plus simples. — On évitera les coups de soleil en se couvrant la tête d'un chapeau de paille large, léger et peu coûteux. — Pour remédier à l'altération, on évitera de boire de l'eau de source trop froide, mais on boira de l'eau maintenue raisonnablement fraîche dans une bouteille de terre poreuse et légère (alcarazas, bouteille de terre) et mêlée d'un peu de vinaigre.

Lorsqu'on est en transpiration, il faut éviter le passage subit du chaud au froid, par exemple, en se reposant dans un endroit trop frais ; se défier des courants d'air. Ce sont les seuls moyens de se préserver des rhumes, érésypèles, coliques, douleurs rhumatismales, etc. — Pour éviter les hernies, les tours de reins, on n'abusera pas de ses forces ; on évitera de lever de trop lourds fardeaux.

Après le travail, on se lavera les mains dans de l'eau froide, on les sèchera bien avec un linge très sec. Le matin, on fera des lotions sur le cou, les épaules et la poitrine, c'est-à-dire que, quelques instants après qu'on a quitté le lit, quand la moiteur du corps est dissipée, on prend une éponge imbibée d'eau, à la température de l'appartement, on la passe rapidement sur les parties indiquées, une ou deux fois, on s'essuie fortement, puis on s'habille prestement. Ceci est très bon, surtout pour les enfants. — Par ce moyen, on active la circulation du sang.

A la ville, comme à la campagne, la nourriture doit être saine et variée. Les repas doivent être réguliers ; on ne doit pas trop manger à la fois. — La diète est souvent nécessaire pour activer la guérison.

En temps d'épidémie, pour se préserver des fièvres, on prendra, le matin, un petit verre de vin de quinquina, ou une légère infusion de centaurée ou de toute autre plante amère.

Les gros tas de fumier auprès des habitations doivent être expulsés ; il ne faut point faire rouir le chanvre dans des eaux stagnantes ; ne corrompez pas l'air pur et sain de nos riantes campagnes.

HYGIÈNE DES GENS DE BUREAU, GENS DE LETTRES

Les maladies qui atteignent les gens de la campagne sont rares chez les citadins ; ces derniers, livrés aux travaux intellectuels, dans un lieu fermé, inactifs, sont sujets à des désordres dans les voies digestives : les aliments passent mal, il y a constipation, par le fait de la position assise, le sang est stagnant dans les parties inférieures du corps; de là, des hémorroïdes, des affections de la vessie, les yeux se fatiguent, s'irritent, restant longtemps fixés sur des caractères fins et à la lumière artificielle du gaz ou de l'électricité. Quelquefois, le sang affluant au cerveau produit des étourdissements, des vertiges, des accidents de congestion cérébrale et même d'apoplexie. — L'homme de lettres doit, autant que possible, habiter la campagne, ou tout au moins un quartier bien aéré. — La salle de travail doit être large, spacieuse, chauffée modérément l'hiver; il faut, autant que possible, écrire debout, sur une table élevée, dite à la *Tronchin*.

On doit interrompre, de temps en temps, le travail, pour marcher dans la chambre, ce qui n'interrompt pas le cours des idées. — Le travail du matin est le meilleur; on doit éviter les veilles prolongées; un sommeil réparateur, de 7 à 8 heures, est nécessaire.

Il faut être sobre; la nourriture doit être légère et composée de viandes et de légumes; il faut s'interdire les viandes fortes, le vin pur et les liqueurs alcooliques. — Les excitants légers sont utiles, le thé noir, un peu de café. — Il ne faut se livrer au travail qu'une heure après chaque repas. — Les promenades à la campagne ou en bâteau sont recommandées; la gymnastique, l'escrime, la natation, l'équitation, sont choses excellentes. — Les distractions agréables sont nécessaires. — Enfin, si le corps est fatigué, le système nerveux surexcité, il faut interrompre le travail sérieux et se livrer à des occupations manuelles : jardinage, etc. — Quelques voyages, une saison d'eaux, sont quelquefois recommandés par les médecins, mais ces moyens ne sont pas à la portée de toutes les bourses.

HYGIÈNE DES VIEILLARDS

A cet âge, les soins hygiéniques les plus attentifs sont aussi nécessaires que dans la première enfance. Il est dangereux, surtout dans la vieillesse, de changer trop brusquement de climat ; si on en change, il faut plutôt chercher à se rapprocher du midi que s'avancer vers le nord. Si on a longtemps vécu dans la plaine, le changement de lieu, pour habiter un pays de montagnes, peut, à cet âge, être funeste. — Les aliments du vieillard doivent être légers et réparateurs ; ils se composeront principalement de potages gras, de consommés, de viandes grillées ou rôties, d'œufs, de légumes de bonne qualité. — La loi de la tempérance est surtout applicable à la vieillesse, car les indigestions sont funestes dans un âge avancé. L'usage modéré d'un vin vieux et généreux, et de préférence du vin de Bordeaux, ne saurait être trop recommandé ; le vin a été fort justement nommé le *lait des vieillards*. En présence de la falsification scandaleuse des vins aujourd'hui, nous donnons, à la fin du volume, les noms des maisons consciencieuses et honnêtes, auxquelles on peut s'adresser avec confiance. — Tout autant qu'à l'enfant, la chaleur est nécessaire au vieillard ; la plume et l'édredon dans son coucher, les fourrures dans ses vêtements, pendant la mauvaise saison, ne peuvent que lui faire du bien. — Des bains tièdes, peu prolongés, et seulement une ou deux fois par mois, lui sont utiles ; ils adoucissent la peau, en favorisent la transpiration, éloignent les causes des diverses affections cutanées, communes chez les vieillards. Ils s'abstiendront des bains froids ; l'usage de ces derniers les prédisposerait à l'apoplexie et même à l'ossification des artères, par le trouble apporté dans la circulation.— Le point important, en ce qui concerne le genre de vie habituel, spécialement l'exercice corporel ou intellectuel, c'est de ne rien changer à ses habitudes. Le vieillard, accoutumé à une vie active, continuera à agir, dans la limite de ses forces, sinon, il contractera, faute d'exercice, un excès d'obésité à la fois incommode et dangereux, et un repos trop prolongé dérangera les fonctions de l'appareil digestif. — Il en est de même pour les gens de lettres, de l'exercice de leurs facultés intellectuelles ; l'inaction d'esprit leur serait aussi funeste que l'inaction corporelle le serait aux vieillards, qui ont toute leur vie pris beaucoup d'exercice.

HYGIÈNE DES MALADES

I

Propreté de la chambre et renouvellement de l'air.

Qu'il n'y ait, dans la chambre du malade, ni fumée, ni odeur. N'y laissez jamais séjourner du linge sale ou des vases renfermant des matières évacuées. — Renouvelez l'air chaque jour. Pendant la belle saison, tenez les fenêtres ouvertes, surtout le matin. Même en hiver, ne craignez pas d'ouvrir la porte ou la fenêtre, pendant quelques minutes. Par précaution, vous recouvrirez d'un linge la tête du malade et vous mettrez une couverture de plus sur son lit, dont vous pourrez fermer les rideaux. Si la chambre communique avec une autre pièce, laissez les fenêtres de celle-ci ouvertes quelques instants ; puis, après les avoir fermées, ouvrez la porte de communication. Par ce moyen, vous n'aurez à redouter aucun accident. — Parfois, le malade répand une odeur très forte; alors, pour purifier l'air, vous placerez sous son lit une assiette, dans laquelle vous aurez mis une cuillerée à bouche de chlorure de soude et six cuillerées d'eau. Chaque matin, vous renouvellerez l'eau, et le mélange sera remué plusieurs fois par jour. Le sucre brûlé, les fumigations de genièvre, les aspersions de vinaigre ne font que masquer la mauvaise odeur; l'air corrompu n'en est pas moins pernicieux.

Evitez la trop grande chaleur ; elle porterait le sang à la tête et augmenterait la fièvre. La température la plus convenable varie de 18 à 25 degrés centigrades.

Si vous employez un feu de poële, tenez constamment sur le couvercle un vase contenant de l'eau.

II

Destruction des insectes.

Les mouches tourmentent beaucoup les malades, pendant les chaleurs. Le meilleur moyen de les détruire consiste à verser dans un vase une solution très chargée de savon de Marseille. On y verse du sucre ou mieux du miel et de la mélasse ; on recouvre d'une feuille de papier, percée de 2 ou 3 trous, assez grands pour laisser passer les mouches. Le vase est ensuite placé près du lit.

Une grande propreté protègera le malade contre les punaises, les puces, les poux. Si ces insectes ont fait leur apparition, vous saupoudrerez la tête des enfants avec l'insecticide Vicat, il y fera périr les poux. Cette même substance, soufflée dans les jointures du lit, vers les coutures du matelas et de la paillasse, tuera les punaises. Pour empoisonner les puces et les poux de corps, vous la répandrez entre les draps, sur les couvertures.

III

Du coucher des malades.

Vous préférerez les oreillers en crin ou en balles d'avoine ; n'usez jamais des matelas de plumes. Quand le malade ne peut retenir ses urines ou se salit involontairement, placez sous lui un drap ou des linges pliés en plusieurs doubles. Pour garantir le matelas, recouvrez-le d'une toile cirée.

On doit faire, chaque jour, le lit d'un malade ; on doit également changer ses draps plus souvent qu'à l'ordinaire. Veillez, pendant cette opération, à ce que ses pieds surtout ne prennent pas froid.

Avant de refaire le lit, exposez, quelques instants, quand la température n'est pas humide, les draps et les couvertures au grand air, pour dissiper les émanations qui y sont adhérentes.

Pour chauffer le lit, précaution que vous n'omettrez jamais, employez une bassinoire ou bien des cruches remplies d'eau chaude. La chaleur des briques est souvent trop forte, de plus elle expose à brûler les draps ; la braise est malsaine à cause de ses émanations.

Une merveilleuse découverte de M. Gauttard, officier d'Académie, permettra dorénavant aux *malades impotents* un déplacement qui leur était jusqu'à présent rendu aussi difficile que douloureux. C'est un appareil très simple, dont nous reproduisons le dessin. Les malades peuvent le manœuvrer eux-mêmes, pour soulever à volonté telle partie du corps qui leur convient; ils peuvent se changer de place d'eux-mêmes, et aussi souvent qu'ils le désirent. Il est très précieux pour les paralytiques pouvant encore se servir d'un bras ou d'une jambe; une barre ou une pédale actionne l'appareil. La douceur avec laquelle il permet de soulever et de laisser redescendre rend de grands services, dans le cas où certaines parties du corps ne peuvent supporter un déplacement brusque. Le malade livré à lui-même peut se soulager, retirer le linge sali.

Laissez toujours les rideaux du lit grandement ouverts.

IV

Changement de linge et propreté du corps.

Une grande propreté est nécessaire au malade. Comme nous l'avons déjà recommandé, on doit renouveler, plus souvent que d'habitude, et les toiles de leur oreiller et les draps de leur lit.

Ne lui laissez jamais une chemise sale ; ne laissez pas refroidir sur lui une chemise mouillée. Sauf en été, que la chemise qu'on lui donne soit toujours chauffée. « En général, observe judicieusement le docteur Massé, on ne sait pas ôter la chemise d'un malade ; les bras, les coudes embarrassent, gênent le

LE SANSON

APPAREIL-LEVIER

Inventé par le Professeur Albert GAUTTARD

OFFICIER D'ACADÉMIE

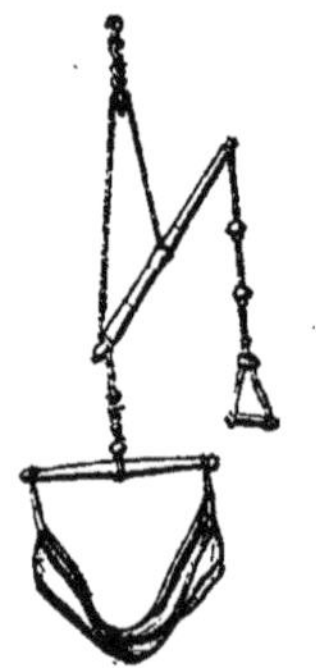

FIG. 1.

Le Sanson prêt à recevoir le malade.

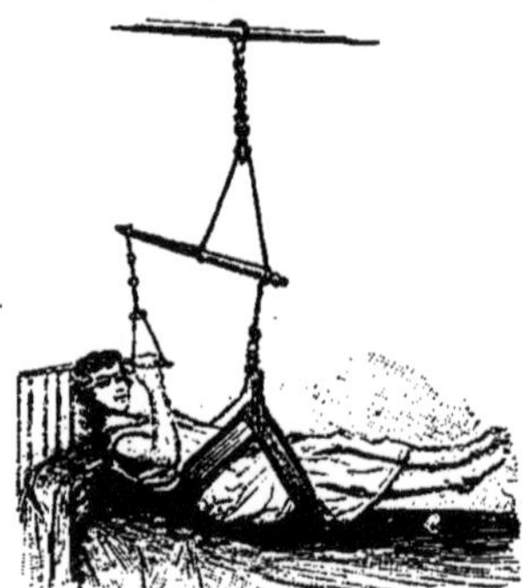

FIG. 2.

Le malade se soulevant au moyen du Sanson.

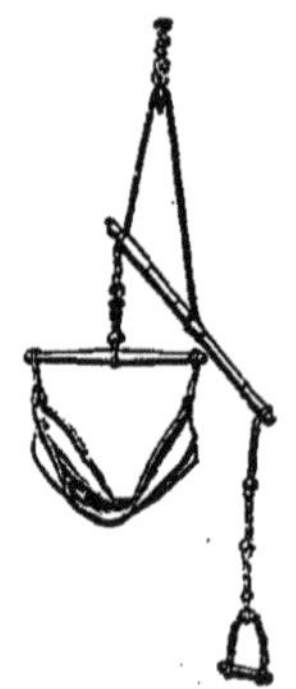

FIG. 3.

Le Sanson à son maximum d'élévation.

passage. Faites lever en l'air les deux bras, et vous retirerez la chemise aussi facilement que vous retireriez le fourreau d'un parapluie. La chemise blanche se remet par la même manœuvre. » Pendant cette petite opération, qu'il faut faire très promptement, vous aurez soin de mettre le malade à l'abri des courants d'air.

Lavez, de temps en temps, avec de l'eau tiède, les mains, le cou et la figure du malade, car l'insomnie, l'inflammation de la peau, l'accroissement de leurs souffrances, sont très souvent le triste résultat de la malpropreté, à laquelle on les condamne, par crainte chimérique de les exposer à un refroidissement.

Le mauvais goût dont se plaint souvent le malade disparaîtra presque toujours si, plusieurs fois dans la journée, il se rince la bouche.

Veillez également sur la propreté du cuir chevelu, car, à moins d'une affection très grave, il n'y a pas le moindre danger à le peigner. Faites-le asseoir sur son lit, et maintenez-le assis par des oreillers placés derrière lui.

Si le malade est atteint d'une affection de longue durée, telle que la fièvre typhoïde, lavez-lui les reins et les hanches avec de l'eau fraîche animée d'eau-de-vie ou d'eau de Cologne, pour prévenir l'inflammation gangréneuse qui menace ces parties.

HYGIÈNE DES CONVALESCENTS

Le retour de l'appétit, un sentiment délicieux de bien-être, de gaîté, la disparition de l'enduit de la langue, l'assurance du regard, sont des symptômes de convalescence qui ne trompent point. Qu'on ne l'oublie pas, la moindre imprudence, chez un convalescent, peut amener une rechute plus dangereuse que l'atteinte première de la maladie. Les organes, affaiblis par la douleur, ont une moins grande force de résistance.

Quand le malade est resté longtemps au lit, ayez la précaution, un jour ou deux avant qu'il se lève, de le faire, plusieurs fois, se tenir assis dans son lit, pendant quelques instants. A défaut d'une pareille précaution, le malade serait exposé à une défaillance ou à un étourdissement, la première fois qu'il sort de sa couche et se tient debout. A ses premiers levers, qu'il ne reste pas, tout d'abord, trop longtemps hors du lit; il vaut mieux le quitter plusieurs fois dans la journée. Une fois qu'il sera accoutumé à se lever, il ne doit pas rester constamment assis, mais se promener dans la chambre.

Le convalescent ne doit passer que par degrés de l'atmosphère de sa chambre à l'air vif du dehors. Sa première promenade se fera par un beau jour. Elle ne sera pas trop longue. Il veillera particulièrement à ne pas fatiguer les organes atteints plus spécialement par la maladie; il parlera peu, s'il souffrait d'une inflammation des organes de la respiration; il donnera peu d'instants à la lecture, s'il avait mal aux yeux ou des douleurs de tête.

Si la maladie était un rhumatisme ou une inflammation des organes de la poitrine, il évitera de s'exposer au froid, à l'humidité, de se laver à l'eau froide.

Les petits enfants seront pris entre les bras et promenés, de temps en temps, au dehors et au grand air, quand le temps est doux, ou bien dans l'intérieur de l'appartement.

Mais c'est surtout l'alimentation qu'il est important de surveiller, pendant la convalescence, car si les bras sont faibles, après une maladie, si les jambes peuvent à peine soutenir, l'estomac, participant à la faiblesse générale, est également incapable d'opérer le travail de la digestion. Les aliments donnés, malgré la défense du médecin, augmentent le malaise et la faiblesse.

On se conformera donc strictement aux prescriptions du médecin, réglementant l'alimentation du convalescent, car l'aggravation d'une maladie et la mort d'un malade ont été souvent occasionnées par des aliments pris trop tôt, en trop grande quantité, ou par des aliments indigestes.

C'est par des aliments légers et pris avec prudence que vous commencerez à nourrir les convalescents. Au sortir d'une maladie, vous n'entreprendrez pas une course longue et pénible, vous tomberiez en chemin ; traitez donc votre estomac avec autant de soin que vos jambes.

Les aliments les plus légers sont ceux que l'on prend sous forme liquide : les crèmes de riz, d'orge, les bouillons maigres, puis les bouillons de veau ou de poulet, le lait de poule, le lait coupé avec une infusion, enfin les consommés de bœuf.

Ensuite, on fera succéder les préparations alimentaires qui tiennent le milieu entre les aliments liquides et les aliments solides : les potages au vermicelle, à la semoule, les panades, le chocolat. Puis on pourra successivement, par ordre d'opportunité, offrir des fruits cuits, des œufs frais à la coque, du veau et du poulet bouillis, puis rôtis, quelques légumes, comme les scorsonères, les épinards, la courge, puis le bœuf bouilli, les côtelettes de mouton.

Une gradation, sagement ménagée, conduit ainsi le convalescent à la nourriture commune.

En mangeant, le malade ne doit pas boire de la tisane, mais de l'eau sucrée ou de l'eau rougie par un peu de vin.

Suspendez les aliments, dès qu'il survient de la fièvre, des nausées, des coliques. Laissez au convalescent le temps de digérer un premier repas, avant de lui en donner un autre. Que le convalescent se tienne en garde contre les sollicitations d'un appétit souvent trompeur, ainsi que contre les friandises et les mets qui flattent son goût.

Si, tout en mangeant souvent, et paraissant même habituellement pressé par la faim, le malade ne reprend ses forces que très lentement, c'est qu'il prend plus d'aliments qu'il n'en peut digérer ; on verra ses forces renaître en diminuant sa ration d'aliments. L'état de constipation, pendant la convalescence, serait d'autant plus funeste que les voies digestives, à cause de leur faiblesse, n'ont pas assez de tonicité pour se débarrasser des matières superflues. Le convalescent devra alors faire usage d'aliments relâchants, tels qu'oseille, pruneaux ; il aura recours à quelques lavements émollients. Il sera très avantageux de lui faire des frictions sur la colonne vertébrale, avec un peu d'huile d'amandes amères ou de savon dissous dans un peu d'eau chaude.

En terminant, nous mentionnerons les aliments qui, le plus communément, amènent des indigestions, ce sont : les choux, les haricots, les crêpes, les beignets, les œufs durs ou bien cuits au beurre, le pâté, les gâteaux, la tarte, la brioche, l'oie, le canard, le pain frais ou peut cuit, le porc, les ragoûts, les prunes, les tanches, les marrons grillés.

Nous recommanderons, dans la convalescence, le vin de Saint-Raphaël, qui est spécialement indiqué, toutes les fois qu'il s'agit de relever les forces abattues, de donner à la circulation du sang une activité nouvelle. Il rendra aussi de précieux services pour combattre les funestes effets de l'anémie et de la chlorose.

HYPOCONDRIE

Caractères et Symptômes. — Cette maladie, reconnaissable à une tristesse vague, une préoccupation incessante de sa santé, est quelquefois purement imaginaire ; souvent aussi, elle a pour cause une lésion ou un vice quelconque des hypocondres, qui renferment, l'un, le foie, l'autre, la rate.

Traitement. — Cette maladie doit, avant tout, se traiter par le régime : exercices, culture, chasse, gymnastique ; aliments doux, viandes non salées, bouillon gras, œufs frais, pain de seigle. Eviter le thé, le vin pur, les liqueurs alcooliques. Pour aider la digestion, une demi cuillerée de rhubarbe en poudre, délayée dans de l'eau sucrée, et prise une heure avant le repas, serait très efficace. Veiller extrêmement à avoir le ventre libre. Des bains tièdes et prolongés une heure ou deux, chaque jour, sont aussi recommandés.

I

INANITION

Traitement. — Si on a à donner des soins à des personnes affaiblies par le manque de nourriture et arrivées à un état complet d'inanition, on commencera, si c'est possible, par réchauffer le malade, au moyen d'un bain chaud, et le maintenir dans une douce température. On ne l'alimentera que par degrés et avec une extrême réserve. On commencera par des aliments liquides et, de préférence, le bouillon de viande, surtout froid. Quelques cuillerées de vin vieux et généreux pourront être données. Si ces premiers aliments sont bien supportés par l'estomac, on accordera des aliments plus solides, choisissant ceux d'une digestion facile, comme les œufs frais, les viandes grillées ou rôties.

INDIGESTION

La potion suivante doit être prise par cuillerées, de 10 en 10 minutes. Si le malade n'est pas dans l'imminence du vomissement, il est rare que quelques cuillerées ne guérissent pas, en accomplissant la digestion. — Infusé de tilleul, 80 gr. ; sirop d'écorce d'orange, 35 gr. ; sirop d'éther, 15 gr. ; eau de cannelle, 10 gr. ; eau de menthe, 10 gr.

INSOLATION OU COUP DE SOLEIL

Caractères et Symptômes. — L'action directe des rayons solaires, sur la tête ou sur une partie du corps découverte, donne lieu aux troubles, plus ou moins graves, qui portent le nom d'*insolation*. Cette affection s'annonce par un violent mal de tête, accompagné de fièvre, d'agitation, d'insomnie ou d'assoupissement. Le malade a la face colorée. L'insolation atteint surtout les personnes qui ont pris des spiritueux, qui se sont soumises à une marche forcée, ou qui se sont endormies au soleil. Une excellente précaution, pratiquée par les chasseurs indiens, serait de prendre du thé froid, avant d'affronter l'ardeur des rayons solaires.

Traitement. — Recourir à la plupart des moyens indiqués contre l'apoplexie. S'il y a des ampoules, on les recouvrira de cataplasmes de fécule de pommes de terre. On évitera avec soin l'emploi de corps gras.

INSOMNIE DANS LES FIÈVRES AIGUES

Prenez un jaune d'œuf frais et autant de gros sel; battez bien et mettez sur le front, entre deux linges.

IVRESSE

Mettez 20 gouttes d'ammoniaque liquide dans un verre d'eau froide, et faites avaler, en une ou deux fois, malgré la résistance qu'on essaiera d'opposer. — Si un vomissement survient, on donne une nouvelle dose. Si l'ivresse, sans qu'il y ait vomissement, ne diminuait pas, il faut, au bout de 5 à 6 minutes, recourir à une demi-dose, soit 10 gouttes dans un verre d'eau. Rarement ce remède, qui est sans danger, manque son effet. — M. Bouchardat procède plus simplemen[illegible] il promène avec précaution, sous le nez des ivrogn[illegible]ndant quelques minutes, un flacon d'ammoni[illegible]uide.

J

JAMBES (Plaies des)

1° Faire fondre 64 gr. de gâteaux de cire, dont on a tiré le miel, sur un petit feu, en remuant, avec 180 gr. d'huile de noix ; une fois le mélange bien fait, retirez le vase du feu, et continuez de remuer, jusqu'à ce que le cérat soit froid. Il est excellent pour les plaies et maux de jambes. — 2° La décoction de feuilles de ronce, dans du vin ou de l'eau, est éprouvée contre les ulcères profonds des jambes, qui sont très difficiles à guérir. — Les pommes pilées sont un souverain remède pour guérir les ulcères. — 4° Pilez des feuilles de verge d'or et appliquez-les sur les ulcères, continuant jusqu'à guérison. (Arnault de Villeneuve). — 5° M. Belloste dit avoir guéri des ulcères réputés incurables, avec la décoction de feuilles de noyer et un peu de sucre, dans laquelle il trempait des plumasseaux, qu'il appliquait médiocrement chauds, passant souvent 3 jours sans lever cet appareil.

JAUNISSE

Caractères et Symptômes. — Cette maladie est caractérisée par la coloration en jaune de la peau, par suite du passage de la matière colorante de la bile dans le sang, avec constipation, coliques fréquentes, urines épaisses, jaunes ou rougeâtres, peu abondantes, selles de couleur grise, cendrée ou argileuse.

Traitement. — Prenez farine d'orge, une bonne poignée ; délayez-la avec une quantité suffisante de vinaigre camphré, et appliquez ce cataplasme sur la région du foie. Comme boisson, prenez : Séné mondé, 24 gr. ; polypode de chêne concassé, roses de Provins, réglisse effilée, de chaque, 8 gr. ; cristal minéral (ou nitre), 8 gr. ; chicorée sauvage, 2 poignées ; pimprenelle, 1 poignée ; coriandre, 1 pincée. Mettez le tout dans un vase de terre. Versez dessus un litre et demi d'eau bouillante. Laissez infuser du soir au matin et passez. Cette dose renferme 6 grands verres, qui doivent être pris en 2 jours ; un le matin, un avant le dîner, un troisième avant de se coucher. Après un jour d'intervalle, on remet la même quantité d'eau bouillante sur le marc qui a déjà servi ; on passe et on prend le remède, comme la première fois. Si besoin est, on recommencera quelques jours après. Ce purgatif, recommandé par le docteur Récamier, convient également dans une foule de maladies, dès qu'elles ont leur point de départ dans une altération de la sécrétion bilieuse.

L

LAIT (Maladies du)

Traitement. — Contre les maladies laiteuses, prenez : Follicule de séné, 4 gr., sel d'Epson, sommités fleuries de millepertuis, de galliet jaune, de fleurs de sureau, de chaque, 1 pincée. Mettez infuser, le soir, dans 250 gr. de petit lait bien chaud. Le lendemain matin, tirez à clair. — On prendra le tout, à jeun, à 2 doses, à 1 heure d'intervalle. On continue pendant un certain temps. — Pour améliorer le lait des nourrices, prenez : Magnésie anglaise, 30 gr. ; écorce d'orange en poudre, 4 gr. ; semences de fenouil en poudre, 4 gr. ; sucre blanc en poudre, 8 gr. Mêlez et divisez en douze paquets égaux ; on en prend un paquet le matin, un autre le soir, dans un peu d'eau.

LIENTÉRIE

Caractères et Symptômes. — Le flux lientérique est un dévoiement, par lequel on rend, par le bas, les aliments, tels qu'on les a pris, ou à demi digérés.

Traitement. — Forestus a délivré une malade d'une lientérie rebelle, en lui donnant un jaune d'œuf saupoudré de noix muscade, et cuit sur une tuile rougie au feu. — Hélidée a guéri un enfant de 3 ans avec un sirop de rhubarbe, donné dans du vin, avant le souper. — Faites boire de l'eau dans laquelle vous aurez éteint du fer ou un caillou rougi au feu. — Durant quelques jours, on prendra de la gelée de groseilles, avec 1 gramme de rhubarbe, à demi rôtie sur une pelle à feu.

LOUPE

Caractères et Symptômes. — La loupe est une tumeur, en général, placée sous la peau, indolente, mobile, susceptible d'acquérir parfois un très grand volume. Il y en a de différentes espèces : les unes formées par un kiste, les autres qui en sont dépourvues. Les loupes peuvent se présenter sur toutes les régions du corps. La cause qui les produit n'est pas connue.

Traitement. — 1° Prenez une poignée de persil, une cuillerée de sel de cuisine, une poignée de cerfeuil et une cuillerée d'eau-de-vie ; pilez le tout ensemble et appliquez sur la loupe. — 2° Raspail conseille l'application de cataplasmes salins, les gargarismes d'eau salée, aiguisée de quelques gouttes de vinaigre camphré. Si les cataplasmes salins n'agissaient pas, il veut qu'on les remplace par des compresses d'eau sédative pure. — 3° Quand la loupe est sans douleur, sans inflammation, et qu'il s'agit de la faire fondre et non mûrir, on fera un emplâtre de ciguë pure, mêlée avec un peu de beurre, qu'on mettra sur la tumeur, le renouvelant toutes les 24 heures. — Si, au contraire, la tumeur est formée par les humeurs et qu'elle doive mûrir et percer, on procèdera ainsi : On prend un oignon de lis, ou à défaut, un oignon commun, que l'on fait cuire sous la cendre, comme une pomme de terre. Quand il est cuit, on enlève le dessus et on prend ce qui est mou à l'intérieur, on le mêle avec un morceau de beurre frais, de la grosseur d'une noix, et autant de sucre pulvérisé; on en fait un emplâtre que l'on met sur une pièce de linge et que l'on applique chaud sur la tumeur. On le renouvelle au bout de 24 heures, si la tumeur n'est pas percée. Entretenir, pendant quelques jours, la suppuration.

LUMBAGO

P. Home, un des médecins les plus distingués du XVIIIe siècle, donne comme presque infaillible, contre le lumbago, le liniment suivant: poudre de camomille, 8 gr.; sel commun, 2 gr.; camphre 1 gr. 25 centigr. (préalablement dissous dans 8 gr. d'essence de térébenthine); onguent de sureau ou d'althœa, 100 gr.; savon noir, 30 gr. Mêlez exactement. Faites 3 frictions par jour.

M

MIGRAINE

Caractères et Symptômes. — Dans la migraine, la douleur est locale et se trouve presque toujours bornée à la moitié frontale de la tête. Il y a perte d'appétit, nausées ou vomissements, aversion pour la lumière, face rouge ou pâle; l'œil, du côté affecté, est larmoyant et parfois très rouge. Cette affection revient souvent à période fixe.

Traitement. — Repos absolu. De temps en temps, une légère infusion de mélisse, de menthe ou de millefeuilles. — Un lavement, avec feuilles de mauve ou de poirée, ou avec la racine de guimauve et une cuillerée d'huile d'olive, soulage souvent mieux que tout autre remède. — Bains de pieds avec 100 gr. de moutarde, ou une poignée de sel de cuisine, ou bien encore 600 gr. de cendres de bois, et d'une durée de 20 minutes.— Quelques-uns se sont délivrés de la migraine, en buvant, chaque jour, 1 ou 2 cuillerées d'eau-de-vie, dans laquelle on avait fait infuser des baies de genévrier. On peut y ajouter 2 gr. de cannelle et édulcorer avec du sirop de sucre. — Un ou deux verres d'eau fraîche, tous les matins, guérirent Linnée de la migraine. — On recommande encore le café d'orge et de seigle : on le fait en brûlant des grains d'orge et de seigle, et en le réduisant en poudre. Se tenir surtout le ventre libre.

MORSURE D'UN ANIMAL

I

Morsure de cheval.

Les fèves de haricot, mâchées et appliquées, guérissent cette blessure. (Le bénédictin Alexandre).

II

Morsure de singe.

Mêlez ensemble de la cendre, du vinaigre, du miel, et faites-en un cataplasme pour appliquer sur la plaie. — Prenez des amandes et des figues, qui ne soient point venues à maturité, pilez ensemble et appliquez.

III

Morsure de chat.

Cette morsure est souvent suivie d'une violente douleur et de la lividité de la partie mordue. Appliquez dessus un oignon pilé.

IV

Morsure de chien non enragé.

L'oseille est très bonne, si on fomente la partie mordue avec la décoction, et si on applique dessus l'herbe fraîche et pilée. — Frottez et lavez la plaie avec du jus de poireau pilé avec du sel blanc ; ou bien des feuilles de menthe broyées avec du sel et appliquées.

MORT

MOYENS DE CONSTATER SI LA MORT EST RÉELLE

Nous passerons sous silence les signes qu'un médecin seul peut constater, pour donner ceux que tous doivent connaître. — 1° Approchez la flamme d'une bougie d'un doigt ou d'un orteil. L'action de la chaleur déterminera, après quelques secondes, la formation d'une ampoule. Si celle-ci ne contient que de la vapeur, la mort est certaine ; ce serait le contraire, si la vésicule contenait de la sérosité. — 2° Présentez votre main, à une faible distance d'une bougie ou d'une lampe, les doigts bien serrés l'un contre l'autre ; cette main, transparente, d'une couleur rosée, accuse la circulation et la vie. Mais la main d'une personne morte, placée dans les mêmes conditions, ne présentera aucun de ces phénomènes. Ce sera une main de pierre, sans coloration, sans circulation. — 3° Mouillez d'eau une partie quelconque du corps de la personne que l'on croit morte, et frottez-la avec du nitrate d'argent. Si la mort n'est qu'apparente, l'endroit frotté sera, au bout de quelques heures, d'une couleur d'ardoise ou de bronze foncé. Au contraire, il conservera sa couleur naturelle, ou sera à peine coloré, si la mort est réelle. — 4° Un autre signe bien caractéristique : les sangsues ne prennent pas sur un corps mort. (Docteur Lartigue). — 5° Nous mentionnerons enfin un moyen bien connu de constater la mort, c'est d'approcher de la bouche de la personne une glace ; celle-ci se ternira, s'il reste encore un peu de vie ; si elle reste brillante, c'est la mort.

N

NÉVRALGIE DE LA FACE

Caractères et Symptômes. — Douleur aigüe,

particulièrement au-dessus de la pommette, d'où elle s'étend à la joue et à l'aile du nez. Cette douleur intermittente revient par accès, quelquefois périodiques, et le plus souvent irréguliers.

Traitement. — On fait, 3 fois par jour, des frictions sur le point douloureux, avec un morceau de flanelle, trempé dans un mélange d'huile de morphine, de jusquiame et de belladone, 8 gr. de chaque. On y applique, en outre, une compresse d'eau de laurier-cerise, renouvelée très souvent. — On emploie aussi, contre les névralgies, la pommade suivante : belladone, 12 gr. ; axonge, 12 gr. ; opium, 2 gr. ; mêlez exactement et ajoutez quelques gouttes de thym, pour aromatiser. On frictionne, 3 fois par jour, surtout à l'instant des plus fortes douleurs. — Une chose importante à observer, c'est le retour périodique de la névralgie, car dans ce cas, elle cède très facilement au sulfate de quinine, associé à la valériane.

NEZ

I

Ozène.

Caractères et Symptômes. — Gêne et quelquefois douleur dans les narines, qui sont remplies par des croûtes. Le malade mouche une humeur jaune, verte, ordinairement épaisse et quelquefois fétide. L'air expiré des fosses nasales a une odeur de *fromage* pourri ou de punaise écrasée.

Traitement. — Si l'ozène provient d'une affection dartreuse ou scrofuleuse, il faut recourir aux moyens indiqués contre ces affections ; dans le cas contraire, voici les remèdes à employer : Quand le mal est léger, on se sert, en injections, de l'eau de sureau ou de l'eau ordinaire, à laquelle on ajoute un peu d'alcool et de sucre. Raspail recommande de renifler souvent de l'eau salée et de s'en gargariser ; de priser du camphre en poudre et de s'appliquer, sur la bosse du nez, des compresses d'alcool camphré.

Excellente recette contre l'ozène : Prendre 2 muscades concassées, faire infuser dans 1/4 de litre de gros vin rouge, pendant 48 heures ; passer et aspirer souvent de cette liqueur, placée dans le creux de la main.

II

Suppression du flux nasal.

Prendre, deux fois par jour, une fumigation de lierre terrestre infusé ; on en aspire la vapeur par le nez. Dans l'intervalle, on prisera un peu de poudre de muguet, mêlée avec un peu d'amidon.

III

Eternuement excessif.

On le guérit en grattant la plante des pieds et la paume des mains. Les frictions des yeux, des oreilles, du front, du cou, réussissent aussi. On peut encore baigner les mains dans l'eau chaude.

IV

Puanteur de nez provenant du cerveau.

Attirez souvent par le nez du suc de rue et de menthe, mêlées ensemble par parties égales. Usez encore en poudre, en forme de tabac à priser, du marrube blanc. — Ou bien attirez par le nez du suc de lierre bien épuré.

O

ONGLES DANS LES CHAIRS

Prenez un morceau de beurre frais, que vous ferez roussir à la poêle ; mettez-y ensuite autant de suif de chandelle, avec une cuillerée d'huile d'olive ; battez bien le tout et faites-en un liniment. On applique avec succès ce remède pour amollir les ongles des pieds qui entrent dans les chairs, de sorte qu'on les peut ôter aisément. Il est infaillible dans ce cas, comme pour ramollir les cals des pieds, qui empêchent de marcher. A cet effet, on en frotte les cals, plusieurs fois, soir et matin, et surtout quand on veut se mettre en route.

OPHTHALMIE

Caractères et Symptômes. — Mouvements difficiles et douloureux du globe de l'œil ; larmoiement continuel, chaleur brûlante, écoulement d'un liquide d'abord simple, puis épais, trouble de la vision, paupières collées et chassieuses.

TRAITEMENT. — Cette inflammation peut être légère, aigüe ou chronique. Légère, elle se guérit par des cataplasmes émollients sur les yeux, par des lotions avec l'eau de guimauve, de rose, de bluet ou de plantain ; on donne au malade des boissons délayantes, tisane d'orge, limonade. Les bains de pieds sinapisés seront utiles. — Voici une eau excellente contre l'inflammation des yeux : Prendre pour 10 centimes de sulfate de zinc, pour 5 centimes d'iris de Florence pulvérisée, pour 10 centimes de sucre candi ; faire dissoudre dans une bouteille d'eau de rivière et en humecter les yeux trois ou quatre fois par jour. On les tient fermés 1 ou 2 minutes. Cette eau se conserve.

Si l'enflammation, plus intense, est accompagnée de fièvre, ou si elle devient chronique, il faut recourir au médecin.

OREILLE

I

Otite ou inflammation de l'oreille.

CARACTÈRES ET SYMPTÔMES. — Dureté de l'ouïe, écoulement d'un liquide qui s'épaissit de plus en plus, devient jaunâtre, verdâtre, fétide ; tintements d'oreilles ; douleurs dans le conduit auditif gênant la déglutition, et s'accroissant par la toux et la mastication.

Traitement. — Si l'inflammation a lieu dans le conduit extérieur, on y injecte de temps en temps de l'eau de guimauve et de tête de pavot, ou bien on applique sur l'oreille un cataplasme de farine de graines de lin. La mie de pain bouillie avec du lait produit le même effet. Des lavements purgatifs et des bains de pieds sinapisés sont encore indiqués. — Si le cérumen, entassé dans le conduit auditif, produit un peu de surdité, on a recours à des injections d'eau savonneuse. — Dans les surdités qui sont la suite d'angines ou maux de gorge, essayer d'introduire de la fumée dans la bouche ; par une forte expiration, faites pénétrer la fumée dans l'oreille, en fermant complètement la bouche et le nez ; ou bien encore injecter dans l'oreille un peu de glycérine pour l'humecter.

II

Bruits et Tintements.

La fumée du lierre terrestre en décoction dans de l'eau, et reçue dans l'oreille avec un entonnoir, est excellente. — On pourra aussi, si on préfère, couler dans l'oreille une goutte ou deux d'eau-de-vie, dans laquelle aura infusé du romarin.

III

Surdité.

Mettez sur un feu de réchaud de la semence d'anis vert ; recevez la fumée dans l'oreille avec un entonnoir de papier ou de ferblanc. Renouvelez de temps en temps. — La fumée de tabac, celle du soufre jeté sur les charbons, ou celle du vinaigre bouillant réussissent également. Après l'opération, il faut mettre dans l'oreille du jus d'oignon tiède avec un peu de coton musqué ou autre, et continuer plusieurs jours. — Quand la surdité est venue par catarrhe, broyez dans votre main 2 ou 3 feuilles de chardon bénit, mettez-les le plus profondément possible dans l'oreille malade, couchez-vous sur l'autre côté; renouvelez plusieurs soirs.

IV

Oreilles ulcérées.

Prendre du mâchefer, qu'on réduit en poudre très fine, et qu'on cuit dans du vinaigre bien fort, jusqu'à ce qu'il soit devenu épais comme du miel. Galien le recommande et s'en est servi avec succès comme pommade. Apulée recommande le jus de renouée, distillé tiède dans l'oreille. Il ne faut pas arrêter les ulcères apparents des oreilles, surtout chez les enfants; il suffit de tenir propre le conduit de l'ouïe.

V

Oreilles meurtries.

Le soufre avec vin et miel guérit les contusions d'oreilles.

VI

Douleurs d'oreilles.

Instillez dans l'oreille du suc de chou rouge. Ou

bien pilez des vers de terre avec de l'onguent rosat et mettez dans l'oreille.

VII

Sangsue, Fourmi, Perce-Oreille entrés dans l'oreille.

On procèdera ainsi : pour la sangsue, on frottera l'oreille, en dehors, de sang tout chaud. — Pour la fourmi et le perce-oreille, on les tuera par des injections d'urine.

VIII

Autres corps étrangers dans l'oreille.

Mettre au bout d'un petit bâton un peu de laine imbibée de colle forte ; on l'applique sur le corps étranger, laissant à la colle le temps de sécher ; on tire quand l'adhérence est complète. Si on ne pouvait réussir, il faudrait recourir à des injections d'eau faite avec une petite seringue. Le liquide finit par entraîner le corps au dehors.

OREILLONS

Caractères et Symptômes. — Gonflement derrière chaque oreille, à l'articulation des deux mâchoires. Parfois, difficulté de mâcher et même d'avaler.

Traitement. — Le plus efficace et le plus simple, c'est l'emploi de douches d'eau modérément chaude, fréquemment renouvelées et données dans l'oreille, à l'aide d'une petite seringue. On gardera la tète bien enveloppée contre le froid, et on usera de tisanes rafraîchissantes.

P

PANARIS

Dès que l'on sent les battements de la douleur, symptômes avant-coureurs du panaris, il faut y appliquer un cataplasme d'onguent gris, à nu. Le panaris avorte et la guérison arrive dès le lendemain.

PARALYSIE

Caractères et Symptômes. — Tandis que l'apoplexie est la paralysie complète de l'encéphale, la paralysie est l'apoplexie plus ou moins durable de la racine d'un ou de plusieurs de ses nerfs. L'hémiplégie est une paralysie partielle, n'occupant que la moitié du corps.

Traitement. — Dans 1 litre d'eau-de-vie, faire infuser, pendant 24 heures, deux poignées de feuilles de petite sauge coupées grossièrement, filtrer, et, dans le liquide, faire fondre 1 kilo de beurre ; battre et remuer jusqu'à consistance d'une espèce de crème, dont on frictionne la partie malade.

Raspail prescrit, 3 fois par jour, pendant 10 minutes chaque fois, des cataplasmes salins sur le trajet de l'épine dorsale, des lotions d'eau sédative sur le crâne, puis une friction de 20 minutes, à la pommade camphrée, sur le dos et les reins, exercices à la boule, à la bêche, suivis de frictions, lavements purgatifs.

PAROLE EMBARRASSÉE OU BÉGAIEMENT

Caractères et Symptômes. — Parfois, le bégaiement est très léger; d'autres fois, il est porté à tel point que tous les muscles de la face participent aux contractions de ceux qui font mouvoir la langue. Cette infirmité, plus fréquente chez l'homme que chez la femme, tient rarement à un vice de conformation de la langue, car celui-ci produit plutôt une prononciation mauvaise, le grasseyement exagéré. Evidemment, il faut voir dans le bégaiement une faiblesse des muscles, un état nerveux et spasmodique, une influence cérébrale.

Traitement. — Il faut généralement ne pas recourir aux sections et excisions, mais s'en tenir à la *Méthode américaine*. Basée sur une observation exacte et minutieuse des mouvements de la langue, pendant le bégaiement, cette méthode les combat par un ensemble d'exercices de la langue, des lèvres et des muscles de la bouche, le tout sous l'empire d'une volonté forte.

Le plus souvent, le bégaiement ne provient que d'une extrême timidité, qui paralyse l'action de la langue; un effort énergique de la volonté suffit alors pour en triompher. Toute personne qui, dans l'obscurité, prononce distinctement des mots, qu'elle bégaie, en adressant la parole à quelqu'un, n'a besoin, pour se guérir, que de s'exercer seule à prononcer lentement.

Une des causes les plus habituelles encore du bégaiement, c'est tout simplement l'habitude, contractée dès l'enfance, de donner à la langue, quand on parle, une position trop basse, trop éloignée de la voûte du palais, ce qui rend impossible l'articulation nette de certains mots. La *Méthode américaine* remédie parfaitement à ce défaut, en habituant le bègue à placer normalement sa langue.

PHTISIE PULMONAIRE

Traitement. — Nous donnons ici un traitement qui a réussi dans bien des cas; nous engageons à l'employer, si le mal n'a pas cédé à la médication ordinaire.

A deux époques de l'année, printemps et automne, le malade prendra, tous les matins, au lit, un demi-verre de lait chaud, aussitôt qu'on l'a trait, mêlé à un demi-verre de tisane d'orge un peu tiède, et cela pendant 2 mois, à chaque saison. Ce lait ainsi mélangé a la vertu du meilleur lait d'ânesse. Pendant tout ce temps, le malade prendra, le soir, au lit, une forte cuillerée à bouche de sirop d'escargots ou de limaçons.

Voici comment on le préparera : Prendre 1 kilo d'escargots ou de limaçons, 250 gr. de sucre et un litre de lait. Les escargots ou limaçons étant bien nettoyés, on les fait bouillir à petit feu dans le lait, où l'on a mis une forte poignée de tussilage. Si on n'en peut avoir, on la supprimera. Le mélange complètement cuit, on le passe dans un linge, en tordant; on met alors le sucre dans ce liquide, que l'on fait bouillir à petit feu, pendant 20 minutes. Si on veut rendre ce sirop plus efficace, quand il bout la dernière fois, on y ajoute 30 grammes d'iodure de potassium. Il faut bien faire le mélange, puis boucher hermétiquement les bouteilles.

A ces remèdes, on ajoutera des fumigations, qu'on pratiquera ainsi : On fait brûler, sur des charbons ardents, une quantité suffisante de feuilles et de racines de tussilage bien desséchées ; le malade en reçoit la fumée par la bouche, au moyen d'un entonnoir renversé. Il renouvellera 3 ou 4 fois par jour, et 5 à 10 minutes, chaque fois. Il sera bon de faire brûler, de cette même plante, dans la chambre à coucher, pour en saturer l'air que l'on respire. Cette fumigation guérit la toux sèche, la difficulté de respirer, dessèche les tubercules. — Pendant tout ce temps, le malade fera usage d'eau soufrée pour sa boisson. Voici comment on la prépare : mettre un verre de bon vin dans une bouteille d'eau. Dans cette bouteille on fait entrer une allumette bien soufrée et allumée. Quand la bouteille est remplie de fumée, on retire l'allumette, on bouche bien et on agite la bouteille, pour que la vapeur sulfureuse s'unisse parfaitement au liquide. Cette eau remplace avantageusement les eaux minérales et thermales, prescrites contre cette maladie. — Pour enrayer une phtisie à son début, voici un traitement aussi simple qu'efficace : au printemps et en automne, prendre à jeûn, tous les matins, pendant 2 mois, 2 ou 3 fortes poignées de cresson de fontaine, qu'on accommodera en guise de salade peu vinaigrée. Cinq ou six minutes après ce déjeuner, le malade prend un bon verre de lait fraîchement trait. S'abstenir d'excès dans les boissons ; pas de mets échauffants.

PIEDS

I

Les préserver du froid.

1° Faites bouillir une bonne quantité d'orties et de pelures de navets dans de l'eau salée ; lavez-en vos pieds, et ils ne seront plus sensibles au froid. — 2° Pendant l'été, frottez fréquemment vos mains et vos pieds avec des fraises. — 3° Détrempez du suc de rue avec de l'huile de noix, frottez-vous en les pieds une fois seulement, au commencement de l'hiver. — 4° Frottez vos pieds avec du jus d'orties, mêlé à de l'huile et à du sel.

II

Pour ne point se lasser en marchant.

1° Détrempez de la rue dans de l'huile d'olive et frottez-en vos pieds, avant de marcher. — 2° On conseille encore de mettre du marrube sous la plante des pieds.

III

Douleur des pieds après avoir marché.

1° Se laver les pieds avec de l'eau tiède, dans

laquelle on aura dissout quelque peu de poudre à canon. — 2° Faire cuire de l'armoise dans de l'eau ; on se fomente les jambes avec la décoction ; on applique, dessus, les herbes et on les y laisse environ 2 heures. On pourra alors continuer son chemin, comme auparavant. — 3° Mettre des feuilles d'aune sous la plante des pieds fatigués de la marche, ou bien mettre sur les pieds fatigués, de l'armoise pilée avec de la graisse.

IV

Ecorchures des pieds par la marche.

1° Appliquez, dessus l'écorchure, la cendre de cuir de vieux souliers ; elle guérira promptement. Vous vous en servirez pour toute espèce d'écorchure. — 2° Prenez miel, cire, huile, litharge d'argent, de chacun 16 gr. ; mêlez le tout pour faire un excellent remède à toutes écorchures des talons, toutes crevasses et ulcères des pieds et des mains, et à toutes écorchures produites par un long séjour au lit. — 3° Un onguent, fait avec un oignon blanc et de la graisse de chapon, pilés ensemble, sert à guérir les écorchures et les ampoules, qui viennent aux pieds, après la marche.

V

Transpiration fétide des pieds.

1° Prenez la moëlle de la racine de l'artichaut, faites-la cuire dans du vin et buvez ; la mauvaise odeur s'en ira par les urines. — 2° Mettre dans les bas de la poudre d'alun calciné, ou frotter les pieds avec une décoction aqueuse d'alun.

VI

Enflure des pieds.

1° Faire bouillir de la lie de vin et de la fleur de froment; faites-en un cataplasme que vous mettrez tiède sur le mal. Il sera meilleur si vous l'arrosez d'un peu d'huile de chanvre. — 2° Appliquez du plantain pilé avec du vinaigre. — 3° Bassinez les pieds avec une décoction de feuilles de sureau faite avec du sel.

PLAIES

I

Plaies au visage ou autre partie charnue.

Lavez la plaie avec de l'eau-de-vie ; rapprochez les deux peaux l'une de l'autre, puis, pour les faire joindre ensemble, prenez un linge de la largeur et de la longueur de la plaie, trempez-le dans un blanc d'œuf et appliquez-le sur la plaie. Le linge s'y collera. Le lendemain, vous le mouillerez avec de l'eau-de-vie, pour l'humecter, et, par ce moyen, le détacher. Vous ferez comme la veille et continuerez ainsi jusqu'à parfaite guérison.

II

Plaies de la tête.

1° Appliquez des feuilles de bétoine pilées, marc et suc. — 2° Faites bouillir de la chélidoine avec de l'huile de noix. Mettez en cataplasme.

III

Plaie (Hémorrhagie d'une).

1° Appliquez du plâtre en poudre ou mêlé à un blanc d'œuf. — 2° Ou bien les cendres ou la poudre des feuilles de vigne sèches. — 3° La ratissure du dessous d'une poêle à frire ou d'un chaudron de cuivre. — 4° Le suc de la pariétaire arrête le sang; le suc et le marc appliqués et continués sur la plaie la guérissent promptement.

IV

Plaie (Inflammation d'une).

1° Pilez de la mauve avec des feuilles de saule, mettez en cataplasme sur la plaie. Vous pouvez employer aussi le pourpier, le plantain, la morelle, la jusquiame, la laitue, la joubarbe. — 2° Prenez 2 parties d'aigremoine, 1 partie d'écorce fraîche de tilleul. Faites bouillir jusqu'à ce que l'eau devienne rousse et grasse; conservez pour l'usage. Pour vous en servir, mettez sur le feu la quantité qui vous est nécessaire, laissez-la jusqu'à ce qu'elle soit prête à bouillir; trempez dedans des compresses que vous appliquerez sur le mal, les laissant toujours humides jusqu'à guérison. Ce remède a fait tomber l'inflammation de plaies menacées de gangrène.

V

Plaies de mauvaise nature.

Le matin, laver et bassiner la plaie avec une décoction chaude de véronique, dans de l'eau réduite de moitié par l'ébullition. La décoction de chêne pourrait être substituée. Le soir, lotionner avec une décoction de feuilles de roses, faite dans du gros vin. Après chacune de ces opérations, saupoudrer fortement la plaie avec la préparation suivante : Petite mousse veloutée qui se trouve au pied des vieux saules, feuilles sèches de noyer, de chêne et de ronces, en parties égales et réduites en poudre très fine et bien mêlée. Couvrir la plaie ainsi saupoudrée avec des feuilles vertes ou sèches de noyer (préférer les vertes) ; bander la jambe.

VI

Pour souder les chairs séparées.

Prendre un œuf, le casser, enlever avec soin, sans la trop déchirer, cette peau blanche inhérente à la coquille. Faire bien joindre les deux morceaux de chairs séparées et y appliquer cette peau, mettant sur la blessure le côté de la peau qui touchait le blanc de l'œuf, puis mettre un fort bandeau. Après 3 ou 4 jours, les chairs seront parfaitement prises. On ôtera le bandeau, et on mettra d'autres peaux, sans enlever les anciennes. La cicatrisation ne tardera pas à être complète.

PLEURÉSIE

CARACTÈRES ET SYMPTÔMES. — Ils ont beaucoup de rapports avec ceux de la pneumonie ; mais, dans la pleurésie, les crachats sont rouillés, la douleur est plus aiguë, elle augmente, à une pression, même légère, sur le point douloureux ; il est souvent impossible de se coucher sur ce côté.

Traitement. — Ne pas manger, prendre du bouillon clair, trois fois par jour, ne pas boire froid; infusions tièdes de guimauve, fleurs de bourrache, violettes, coquelicots, etc. Tenir bien chaudement le malade ; cataplasme sur la poitrine fait avec du suif de chandelle, de l'épaisseur d'un sou ; infusion légère de feuilles de buis; faire suer. — Prendre un verre d'huile d'olive chauffée au bain-marie, le boire en quatre reprises, dans l'espace de 20 minutes ; 24 heures après cette première prise, recommencer de la même manière, et cela pendant trois ou quatre jours. Laisser l'emplâtre pendant 15 jours. — Il faut faire ce traitement dès le début et se rappeler que les cataplasmes et les sudorifiques deviennent inutiles et même dangereux, dès qu'il y a fièvre et que l'état inflammatoire s'est déclaré. Ceux-ci n'en acquerraient que plus d'intensité.

PNEUMONIE OU FLUXION DE POITRINE

Caractères et Symptômes.— Pouls large, plein, fréquent, régulier ; langue blanchâtre ou jaunâtre, soif peu intense ; respiration plus fréquente et moins sonore que dans l'état de santé ; râle crépitant, qui cesse quand le mal est plus avancé ; toux profonde, crachats mêlés parfois de sang vermeil ; son mat de la poitrine, lorsqu'elle est percutée du côté affecté ; pommette correspondante rouge. Souvent il y a douleur dans un point de la poitrine.

Traitement. — Infusion de bourrache, de fleurs de sureau. Sur le point douloureux, mettre le cataplasme suivant : après avoir fait fondre une chandelle, ajouter au liquide 30 grammes de poivre, un verre d'eau-de-vie et un verre d'huile d'olive ; versez le tout sur du coton ou sur des étoupes, pour en faire un cataplasme, qu'on laissera 7 à 8 heures sur le côté douloureux. — Pour amener la transpiration, on emploie, avec succès, le suc d'ortie ainsi préparé : Prendre une certaine quantité d'orties vives ; les mettre, sans eau, dans une casserolle bien fermée, sur le feu ; quand elles sont cuites, exprimez-en le jus, et donnez-en au malade une cuillerée à bouche, toutes les demi-heures, jusqu'à guérison. On peut conserver ce suc en y ajoutant même quantité de sirop de sucre.

Les sinapismes aux pieds, aux jambes et aux cuisses, sont également recommandés.

POISONS

Acides, Métaux, Sels, Plantes, etc.

Au mot empoisonnement, nous avons donné les remèdes généraux à administrer et ici nous indiquerons, dans le détail, les remèdes propres à combattre chaque poison.

I

Acide phénique.

On donne de l'air au malade et on provoque le

vomissement, par l'injection de cinq blancs d'œufs battus dans un litre d'eau ; on chatouille la luette. Ensuite, on administre 100 gr. d'huile d'olive et 50 gr. d'huile de ricin, préalablement mélangées.

II

Acide prussique.

On ne recourra au vomissement que si la matière toxique absorbée représente un certain volume; la dose sera alors de 15 à 20 centigr. d'émétique dans un verre d'eau. Puis on pratiquera sur la tête, la nuque, le long de la colonne vertébrale, des affusions d'eau très froide. On fera respirer de l'alcali volatil dissous dans 4 parties d'eau. Orfila conseille 3 à 4 petites cuillerées à café d'essence de térébenthine, données à quelques minutes d'intervalle.

III

Ammoniaque.

Mettre deux cuillerées à bouche de vinaigre ou le jus d'un citron dans un verre d'eau, que l'on se hâte de faire boire au malade. On provoquera le vomissement en faisant prendre un demi-litre d'eau tiède auquel on ajoutera 3 cuillerées d'huile d'olives; on aidera l'action du remède, en chatouillant la luette et l'arrière-bouche avec une barbe de plume ou même le doigt. Des boissons émollientes, fleurs de mauve, graines de lin, ou autres, combattront les symptômes d'inflammation.

IV

Arsenic.

Commencer à provoquer le vomissement, avec de l'eau chaude bue abondamment, et par le chatouillement de la luette. Puis on délayera un morceau de chaux, de la grosseur d'une noix, dans deux litres d'eau, que l'on fera prendre au malade. L'eau albumineuse, préparée avec des blancs d'œufs battus dans de l'eau, sera utilement employée en boisson. Quand le poison est suffisamment neutralisé, 30 à 40 gr. d'huile de ricin l'expulseront complètement. On relève ensuite les forces du malade par des infusions chaudes de plantes aromatiques, comme la menthe, la mélisse, la sauge, le romarin, etc. On recommande encore, comme contre-poison, le tabac, le laudanum, le lait fraîchement trait.

V

Bleu de Saxe.

La magnésie est l'antidote par excellence de l'empoisonnement par les acides. On en donnera aussitôt 50 gr. délayés dans 1 litre d'eau, par demi-verrées, à 2 ou 3 minutes d'intervalle. Cela fait, on administrera 10 gr. de bicarbonate de soude dans un demi-litre d'eau. Si on n'a pas de la magnésie sous la main, on la remplacera par de l'eau de savon très chargée, de la craie délayée dans de l'eau, ou même de l'eau dans laquelle on aura jeté une poignée de cendres et qu'on aura passée à travers un linge.

VI

Camphre.

Quand il y a eu empoisonnement par le camphre, on pratique de suite des fomentations glacées sur la tête et des affusions d'eau froide sur tout le corps. Pour faire évacuer le poison, on fera prendre, toutes les dix minutes, une cuillerée à bouche d'eau sucrée, à laquelle on ajoutera 3 à 4 gouttes d'éther et autant de térébenthine. Un lavement purgatif est indiqué si on a lieu de croire que le poison est passé dans l'intestin.

VII

Cantharides.

On provoquera le vomissement, avec de l'eau tiède, et le chatouillement de la luette, au moyen d'une barbe de plume. Après le vomissement, tisane de mauve, de guimauve, de graines de lin, édulcorée avec du sirop d'orgeat. Grands bains ou tout au moins bains de siège. Dans le cas où les symptômes vésicaux persisteraient, on donnera, dans de l'eau sucrée, quelques pincées de camphre, et, sur la face interne des cuisses et sur le bas-ventre, on pratiquera des frictions d'huile camphrée, 8 gr. de camphre pour 60 gr. d'huile d'olives.

VIII

Champignons.

Faire dissoudre, dans trois verrées d'eau chaude,

15 à 20 centigr. de tartre stibié et 15 gr. de sulfate de soude; en prendre une verrée toutes les dix minutes. A défaut de ces médicaments, on donnera des lavements d'eau salée ou d'eau chargée de savon de lessive. Après le vomissement, on donnera 2 à 3 gouttes d'éther sulfurique dans de l'eau sucrée, et cela plusieurs fois et à une demi-heure d'intervalle. Le médecin continuera le traitement.

IX

Charcuterie (Viandes de).

Faire dissoudre 10 centigr. d'émétique et 15 gr. de sulfate de soude dans 2 verrées d'eau chaude. Après avoir bu cette préparation, prendre de la limonade au citron ou de l'eau vinaigrée. On fera des frictions avec de la flanelle chaude ou mieux imbibée d'un liquide aromatique.

X

Cuivre.

Plusieurs de ses composés sont des poisons violents, comme le vitriol bleu (sulfate de cuivre), le vert-de-gris (sous-carbonate de deutoxyde de cuivre), la *rouille de cuivre, chaux de cuivre* (oxyde de cuivre).

On donnera au malade, en abondance, de l'eau fortement sucrée, et on provoquera le vomissement. La magnésie calcinée est le meilleur antidote de cet empoisonnement, pourvu qu'elle soit administrée à une époque rapprochée de l'ingestion du poison. On en donnera de fortes doses, 8 gr. au moins, pour neutraliser 1 gr. de sulfate de cuivre.

XI

Eau de cuivre.

Boire 1 litre d'eau, dans lequel on aura battu 4 blancs d'œufs.

XII

Eau forte.

Même traitement que pour l'acide prussique.

XIII

Eau de Javelle.

Mettre deux cuillerées de vinaigre ou le jus d'un citron dans un verre d'eau qu'on fera boire au malade. Puis on provoquera le vomissement avec un demi-litre d'eau tiède auquel on aura ajouté 3 cuillerées d'huile d'olive, et par le chatouillement de la gorge, avec une barbe de plume ou le doigt. On combattra l'inflammation par des tisanes de fleurs de mauve, de guimauve, de graines de lin.

XIV

Eau régale.

Même traitement que pour l'acide prussique.

XV

Ergot de seigle.

Si la maladie est légère, on prendra quelques cuillerées d'une potion préparée avec 8 gouttes de laudanum et 10 gouttes d'éther sulfurique dans un verre d'eau sucrée. On boira de la limonade. Dans les cas plus graves, on doit recourir au médecin.

XVI

Fer (Sulfate de).

On donnera de suite, en grande quantité, des boissons albumineuses, 6 blancs d'œufs pour un litre d'eau tiède, et on provoquera le vomissement. On peut aussi employer une décoction de tan, du café.

XVII

Iode (Teinture d').

On délayera une cuillerée à bouche d'amidon dans un peu d'eau froide, et ce mélange sera versé, en remuant, et peu à peu, dans un litre d'eau bouillante. On boira, de cette préparation, un demi-verre toutes les 10 minutes. Des lavements amidonnés seconderont l'effet de cette boisson.

XVIII

Ivraie.

Même traitement que pour l'ergot.

XIX

Mercure.

Ce sont ses sels qui sont de violents poisons, tels que le *sublimé corrosif* (bichlorure), le cyanure, le *vermillon* ou *cinabre* (sulfure rouge), *l'éthiops minéral* (sulfure noir), le *calomel* (protochlorure). — On démêle, dans un litre d'eau, 5 ou 6 œufs, blanc et jaune, sans les faire mousser, et on en donne un verre au malade. Alors, on cherche à provoquer le vomissement, par le chatouillement du gosier, et on continue l'eau albumineuse, par verrée, à de courts intervalles. Si on n'avait pas d'œufs sous la main, on donnerait du lait ou de la farine délayée dans de l'eau.

XX

Morphine.

Si la morphine a été absorbée par les voies digestives, on appliquera le traitement indiqué à l'opium; si elle a été absorbée par la peau, on fera prendre du café au malade, on lui fera des frictions stimulantes, on mettra des sinapismes. On tentera tout pour tenir le malade éveillé. Dans certains cas graves, on aura recours à l'insufflation, telle que nous l'avons indiquée à l'article *Asphyxie.*

XXI

Moules.

Les accidents produits par les moules étant plus

fréquents de mai à septembre, on s'abstiendra d'en manger pendant cette période.

S'il y a simple éruption, on prendra une cuillerée à bouche d'alcoolat de mélisse et les symptômes disparaîtront.

S'il y a symptôme d'empoisonnement, on administrera, comme vomitif, 10 centigr. de tartre stibié dans un verre d'eau. Un purgatif, 40 gr. d'huile de ricin, serait nécessaire, si le temps déjà écoulé donnait lieu de craindre que l'alimènt ait déjà pénétré dans l'intestin. On combattra les défaillances par quelque infusion aromatique, menthe, sauge, lavande, avec un peu d'eau-de-vie ou de rhum ; les accidents inflammatoires, par lavements émollients, des cataplasmes sur le ventre, des boissons adoucissantes. — On prétend qu'une petite quantité de vinaigre, mise dans le vase dans lequel on fait cuire les moules, suffit pour faire disparaître toute crainte d'accidents.

XXII

Opium.

Il faut bien prendre garde à ne pas faire avaler au malade une grande quantité de liquide, car celle-ci faciliterait l'absorption de l'opium et aggraverait les symptômes. — On cherchera d'abord à faire vomir pour réveiller la contractibilité de l'estomac ; 25 à 30 centigr. d'émétique, dans une très petite quantité d'eau, donneront ce résultat. Après les vomissements, on administrera 3 gr. de tannin dans un verre d'eau. Ensuite, on donnera une infusion de café, qu'on fera suivre de l'eau vinaigrée ou de la limonade au citron. De rudes frictions seront faites, de temps en temps, sur les membres. Toutes les douze heures, on donnera un lavement préparé avec de l'eau de guimauve, dans laquelle on mettra 1 gr. de camphre, préalablement délayé avec un jaune d'œuf.

Si le temps écoulé faisait craindre que l'opium se trouvât dans le gros intestin, on prendrait, en lavement, 30 à 40 gr. de magnésie dans deux verrées d'eau tiède. — Dans les cas graves, où la respiration est presque nulle, on procédera par insufflation, comme pour les noyés.

XXIII

Phosphore

Le traitement variera, suivant le mode d'absorption du poison. Si on l'a avalé en morceaux, on donnera de suite 15 centigr. d'émétique. S'il a été ingéré dans un grand état de division, on administrera, en abondance, de l'eau chargée de magnésie, à la dose de 20 gr. par litre d'eau. — L'inflammation, si elle se produit, sera combattue par des boissons adoucissantes, des lavements et cataplasmes émollients. — Un exercice violent au grand air, imposé au malade, sera très efficace. — On évitera, avec soin, de faire prendre aucune huile ni corps gras. Ce serait littéralement l'huile sur le feu. — Une autre médication, très simple, et qui compte de nombreux succès, consiste à prendre 10 gr. d'essence de térébenthine, 150 gr. de sirop de gomme ou autre. On mêle bien et on donne, en 4 ou 5 fois, tous les quarts d'heure.

XXIV

Plantes vénéneuses.

Le célèbre Linné nous fournit sur les caractères des plantes vénéneuses de précieuses indications. Il fait remarquer que les plantes dont les fleurs présentent des corps bizarrement conformés sont souvent vénéneuses. Il regarde, en général, aussi comme devant être au moins suspectes celles dont le suc est laiteux. Les plantes qui croissent dans les lieux marécageux sont souvent âcres et malfaisantes. De plus, le noir et les teintes qui s'en rapprochent peuvent faire soupçonner des propriétés vénéneuses. Quant à la saveur, la saveur âcre annonce ordinairement une plante irritante. — Nous classerons les plantes vénéneuses en trois catégories, dont chacune réclame une médication spéciale.

Plantes vénéneuses irritantes.

Les plus connues sont : l'*anémone*, la *bryone*, la *clématite*, la *chélidoine*, le *daphné bois-gentil*, le *daphné garou*, la *gratiole*, le *narcisse des prés*, etc. — Dans les empoisonnements produits par ces plantes, il faut éviter d'administrer l'émétique ni aucun acide. L'eau tiède et le chatouillement du gosier, avec le doigt ou une barbe de plume, suffiront pour provoquer le vomissement. On donnera ensuite, en boisson, de l'eau de mauve ou de guimauve ; un large cataplasme de farine de lin sera appliqué sur l'estomac et sur le ventre, et on administrera des lavements d'eau de mauve et d'huile d'olives. — On pourra relever les forces du malade, s'il y a abattement, et, si les douleurs ne sont pas très vives, par plusieurs tasses de café. Dans le cas où il y aurait de l'agitation, du délire, on donnera 5 à 6 cuillerées à café de sirop diocode, toutes les 10 minutes, ou la décoction d'une tête de pavot, qu'on aura fait bouillir un quart d'heure, dans 2 verrées d'eau.

Plantes vénéneuses narcotiques.

Jusquiame, laitue vireuse, pavot. — Commencez par faire vomir, par 15 à 20 centigr. d'émétique dans deux verres d'eau tiède administrés en 4 fois, et à 3 ou 4 minutes d'intervalle. On évitera l'emploi de boissons abondantes qui, en délayant le poison, le feraient passer plus vite dans la circulation. Le vomissement sera facilité par le chatouillement du gosier. On donnera un lavement purgatif. — Une fois le poison évacué, on donnera alternativement au malade, toutes les 5 minutes, une tasse de limonade au citron, fortement chargée, et une tasse de café sans sucre. En même temps, on frictionnera les jambes avec de la laine. — Il sera très important de tenir le malade éveillé ; pour arriver à ce résultat, on le contraindra à marcher et on administrera le café à haute dose et sans sucre.

Plantes narcotico-âcres.

Aconit, belladone, ciglle, colchique, datura, digitale pourprée, ellébore, laurier rose, rue, scille maritime, tabac. — On administrera vite l'émétique, à la dose de 20 centigr. dans une verrée d'eau tiède.

Si l'empoisonnement remonte à plusieurs heures, on donnera 35 à 40 gr. de magnésie, en lavement purgatif, ou en purgatif. Le poison, une fois évacué, on emploiera les moyens indiqués ci-dessus, pour les plantes narcotiques. Toutefois, nous ferons observer que, dans les empoisonnements par la digitale, le tabac, la cigüe, on aura surtout recours à la solution de tannin. Pour la digitale, on emploiera des frictions à l'eau-de-vie. Si l'empoisonnement a été fait par un lavement de tabac, on administrera d'abord, en lavement, 6 grammes de tannin dans 2 verrées d'eau tiède, puis un second lavement purgatif.

XXV

Plomb.

Les préparations de plomb sont peut-être les plus dangereuses, car elles menacent constamment notre santé. Les poteries mal vernissées, les étamages défectueux, les conduites d'eau, les vins falsifiés, les peintures fraîches, les cosmétiques, les jouets d'enfants, etc., recèlent très souvent ce poison dangereux, qui prend différents noms, suivant les préparations dans lesquelles il entre. Voici les principales : la *céruse*, le *minium* ou *rouge de saturne*, la *litharge*, le *sel* ou *sucre de saturne*, l'*extrait de saturne*, le *jaune de chrôme*, etc. On donnera de suite du sel d'Epsom ou du sel de Glauber, à la dose de 60 gr. dans un litre d'eau, qu'on prendra par verrées à de courts intervalles. Le vomissement sera facilité par le chatouillement de la bouche. Si on n'a pas sous la main les sels indiqués, on pourra employer les blancs d'œufs, le lait, la décoction de noix de galle, le tannin à la dose de 5 gr. dans un 1/2 d'eau tiède.

XXVI

Poissons gâtés et Œufs de poissons.

Même traitement que dans l'empoisonnement par les moules.

XXVII

Potasse.

La *pierre à cautère* et l'*eau seconde* sont les composés de potasse qui donnent le plus habituellement lieu à des empoisonnements. On administrera promptement une boisson composée de deux cuillerées à bouche de vinaigre, dans un verre d'eau. On pourra remplacer le vinaigre par le jus d'un citron. Le vomissement sera provoqué par un demi litre d'eau tiède, dans laquelle on aura délayé 3 cuillerées d'huile d'olives, et par le chatouillement du gosier. On combattra l'inflammation par des tisanes de fleurs de mauve, de guimauve, de graines de lin.

XXVIII

Sel de nitre ou salpêtre.

On provoquera le vomissement, en faisant boire une grande quantité d'eau, et en chatouillant le gosier. Des boissons chaudes, additionnées d'eau-de-vie, rhum, eau de mélisse, seront ensuite administrées, pour relever les forces du malade.

XXIX

Sel d'oseille.

Même traitement que pour l'eau de cuivre.

XXX

Soude.

La *soude caustique*, la *soude purifiée à l'alcool*, la *lessive caustique des savonniers*, donnent lieu à des empoisonnements, qu'on traite comme ceux produits par la potasse.

XXXI

Strychnine.

On provoquera le vomissement avec 15 ou 20 centigr. de tartre stibié, dissous dans une verrée d'eau. Comme contre-poison, on administrera le tannin, à une dose trente fois supérieure à celle de la strychnine ingérée, 2 ou 3 gr. par exemple dans un verre d'eau. On pourra remplacer le tannin par l'écorce de chêne, de saule, de marronnier, donnée en poudre ou décoction. Si le malade présente les symptômes de l'asphyxie, on pratiquera les moyens indiqués à l'asphyxie des noyés. Si le serrement des dents s'oppose à l'ingestion des médicaments, on fera inspirer au malade du chloroforme, versé sur un mouchoir de poche, et on lui administrera, en lavement, 15 gouttes de laudanum dans 2 verrées d'eau tiède.

XXXII

Tartre stibié ou Emétique.

On provoquera d'abord le vomissement par le chatouillement du gosier. Puis on donnera une décoction de 40 à 45 gr. d'écorce de chêne ou de saule, de quinquina, que le malade prendra par tasses, à quelques minutes d'intervalle.

XXXIII

Vermillon.

Voyez Mercure.

XXXIV

Vert-de-Gris.

Voyez Cuivre.

XXXV

Vitriol blanc.

Donner au malade du lait coupé d'eau chaude qui, à une action adoucissante, ajoute la propriété de décomposer le sel vénéneux.

XXXVI

Vitriol bleu.

Voyez Cuivre.

XXXVII

Vitriol vert.

Voyez Fer.

XXXVIII

Zinc.

Voyez Vitriol blanc.

POLYPE

CARACTÈRES. — Tumeur charnue des fosses nasales qui, en se développant, peut gêner le passage de l'air, et même l'obstruer complètement.

TRAITEMENT. — Le plus souvent, l'extraction sera nécessaire; toutefois, on peut essayer les remèdes suivants, qui ont donné de bons résultats : Délayez de la poudre de gentiane avec une quantité suffisante de suc de scrofulaire, de façon à obtenir une consistance siropeuse. A l'aide d'un petit pinceau de charpie, vous enduirez le polype, soir et matin. — Poterino, chirurgien célèbre, conseille l'héliotrope. On en renifle, de temps à autre, de la poudre, ou bien on en met sur le polype. Cette poudre le fait, dit-il, tomber en morceaux. On peut employer un autre moyen, en injectant, avec une seringue, dans le fond de la narine, le suc de l'héliotrope ou sa poudre dissoute dans de l'eau de plantain. On renouvellera plusieurs fois par jour. — Si le polype ne tombait pas, il diminuerait, tout au moins, considérablement, de sorte qu'il deviendrait facile de le faire tomber, en le tordant légèrement avec une pince.

POUX

1° Faites brûler des racines de fougère et, de leurs cendres, faites une lessive, avec laquelle vous laverez la tête une seule fois. 2° Ou bien semez, dans les cheveux, de la poudre d'angélique. 3° Saupoudrez la tête de poudre de sabine ou de celle de graine de fusain. 4° Frottez la tête de lessive commune, dans laquelle vous aurez fait bouillir des fleurs d'amaranthe. 5° Celui qui est sujet aux poux boira, tous les matins, un verre de vin d'absinthe préparé avec du vin blanc.

R

RAGE

La cautérisation de la blessure est la première chose à faire, quand on a été mordu par un chien atteint de la rage. On procédera ainsi : sitôt après la morsure, la plaie sera soigneusement lavée avec de l'eau salée ou avec de l'urine ; en même temps, une pression sur la plaie, avec la main, fera sortir le sang et le virus ; on la fera saigner le plus possible. Une ligature sera faite, en outre, au-dessus de la morsure, qu'on aura soin de mettre à découvert par des incisions. Pendant ce temps, on fait rougir un fer à blanc, et l'on cautérise le plus profondément possible, ne craignant pas de brûler toute la partie blessée et même d'attaquer les tissus intacts qui l'avoisinent. Cette brûlure n'est aucunement douloureuse ; elle le sera d'autant moins que le fer sera plus blanchi. — Si, cependant, on craignait de ne pouvoir atteindre la plaie dans toutes ses sinuosités ou qu'il y eût danger d'attaquer un organe essentiel, on emploierait, au lieu du fer rouge, des acides caustiques, tels que le muriate d'antimoine, l'acide sulfurique. Le premier serait préférable. On les applique au moyen d'un pinceau ou d'un tampon de charpie ou d'étoupes, que l'on recouvre de charpie sèche. On pourrait faire usage de la pierre infernale ; on en écrase un morceau que l'on répand en poudre sur la plaie. On met par dessus de la charpie et une bande. On enlève l'appareil au bout de 5 ou 6 heures. Si on n'avait pas sous la main les caustiques indiqués plus haut, on pourrait employer la chaux vive, mélangée de savon mou, sans eau. On la laisserait, plusieurs heures, appliquée sur la plaie.— Outre la cautérisation, qu'on ne doit jamais omettre, on pourra user du remède que nous allons indiquer et qui est recommandé par d'indéniables guérisons. Prenez une poignée de rue, une poignée de sauge officinale, et même quantité d'euphorbe-épurge, une pincée de marguerites sauvages avec leurs racines, une poignée de racines de rosier sauvage. Mettez dans un vase de terre, neuf, toutes ces plantes, que vous aurez préalablement pilées ; versez-y 2 litres 1/2 de vin blanc ; 2 verres de vinaigre ; mêlez le tout et passez. Ajoutez un peu de jus d'ail et une poignée de sel de cuisine. On en boit, tous les matins, un verre à jeun, pendant 9 jours.

RÈGLES

Leur suppression accidentelle est souvent causée par l'immersion des pieds ou des mains dans l'eau froide, par une émotion vive. Pour les rappeler, on recourra aux demi bains, un peu chauds, ou bien aux fumigations de vapeur d'eau bouillante ; aux boissons de bourrache, de tilleul, de feuilles d'oranger ; aux sinapismes placés sur les cuisses. Qu'on n'emploie les *emménagogues* que dans les cas de faiblesse ou d'inertie de la matrice. Le médecin sera toujours consulté.

RÉTENTION D'URINE

1° Prendre une poignée de pariétaire ; la hacher ; ajouter du beurre frais, assez pour la faire cuire. On met ce cataplasme, à nu et un peu épais, depuis le nombril jusqu'à la vessie. Si, au bout de 2 heures, il n'y a pas d'effet produit, ce qui est très rare, on le renouvelle. — 2° Choisissez 6 ou 7 têtes fleuries de carotte sauvage, qui aient au centre de leur ombelle quelques fleurs tachées de rouge ou de violet. Faites-les infuser dans un demi litre d'eau bouillante. Buvez par demi verre, toutes les 10 minutes, et l'urine sera rendue en abondance. (J. MASSÉ). — 3° Cataplasme fait avec de la pariétaire, du séneçon, des gousses d'ail cuits dans du vin et appliqués sur le pénil, est un remède admirable, selon Arnault de Villeneuve. — 4° Un ail pilé et appliqué au gland provoque incontinent l'urine. Même effet produit par un limaçon pilé et appliqué dans un linge. — 5° Pour toute rétention d'urine, mêlez un demi verre de suc d'orties avec autant de vin blanc, avalez le tout, à jeun et réitérez jusqu'à guérison. — 6° Le suc d'oignon blanc, pilé et mêlé avec du vin blanc, à la dose d'un verre en tout. — 7° Trois abeilles au plus, séchées et réduites en poudre, prises dans du vin blanc, poussent de suite aux urines.

RHUMATISME

Caractères et Symptômes. — Maladie excessivement mobile, sujette aux déplacements, aux récidives, et siégeant communément dans les parties musculaires et fibreuses. On distingue le rhumatisme *aigu* du rhumatisme *musculaire*, en ce que, dans celui-ci, il n'y a ni rougeur, ni enflure dans la partie affectée. Dans le rhumatisme aigu, au contraire, outre la rougeur et l'enflure, il y a accroissement de douleur par le toucher et le moindre mouvement. La douleur se porte souvent d'un jointure à l'autre ; en changeant de siège, le rhumatisme change de nom : dans les muscles du cou, il s'appelle *torticolis ; lumbago*, dans la région des reins ; et *sciatique*, dans les muscles de la hanche et de la cuisse. Dans tous ces cas, le traitement est analogue.

Traitement. — Le remède suivant est très bon : prenez feuilles de séné, 20 gr. , poivre en poudre : 25 gr. ; ajoutez 2 blancs d'œufs, étendez le tout sur du coton, pour l'appliquer sur la partie souffrante. — Contre une douleur rhumatismale quelconque, faites bouillir ensemble de l'huile d'olive ou de noix, avec la lie de vin, en quantités égales, et frottez-en souvent les parties atteintes. Ou bien encore, appliquer le mélange suivant : feuilles de noyer chaudes, une poignée, et autant de cendre de tabac et de sel de cuisine. Une feuille de chou appliquée sur la partie souffrante s'est montrée souvent efficace.

ROUGEOLE

Caractères et Symptômes. — Eruption contagieuse, qui s'annonce par la fièvre, le larmoiement des yeux, le coryza et une toux sèche, auxquels succèdent des taches ressemblant à des piqûres de puces. Au bout de 8 jours, ces taches disparaissent, puis la surface externe de la peau se détache, sous la forme de petites lames blanchâtres, semblables à du son. Cette maladie est surtout fréquente de 3 à 5 ans.

Traitement — Diète sévère ; séjour au lit, avec une douce température extérieure ; tisanes tièdes, tempérantes et adoucissantes ; au début, la fleur de bourrache ; des sinapismes aux jambes ; un peu de rhubarbe et de sel de nitre. Un grand danger pour les convalescents, c'est la sortie prématurée de la chambre. Si on leur permet trop tôt l'accès de l'air extérieur, il en résulte souvent des toux opiniâtres, qui dégénèrent parfois en phtisies ou en ophtalmies très graves. Règle générale, à partir du moment où la peau a cessé d'être farineuse, la réclusion doit être encore de 8 jours, en été, et, de 15 jours, pendant la mauvaise saison.

S

SCARLATINE

Caractères et Symptômes. — Fièvre éruptive et contagieuse, reconnaissable à de petits points rouges réguliers, imitant la peau de chagrin, mais sans aucune saillie, ou bien à des plaques très larges, couleur amarante ou rouge framboise, qui occupent presque toute la surface du corps, et même l'*intérieur de la bouche,* où cette coloration se trouve également. Cette éruption s'accompagne d'un *mal de gorge,* plus ou moins violent, et se termine par une démangeaison générale, au bout de 7 à 8 jours. La scarlatine débute ordinairement vers le soir, d'une manière subite, par un accès de fièvre avec frissons. Plus dangereuse que la rougeole, elle s'en distingue surtout par le mal de gorge, la coloration rouge de l'intérieur de la bouche, et l'absence de toux et de larmoiement, qu'on observe presque toujours dans la rougeole.

Traitement. — Cette maladie demande à être traitée avec beaucoup de soins et d'attention; c'est dire qu'il faut en soumettre le traitement à un médecin. Comme préservatif, on conseille, en temps d'épidémie, de prendre, 1 fois par jour, pendant 8 jours, 5 ou 6 gouttes de teinture de belladone. Si la scarlatine était simple et bénigne, on la traiterait comme la rougeole.

SCIATIQUE

Caractères et Symptômes. — Douleur atroce, s'étendant du pli de la fesse à la hanche, la cuisse, et même à toute l'étendue de l'une ou de l'autre jambe, avec redoublement des douleurs le soir, après le repas, ou la nuit. Il y a rarement fièvre. Durée variable ; souvent maladie chronique.

Traitement. — Vésicatoires volants ou vésicatoires ordinaires, saupoudrés de camphre, appliqués successivement sur les divers points du nerf sciatique, où la douleur se fait sentir. On les répète. A l'intérieur, on conseille l'huile de térébenthine.

Home faisait prendre, avec le plus grand succès, la préparation suivante : essence de térébenthine, 8 gr. ; miel, 30 gr., remuez et battez de façon à mélanger parfaitement. On en prend une cuillerée le matin et une le soir. Le docteur Récamier raconte avoir emplo[illegible] remède contre une sciatique compliquée d'amau[illegible], la malade a recouvré la vue.

SCROFULES

Caractères et Symptômes. — Engorgement et tuméfaction des glandes situées sous la mâchoire inférieure et le long du cou, aux aines, aux aisselles ; au bout d'un temps variable, ramollissement et ulcération de ces tumeurs ; suppuration. Les scrofuleux sont sujets à des fluxions aux yeux, à des maux aux oreilles, ont le nez morveux, rouge, le ventre bouffi, les extrémités amaigries.

Traitement. — Habitation dans des lieux aérés, chauds et secs ; usage de la flanelle ; frictions sèches sur tout le corps ; emploi des toniques : eau ferrée, bon vin, décoction de houblon, de feuilles de noyer ; les amers, le café de glands ; sucs de pissenlit, de fumeterre, de tussilage, à la dose de 100 grammes ; mais, par dessus tout, l'usage de l'iodure de potassium à l'intérieur : la dose est de 50 centigr. à 1 gr. par jour ; telles sont les grandes lignes du régime à appliquer aux scrofuleux ; il peut durer plusieurs mois. — On évitera soigneusement le lait et les farineux. Parmi les vins amers, on choisira ceux de gentiane et de quinquina, dont ils prendront une cuillerée avant chaque repas. Le vin ordinaire sera coupé avec de la tisane de feuilles de noyer ou de l'eau de goudron. On ne saurait trop recommander l'usage des feuilles de noyer, soit en bains, soit en boissons. Ces dernières peuvent se préparer sous forme de tisane, à la dose de 5 gr. dans un demi litre d'eau édulcorée avec du miel, deux ou trois tasses par jour ; ou bien sous forme de vin, lequel se prépare en faisant macérer 60 gr. de feuilles fraîches, ou 30 gr. de feuilles sèches dans 1 litre de vin ; on en prend une cuillerée matin et soir. Ces mêmes feuilles, en décoction, servent à panser les ulcères scrofuleux. On se trouvera bien de faire coucher les petits malades sur des plantes aromatiques bien desséchées, telles que lavande, sauge, romarin, fougère, etc.

SYNCOPE

Caractères et Symptômes. — On distinguera

la syncope de l'apoplexie aux signes suivants : 1° dans la syncope, le visage est d'une grande pâleur ; dans l'apoplexie, il est rouge et comme tuméfié ; 2° dans l'évanouissement, les traits du visage restent réguliers ; dans l'apoplexie, il y a grimace et crispation ; 3° dans l'évanouissement, la circulation et la respiration sont suspendues, il y a absence de pouls ; dans l'apoplexie, au contraire, le cœur bat avec violence, la respiration est sifflante et embarrassée.

TRAITEMENT. — Placez le malade au grand air, dans une position horizontale ; on lui desserrera les vêtements, il sera même bon parfois de lui faire incliner un peu la tête, afin que le sang aille plus facilement du cœur ou cerveau. On projettera un peu d'eau froide sur le visage. On lui passera sous le nez un flacon d'ammoniaque, ou on lui brûlera également sous le nez quelques corps dont la combustion donne une très mauvaise odeur, tels que laine, plume, cheveux, corne, cuir, etc... Le vinaigre, qu'on fera respirer au malade et dont on lui lavera la figure, est aussi indiqué. On recommande encore de faire avaler quelques gouttes d'eau-de-vie au bien quelques cuillerées d'eau sucrée, avec 2 gouttes d'essence de menthe. Les frictions sont utiles.

T

TEIGNE

OU RACHE DES PETITS ENFANTS

CARACTÈRES ET SYMPTÔMES. — La teigne est

une maladie du cuir chevelu, qui se présente sous la forme de croûtes d'un jaune terne, plus humides au centre qu'à la circonférence, avec un léger rebord et toujours déprimées en forme de godet. Cette maladie a aussi son siège aux tempes, aux oreilles, autour des lèvres, à la face et même sur tout le corps.

Traitement. — Les soins de propreté sont premièrement recommandés ; les cheveux seront coupés courts. Pour déterminer la chute des croûtes, on emploiera des lotions d'eau de mauve. Aux enfants gros et replets, on peut administrer, comme purgatif, quelques cuillerées à café de sirop de chicorée. — On pourra essayer le remède suivant : Coupez par le milieu une grosse pomme, creusez une cavité de chaque côté, au milieu ; remplissez les cavités de soufre pulvérisé, puis, rejoignez les deux parties, que vous lierez avec du fil. Faites cuire sous la cendre, mettez de la braise au-dessus ; cuite, vous la réduirez en forme d'onguent, pour l'usage.

TÉNESME

Caractères et Symptômes. — On nomme ainsi un continuel désir d'aller à la selle, le malade ne rendant, après divers efforts, qu'une mucosité. Il succède souvent à la dyssenterie.

Traitement. — Pour combattre le ténesme, buvez souvent du lait de vache bouilli. — On regarde comme remède infaillible, de boire, neuf matins de suite, 100 gr. de décoction d'une poignée de bétoine, faite dans 1/2 litre de vin blanc. — Appliquez sur le fondement des sachets remplis de feuilles de chêne cuites dans de l'eau, dans laquelle on a éteint du fer ou de l'acier rougis au feu. — Si le ténesme est joint à la dyssenterie, vous ferez cuire des feuilles de bouillon blanc dans du lait de vache, et vous en fomenterez l'anus. Ou bien faites bouillir de l'argentine fraîche dans du vin rouge, et appliquez-la chaude sur le nombril.

TÊTE (Mal de)

Il provient habituellement de l'insolation ou d'un excès de travail ; on le guérit par des infusions de mélisse et des bains de pieds, un peu plus que tièdes ; trop chauds, ils augmenteraient le mal de tête. — Parfois, il a pour cause un embarras de l'estomac ; on le dissipe alors par la diète, quelques verrées de limonade cuite.

TRANSPIRATION ARRÊTÉE
OU CHAUD ET FROID

Caractères et Symptômes. — Peau brûlante et frissons, abattement de forces, pouls agité, soif, diminution d'appétit, langue blanchâtre, urines chargées, membres brisés.

Traitement. — Diète et repos au lit, infusion de sureau, de bourrache, eau panée chaude, aiguisée d'un peu de vinaigre, eau chaude aux pieds ; rétablir la transpiration, sans toutefois écraser le malade sous le poids des couvertures. — On pourra aussi recourir à une médication très simple et souvent efficace: Creuser une pomme, remplir le trou de 4 grammes d'oliban en poudre, la faire cuire et la donner à manger au malade. La sueur survient et amène la guérison. — On recommande encore de boire un verre de suc de chicorée sauvage, ou de petites marguerites rouges des jardins, ou de pâquerettes, ou de pied d'alouette.

U

ULCÈRES ET FISTULES

I

Ulcères.

1° Le suc des feuilles de lis blanc, cuit avec du vinaigre et du miel, dans un vase de cuivre, est un souverain remède pour les vieux ulcères et les plaies fraîches.— 2° L'eau dans laquelle on aura laissé infuser, un peu de temps, une pierre de vitriol de Chypre, est un remède excellent. On fait la teinture plus ou moins forte suivant l'inflammation; quelle que grande qu'elle soit, il n'y a rien à craindre. — 3° L'eau de pluie trouvée dans les creux de vieux chênes est très recommandée. — 4° De très mauvais ulcères ont été guéris avec de la rosée de mai, exprimée des linges qu'on avait étendus sur l'herbe, pendant la nuit, et retirés avant le lever du soleil. On avait fait bouillir cette eau avec un peu d'alun et d'oliban ; on avait écumé. — 5° Si les ulcères ont des vers, employez la poudre de plantain, qui les tuera (Mizauld). Jetez sur la plaie du poivre en poudre ou de l'huile de noix chaude.

II

Fistules.

Pour guérir les fistules sans opération, prenez une poignée de verveine, pilez-la bien dans un mortier, mettez-y 2 blancs d'œufs frais, après en avoir ôté le germe, ajoutez à cela une cuillerée de fleur de farine d'orge ; le tout bien broyé sera mis sur de l'étoupe, qu'on aura roussie sur une pelle chaude ; cela fait, on appliquera le remède sur la plaie, et on l'y laissera, du soir au matin, une ou deux fois. — On peut, avant l'application de ce remède, prendre de la mauve, de la guimauve, du séneçon, du bouillon blanc, de la giroflée, les faire bouillir ensemble dans de l'eau, en mettre une poignée sur une étoupe roussie sur la pelle chaude, l'appliquer sur le mal, que l'on aura auparavant lavé avec la décoction ; on l'y laissera du soir au matin, pour amollir et préparer au remède précédent. Le jour où l'on fera ce remède préparatoire, on se tiendra chaudement, et on prendra un jour de repos entre cette préparation et le remède de la verveine. — Ce remède est éprouvé aussi pour les abcès internes, les pleurésies, en l'appliquant sur la partie douloureuse. — Le seneçon jacobée, pilé et appliqué sur les fistules, les guérit, l'application étant continuée. — L'huile de noix, dans laquelle on aura fait infuser et dissoudre du soufre en poudre, est excellente.

URTICAIRE

Caractères et Symptômes. — On appelle ainsi une éruption de plaques saillantes et irrégulières, ressemblant aux piqûres d'orties, arrondies ou ovales, avec une teinte plus blanche ou plus rouge que celle de la peau environnante. Il y a cuisson et démangeaison. — Cette éruption peut être précédée de malaise, d'un peu de fièvre, de manque d'appétit, parfois aussi de nausée et de diarrhée. — Quant à sa durée, elle est tantôt de quelques heures; tantôt, plus tenace, elle passe à l'état chronique, et affecte de préférence le bas-ventre et les flancs.

Traitement. — On lotionnera les parties malades, avec de l'eau vinaigrée, pour calmer les démangeaisons. Pour boissons rafraîchissantes, on usera de limonade, de sirop de groseilles ; on pourra prendre aussi des boissons aromatiques, telles que menthe, mélisse. On prendra des bains de son, à peine tièdes, additionnés de 60 grammes de sous-carbonate de soude. Il sera utile de recourir à un léger purgatif, s'il y a perte de l'appétit, enduit jaunâtre de la langue. Le malade s'abstiendra d'aliments excitants et de liqueurs fortes. — Souvent l'urticaire est produite par l'ingestion de certains poissons de mer, de viandes salées, faisandées et même par l'usage des fraises.

V

VARICES

Caractères et Symptômes. — Les varices sont une dilatation de plusieurs veines, et, plus particulièrement, des veines superficielles des jambes, produite par l'accumulation du sang dans leurs cavités. On les observe chez les personnes qui restent longtemps debout, ou qui sont exposées au froid et à l'humidité. Les femmes enceintes y sont parfois sujettes, comme aussi les personnes qui ont l'habitude de porter des jarretières trop serrées.

Traitement. — Le meilleur nous semble celui de M. le docteur Linon, de Verviers. On trempe des compresses dans de l'eau, 250 grammes, aiguisée d'une solution de 10 à 16 grammes de perchlorure de fer ; ces compresses sont appliquées sur les varices et maintenues par une bande médiocrement serrée. On laisse l'appareil en place 24 heures, et on le renouvelle pendant 7 ou 8 jours consécutifs. On peut alors laisser la bande à demeure sans l'humecter de nouveau, jusqu'à ce qu'elle se relâche. Ensuite, on applique le bandage mouillé jusqu'à la disparition des varices, ce qu'on obtient en une ou deux semaines, suivant leur volume. — On pourrait avantageusement se servir de compresses et de bandes de flanelle qui auraient l'avantage de s'imbiber de plus de liquide, de rester plus longtemps humides, de comprimer plus uniformément et de durer plus longtemps.

VÉROLE

Pour empêcher les boutons de marquer, battez bien un jaune d'œuf cuit mollet, avec 3 cuillerées d'huile de chanvre, jusqu'à consistance de pommade. Vous en oindrez les grains de petite vérole, quand ils seront blancs, pour les faire sécher promptement et tomber. Pour ôter les vestiges que la petite vérole laisse sur le visage, il faut se laver le visage, 4 ou 5 fois le jour, avec du lait d'ânesse nouvellement trait.

VERS INTESTINAUX

I

Lombrics.

Caractères et Symptômes. — Le lombric est un ver de 12 à 40 centimètres de longueur, de forme ronde, et de 3 à 5 millimètres de diamètre. Son corps lisse, brillant, aminci à ses extrémités, est d'une teinte jaunâtre ou rouge. Il parcourt le tube intestinal dans toute sa longueur, mais occupe spécialement l'intestin grêle. Ces vers sont faciles à reconnaître, à cause de leur ressemblance avec les vers de terre. Le symptôme le plus positif est l'expulsion d'un ou de plusieurs de ces animaux ; toutefois, en dehors de ce symptôme qui pourrait ne pas se produire, lors même que l'intestin pullulerait de vers, on reconnaîtra leur présence aux signes suivants : pâleur, teint plombé, yeux cernés d'un cercle bleuâtre avec pupilles élargies ; haleine d'une odeur aigre ; propension à mettre continuellement les doigts dans les narines, par suite de la démangeaison qu'on y éprouve; urine trouble et laiteuse.

Traitement. — Chez les enfants au-dessous de 18 mois à 2 ans, on emploiera simplement un mélange d'huile d'olive, de jus de citron et de sirop de fleurs de pêcher, 30 gr. de chaque. — Le *semen-contrà* sera utilement administré sous forme de poudre. Pendant 3 jours, on en donne le matin, à jeun, 1 à 5 gr., suivant l'âge, dans une tasse de lait ou dans du miel. Il se donne également en infusion dans du café. — On emploie beaucoup la *santonine*, qui est la partie active du *semen-contrà*. La dose est de 5 à 50 centigr. par jour, suivant l'âge de l'enfant. On pourrait prendre pour base la dose de 5 centigr. pour un enfant de 2 ans, et augmenter de 5 centigr., par chaque année en plus. On la prend pendant plusieurs jours, puis on administre, en purgation, l'huile de ricin. — La mousse de Corse réussit très bien contre les lombrics. Pour un enfant de 2 ans, la dose est de 5 gr., en décoction dans du lait bien sucré. Cette dose, comme pour la santonine, sera élevée suivant l'âge de l'enfant, à 10, 15, 20 [illegible] La mousse de Corse, avec de la cassonade bl[illegible] du vin rouge, fait une gelée très goûtée d[illegible] malades et qu'ils prennent par cuillerées à bouch[illegible] 2 à 3 par jour. — Nous indiquerons enfin la tanaisie. On emploie les graines pulvérisées, que l'on donne, à la dose de 2 à 6 gr., dans du miel, des confitures ou même simplement de l'eau. Des compresses trempées dans une décoction de cette plante, 60 gr. pour un litre d'eau, et appliquées sur le bas-ventre, suffisent souvent à détruire les vers. — Tels sont les remèdes parmi lesquels on aura à choisir, sans compter les nombreuses plantes vermifuges indiquées à la table générale. Mais, quelque soit le remède adopté, qu'on n'oublie pas que l'expulsion des vers ne serait qu'un travail incomplet, si on n'empêchait pas leur reproduction. Pour y parvenir, on fera usage des amers et des ferrugineux. Le vin pris à jeun, l'infusion d'absinthe, celle de feuilles de noyer, de petite centaurée, sont ici recommandés.

Pour préserver les enfants des vers, il ne faut leur donner de la bouillie qu'au troisième mois, et avoir soin de la faire avec de la farine qu'on aura cuite au four, après en avoir retiré le pain. Quand ils ont mangé, il faut les allaiter, pour faciliter la digestion. Il importe aussi de mettre quelquefois de la poudre de rhubarbe dans leur nourriture.

II

Ascarides

Caractères et Symptômes. — Les ascarides séjournent surtout dans le rectum, où ils sont très nombreux. Leur corps est comme une petite ligne tirée à la plume. Il est blanc, muni d'une queue très déliée, de 6 à 8 millimètres de longueur. Un naturaliste, qui l'a beaucoup étudié, a observé que la femelle, chaque soir, descend dans le voisinage de l'anus, pour y pondre. Sa présence détermine alors une très grande démangeaison.

Traitement. — Les vermifuges, indiqués pour les lombrics, seront employés ici ; mais on insistera surtout sur les lavements composés. Parmi ceux-ci, on a recommandé l'eau fortement sucrée, l'eau salée, la décoction de suie, celle d'ail, d'absinthe, de tanaisie. Les lavements au camphre, 1/2 gr. délayé dans un jaune d'œuf, sont aussi très bons.

Un autre remède bien simple contre les vers des enfants consiste à faire chauffer un litre d'eau, dans lequel on fait dissoudre 2 poignées de sel de cuisine; on y trempe un linge que l'on applique chaud sur le ventre du petit malade. On renouvelle toutes les demi heures.

III

Tenia ou Ver solitaire.

Caractères et Symptômes. — Le tenia a le corps blanc, plat comme une tresse, et composé d'articulations semblables à des graines de courge, qu'on aurait ajoutées bout à bout. Il habite l'intestin grêle, et peut acquérir une longueur de 10 à 12 mètres. Les symptômes qu'il provoque ne diffèrent pas de ceux des lombrics; mais le signe le plus certain de sa présence, c'est l'expulsion de fragments.

Traitement. — Quatre substances sont réellement efficaces contre le tenia; nous les indiquerons successivement avec la manière de les employer. 1° *Racine de fougère mâle.* Le 1er jour du traitement, on ne fait usage que de lait. Le 2e jour, le matin, à jeun, on prend 4 gr. d'extrait éthéré de racine de fougère mâle, en 4 doses, avec un quart d'heure d'intervalle. Le 3e et dernier jour, 4 gr. d'extrait éthéré, comme la veille. Un quart d'heure après la première dose, 50 gr. de sirop d'éther, pris en une seule fois; une demi heure plus tard, un looch blanc, avec addition de 3 gouttes d'huile de croton. — 2° *Ecorce de racine de grenadiers.* On en fait bouillir 60 gr. dans 750 gr. d''eau jusqu'à réduction d'un tiers. On passe la décoction que l'on boit en 3 verrées, de demi heure en demi heure. Malgré les vomissements que pourrait amener la première verrée, on n'en prendra pas moins les deux autres. On continue pendant plusieurs jours, si c'est nécessaire. Il serait bon de commencer et de finir le traitement par une purgation, avec 60 gr. d'huile de ricin. — 3° *Kousso.* Les fleurs pulvérisées et délayées, à la dose de 15 à 20 gr. dans un quart de litre d'eau bouillante, y restent infusées une demi heure. On avale le tout sans passer. — 4° *Graines de courge.* On en prend 60 à 100 gr., on enlève l'enveloppe, on pile les amandes en y ajoutant 45 à 50 gr. de sucre pulvérisé; cette pâte est ensuite délayée dans une tasse de lait, que l'on boit le matin, à jeun. Cette médication sera suivie 3 ou 4 jours de suite, après lesquels on se purgera avec 30 gr. d'huile de ricin ou une bouteille d'eau de Sedlitz.

Nous ferons bien observer que le tenia subsistera tant que la tête n'aura pas été rejetée. Il faudra donc, jusqu'à ce moment, recommencer le traitement, quelque soit le médicament employé.

VESSIE

I

Strangurie ou dégouttement d'urine avec douleur avant et après.

1° Prendre un oignon haché menu, le faire infuser,

24 heures, dans de l'eau, boire de cette eau, et vous guérirez. — 2° Faire cuire, avec du vin, un raifort haché, dans un vaisseau bien couvert. Le tout, bien bouillant, est mis dans un vase sur lequel le malade s'assied. Cette vapeur provoque l'urine. — 3° Faire cuire 4 ou 5 pommes reinettes ; faire bouillir la pulpe dans 1 litre d'eau ; boire le tout, dans l'espace d'une heure, le soir en se couchant. — 4° Enduire le nombril de suif de chandelle.

II

Dysurie ou ardeur d'urine

Cette affection diffère de la strangurie, parce qu'on ne ressent la douleur qu'en urinant, et non pas avant et après. Ensuite, dans la dysurie, l'urine sort aussi goutte à goutte, mais sans interruption et en la quantité requise. Enfin la dysurie a pour cause, non pas l'acrimonie de l'urine, mais le vice du conduit urinaire, tandis que la strangurie provient de l'acrimonie de l'urine.

1° La mauve est ici le grand remède. La conserve de fleurs de mauve a guéri une dysurie accompagnée d'un pissement de petits morceaux de chair, selon Zacutus, de Lisbonne. — Hostius le jeune recommande le sirop de mauves. — 2° Du lait de vache, dans lequel on aura fait bouillir des fleurs de camomille, et pris en boisson. — 3° Prendre une poignée et demie de feuilles de guimauve, 8 gr. de beurre frais, 250 gr. de miel ; faites bouillir le tout dans 2 litres d'eau, jusqu'à réduction d'un tiers ; passez et donnez à boire chaud.

III

Urine sanguinolente.

1° La décoction de lierre terrestre prévient et guérit ce mal. — 2° Une poignée de sanicle pilée, infusée à froid, pendant la nuit, dans un verre de vin blanc, prise le matin, et avalée à jeun, est souveraine contre cette affection. — 3° L'agrimoine, mêlé avec le mille-pertuis, est, d'après le bénédictin Alexandre, le meilleur médicament dans cette maladie. D'autres ajoutent l'argentine à l'agrimoine et à la millefeuilles. — 4° La décoction de racines et de feuilles de mauves, dans de l'eau, qu'on fait réduire de moitié, et prise à jeun, trois matins de suite, guérit cette maladie et la douleur de la vessie. — 5° Prendre, dans un bouillon, 4 gr. de poudre de feuilles de vigne, séchées au four. — 6° Les décoctions de renouée, de pourpier, de prêle, de sommités de ronce, sont très efficaces contre ce mal ; elles seront meilleures, si on y ajoute un peu de jus de coing ou de grenade. Entre les repas, usez d'une tisane faite avec la racine de la grande consoude et la gomme arabique.

IV

Plaies de la vessie.

1° L'eau ou bien le suc de la prêle, en potion, est singulièrement efficace. On conseille encore la décoction de lierre terrestre, celle de grande consoude. — 2° Instillez dans la plaie du baume d'Acœus, et, par dessus, une compresse imbibée du même médicament.

Ce remède a été éprouvé sur une plaie de couteau dans la vessie, par où l'urine sortait.

VIPÈRE (Morsure de)

Immédiatement, on empêchera les progrès du virus, en pratiquant une ligature, médiocrement serrée, entre le cœur et la plaie. Puis, on cherchera à faire sortir le sang au moyen d'une incision qui élargit les piqûres, par des pressions ou même par la succion avec la bouche, qui n'offre aucun danger, si la muqueuse est parfaitement saine. — Alors on pratiquera la cautérisation au fer rougi ou avec le nitrate d'argent, ou bien on introduira dans la plaie 2 ou 3 gouttes de phénol, résultant d'un mélange, à parties égales, d'acide phénique et d'alcool. A défaut de phénol, on emploierait l'alcali. — Si ces premiers moyens n'ont pas été employés à temps et que les vomissements soient survenus, on pratiquera un autre traitement, car la cautérisation serait à peu près inutile. On cherchera à provoquer la sueur chez le malade qu'on aura fait coucher. De 2 heures en 2 heures, on donnera, dans une infusion de bourrache, de sureau, de mélisse, ou même dans de l'eau pure, 6 à 8 gouttes d'alcali. — Nous allons indiquer maintenant quelques-uns des remèdes les plus usités dans ce genre d'accidents. — 1° Prenez : deux cuillerées de lait ; un jaune d'œuf frais ; une cuillerée de poudre à canon ; deux centilitres de bonne eau-de-vie. Battez bien le tout pour en faire un mélange. Sur la morsure, on applique un linge imbibé de ce remède, et le mal n'a pas plus de suites qu'une plaie faite au couteau.

(J. Massé). — 2° Faites autour de la plaie des incisions et appliquez un cataplasme, composé de 6 gousses d'ail, d'une cuillerée de sel et d'un demi verre de vinaigre. Vous renouvelez toutes les demi heures, pendant 4 heures. Les derniers seront laissés en place durant 12 heures. — 3° Le chasseur, piqué par une vipère, pourra opérer la cautérisation en plaçant, sur la plaie élargie, de la poudre à laquelle il mettra le feu.

VISAGE

I

Lentilles et taches du visage.

1° Quelques praticiens recommandent beaucoup, pour effacer les lentilles, la farine de lupin, pétrie avec un peu de vinaigre, et appliquée sur la partie. — 2° D'autres conseillent de se laver le visage, le soir, avec une décoction de 32 gr. de riz dans 1 litre d'eau. — 3° Détrempez 32 gr. de miel dans 64 gr. de suc de cresson ; passez et frottez les lentilles qui disparaîtront. — 4° Employez encore du jus de citron, mêlé avec du sel. — 5° Le suc de l'argentine est aussi conseillé.

II

Cicatrices.

Pour effacer les cicatrices du visage, appliquez une compresse pliée en plusieurs doubles, trempée dans le suc de menthe ou dans l'eau qui sort de la vigne, au printemps. Entretenez toujours cette compresse mouillée, jusqu'à ce que la cicatrice soit effacée.

VOMISSEMENT

Nous donnerons les moyens les plus recommandés dans cette affection maladive : 1° Mouillez un linge dans de l'eau fraîche, pressez-le un peu et appliquez-le au cou du malade ; le vomissement cessera. — 2° Avalez de la poudre de roses rouges avec de la poudre de cannelle dans du vin. — 3° Appliquez souvent sur l'estomac un sachet plein d'absinthe sèche. — 4° Faites sécher au four une croûte de pain, sans la brûler, arrosez-la de bon vinaigre, saupoudrez-la de poudre de menthe et mettez sur l'orifice de l'estomac. — 5° Plusieurs personnes, qui vomissaient après le repas, ont été guéries en prenant une cuillerée de sirop de baies de sureau, soit avant, soit après le repas, ou à l'heure même qu'elles sentaient que le vomissement allait se produire. — 6° On recommande l'usage de l'orge mondé et du bouillon d'écrevisses.

Y

YEUX

I

Sang répandu sur les yeux, à la suite de rhumes, fluxions ou autres causes.

Prenez des sommités des branches d'absinthe, pilez-les en les mêlant avec un blanc d'œuf et de l'eau de rose, mettez le tout sur un linge que vous appliquerez au-dessus des yeux, le soir, en vous couchant; le matin, vous l'ôterez et vous constaterez que la rougeur a disparu.

II

Meurtrissure des yeux par chute ou par coups reçus.

1° Bassinez, de suite, avec de l'eau froide vinaigrée. — 2° L'herbe seule d'agrimoine, froissée entre les mains, et mise sur l'œil blessé, le guérit, en peu de temps, quelle que soit la meurtrissure. On peut ajouter un blanc d'œuf à l'herbe pilée. — 3° Aussitôt le coup reçu, appliquez sur l'œil du plomb ou autre métal froid, pour empêcher le sang d'y affluer. Puis pilez des branches d'hyssope, mettez-les dans un nouet, faites bouillir dans l'eau et appliquez sur l'œil; le sang granulé se résoudra visiblement. — 4° Appliquez sur la contusion un morceau de chair crûe et fraîche, de l'épaisseur d'une pièce de 5 francs, de bœuf, veau ou mouton. (Ettmuller).

III

Œil blessé par l'eau forte.

Appliquer des linges trempés dans une dissolution de sel de Saturne, faite dans de l'eau ordinaire, et les renouveler souvent.

IV

Chaux ou plâtre dans l'œil.

Se garder de laver l'œil avec de l'eau, mais y faire entrer de l'huile d'olive.

V

Maux d'yeux invétérés.

Faites sécher, à l'ombre, des feuilles de cognassier, cueillies au printemps. Pour l'usage, faites-en cuire une poignée dans de l'eau, et bassinez, de temps en temps, les yeux de cette décoction, admirable contre l'ophthalmie. — Quand le pus s'entasse dans l'œil, à la suite de l'ophthalmie, on applique sur l'œil, en forme de plumasseau, un peu de coton bien cardé et bien desséché devant le feu; on l'y laisse pendant la nuit, et, le matin, on y trouve toutes les ordures qui étaient dans l'œil. On continue plusieurs nuits.

VI

Yeux chassieux.

1° Battez bien, avec de l'eau de roses et un blanc d'œuf, le suc tiré des jeunes sommités de la ronce, et appliquez sur les yeux. (Arnault de Villeneuve). — 2° Ou bien employez le suc de la pariétaire, mêlé à un blanc d'œuf. — 3° Le lavage des yeux avec l'eau-de-vie est excellent.

VII

Larmes involontaires.

Mêlez de la farine avec des blancs d'œufs, et mettez en emplâtre sur le front. — Si vous préférez, recevez dans le nez et dans les yeux la poudre et la fumée de tabac.

VIII

Fluxions sur les yeux.

Prenez des roses rouges et des feuilles de tabac, des graines d'anis et de fenouil, de chaque en parties égales. Pilez ensemble les roses et le tabac, que vous couperez menu, pendant 1/2 heure, puis vous mêlerez les graines avec les feuilles, dont vous emplirez une pipe, que vous allumerez; vous aspirerez la fumée et la soufflerez sur les yeux du malade.

IX

Enflure des yeux avec douleur

Faites bouillir des feuilles de laurier dans du vin, pilez-les et appliquez sur les yeux.

X

Vue faible et trouble.

Le suc de mouron à fleurs rouges, cuit avec du miel, appliqué sur les yeux, dissipe les nuages et éclaircit la vue.

XI

Orgeolet.

Un grain d'orge, mâché à jeun et appliqué sur l'orgeolet, sert à le mûrir, à l'ouvrir et à le résoudre, à cause de la salive.

XII

Démangeaison des paupières.

Lavez vos yeux avec du vinaigre le plus fort. (Paré).

Z

ZONA

CARACTÈRES ET SYMPTÔMES. — Cette affection cutanée consiste dans l'éruption successive de vessicules plus ou moins nombreuses, simulant une demi ceinture, large de trois à quatre travers de doigt. Le zona occupe le plus souvent le côté droit du-corps, et figure parfois deux fers à cheval, on le voit aussi autour du cou. Ces vessicules sont blanches, brunes, rouges, allongées à leur sommet et entourées d'une aréole rouge.

TRAITEMENT. — Repos, diète, boissons rafraîchissantes, telles que limonade, petit-lait, eau de groseilles, bains tièdes.

TROISIÈME PARTIE

PHARMACIE POPULAIRE

OU

RECETTES

POUR LA PRÉPARATION FACILE DES *BAINS*, *BAUMES*
BOUILLONS, *EAUX*, *ELIXIRS*, *HUILES*
POMMADES, *TEINTURES*, *VINS MÉDICINAUX*, *ETC.*

B

BAINS

Les bains ont pour objet la guérison des maladies ou simplement l'entretien de la propreté nécessaire à la conservation de la santé. Le liquide des bains, en s'introduisant par les pores de la peau, pénètre dans l'économie et en modifie les fonctions. Suivant sa température, le bain impressionne diversement nos organes ; il retarde ou accélère la respiration et la circulation, modère ou augmente les sécrétions de la peau, et réagit favorablement sur les autres sécrétions.

I

Bains de rivière.

On peut les prendre, pendant l'été, en pleine eau, dans les fleuves, les rivières ; on ne les prendra jamais dans les eaux de source, à cause de leur froid glacial, ni dans les eaux stagnantes. On évitera de les prendre à la suite des orages, car ceux- ci, en troublant les eaux, les chargent de sels terreux et de matières organiques en décomposition. On ne doit jamais prendre un bain froid quand on est en transpiration, ni trop tôt après un repas. Quant à la durée du bain, 15 minutes suffisent aux tempéraments affaiblis ou nerveux, et 40 minutes conviennent aux bonnes constitutions. Après le bain, il faut s'essuyer fortement et se livrer à un exercice modéré, pour favoriser cette reprise de vitalité qui s'opère à l'intérieur. Ces sortes de bains, qui tonifient puissamment l'organisme, conviennent aux personnes affaiblies par de longues maladies. Un ou deux bains par semaine sont alors suffisants. Une personne en santé pourra en prendre trois ou quatre.

II

Bains de mer.

Les bains de mer produisent des effets plus prononcés que les bains d'eau douce, soit en raison des sels et des matières organiques que leur eau tient en dissolution, soit à cause de l'action mécanique des vagues sur le corps. Généralement, ils conviennent aux personnes qui souffrent de troubles nerveux, ainsi qu'aux tempéraments débiles.

L'après-midi, trois heures au moins après le déjeûner, est le moment le plus favorable pour prendre le bain de mer. Sur les côtes de l'Océan, on évitera de prendre le bain à la *marée basse* ; à ce moment, l'eau boueuse et chargée de matières étrangères peut avoir des propriétés très nuisibles. La *marée montante* offre l'incontestable avantage de prendre le bain sans danger, la vague poussant toujours, à cette heure, vers la plage, ce qui lui fait obstacle ; mais, malheureusement, la mer se couvre alors d'une écume épaisse et sablonneuse qui irrite la peau et détermine souvent une surexcitation nerveuse ou bien un sentiment de malaise ou de courbature. La *marée descendante* offre une eau plus claire et plus chaude qu'à toute autre heure de la journée ; mais, en revanche, elle est pleine de danger, car elle entraîne brusquement tout ce qui s'oppose à son mouvement rétrograde. De toutes ces considérations, il résulte que le meilleur moment pour prendre son bain, est celui ou la *mer* est *étale* ; l'eau alors est plus limpide, comme aussi plus calme. On ne se baignera pas quand le corps est en sueur, à la suite d'exercices violents. On n'attendra pas non plus, pour entrer dans l'eau, que le corps soit complètement refroidi, de même qu'on ne devra jamais prendre le bain après un repos prolongé ; l'énergie est indispensable au corps, afin de réagir contre l'action du bain froid. On se promènera donc quelque temps sur la plage avant d'entrer dans l'eau, quand on aura pris le costume de bain.

La meilleure manière de prendre le bain est d'entrer résolûment dans l'eau. Pour prévenir un sentiment d'oppression très pénible, qu'éprouvent certaines personnes, lorsque l'eau arrive au creux de l'estomac, on doit se frotter cette partie du corps avec un peu d'huile ou de cérat, un moment avant de prendre le bain. Un petit tampon de coton, légèrement imbibé d'huile d'amandes douces, et placé dans l'oreille, empêchera l'eau de s'y introduire ; du reste, il serait facile de l'éponger, au moyen d'un petit tampon de ouate. La durée du bain de mer ne saurait être absolument fixée ; elle peut varier depuis quelques minutes jusqu'à une 1/2 heure et plus. Toutefois, en règle générale, on peut dire que les enfants, les femmes et les vieillards ne doivent guère rester dans l'eau plus de 5 ou 10 minutes, et, en tout cas, ne jamais dépasser 1/4 d'heure. — On doit sortir de l'eau aussitôt que l'impression qu'on y éprouve cesse d'être agréable ;

on évitera de s'y laisser surprendre par des frissons. — Un bain de pieds, légèrement chaud, pris quand on est rentré dans sa cabine, est très recommandé. Une promenade en plein air ou bien un peu d'exercice chez soi, est nécessaire après le bain et les soins de la toilette terminés. En dernier lieu, nous recommanderons au baigneur de ne manger qu'une demi heure au moins après qu'il est sorti de l'eau.

Les personnes qui ne peuvent se rendre aux bains de mer se trouveront bien de l'usage des bains de Pennès. Ceux-ci leur permettront de jouir sur place des avantages réservés jusqu'ici aux privilégiés de la fortune. *(Voir à la fin du volume)*.

III

Bains chauds ou tièdes.

Ces bains peuvent être pris en toute saison. Leur température varie de 20 à 35 degrés. On ne doit pas les prolonger au-delà de 30 à 45 minutes, et, pendant ce temps, on les maintiendra à une température aussi égale que possible. On se mettra en garde contre cette sollicitation au sommeil que produit le bain chaud, on s'exposerait à se noyer. On n'oubliera pas que le bain chaud introduit dans l'économie une plus grande quantité d'eau que le bain froid. Si le corps absorbe l'eau du bain, il dégage, en même temps, des effluves trop souvent pernicieux, qui se mêlent au liquide, et sont inévitablement absorbés par les êtres délicats et impressionnables. Ces considérations devraient détruire la déplorable habitude de certaines personnes qui se baignent successivement dans la même baignoire, et surtout celle des mères qui se baignent avec leurs jeunes enfants. — On peut diminuer le refroidissement du liquide, en recouvrant la baignoire d'un drap. Pour maintenir dans le bain le même degré de chaleur, on y ajoute, de temps en temps, de l'eau chaude. Si le malade vient à se sentir faible, à éprouver des maux de tête très forts; s'il est très oppressé, suspendez le bain. — On doit faire attention à ce qu'un malade ne prenne un bain que lorsque sa digestion est faite, 3 heures au moins après le dernier repas. A la campagne, quand on n'a pas une baignoire, on peut prendre les grands bains dans un cuvier ou un tonneau.

IV

Bains froids.

Ces sortes de bains doivent être pris, au début, à la température de 10 à 12 degrés centigrades, température ordinaire de l'eau de source; progressivement, on abaissera cette température, car l'eau doit être beaucoup plus froide. Avant d'entrer dans l'eau, on fera bien de se mouiller préalablement la poitrine et la figure. Pour éviter le saisissement, qui s'empare de celui qui entre dans un bain froid, nous recommanderons la méthode suivante : On s'étend au-dessus du bain, en se soutenant par les mains, qui portent sur chaque bord, et en appuyant les pieds à l'extrémité de la baignoire; alors, on plie le corps et on se laisse couler entièrement dans l'eau, laissant entrer d'abord le bassin, puis les pieds et la tête, et on reste sous l'eau autant qu'on peut tenir sa respiration. Le premier bain ne doit pas, en durée, dépasser une minute ; dans la suite, il ne se prolongera pas au-delà de 5. On aura soin, pendant son séjour dans l'eau, de se frictionner les différentes parties du corps. — A la sortie du bain, on s'essuie promptement, on s'habille chaudement, puis on fait une marche avec vitesse.

V

Bains de siège.

Dans ces sortes de bains, le bassin et la partie supérieure des membres abdominaux plongent seuls dans l'eau. Comme le malade est assis, un seau ou une benne peut, au besoin, servir de baignoire. — Les recommandations faites au sujet des grands bains, s'appliquent également aux bains de siège. Comme les premiers, ceux-ci peuvent recevoir des substances médicamenteuses.

VI

Bains de mains ou manuluves.

Comme le mot l'indique, ce sont des bains dans lesquels on plonge la main seule ou bien la main, l'avant-bras et le coude. — Les liquides les plus employés pour les manuluves sont : 1° Une décoction de feuilles de mauve, 10 à 15 gr. par litre d'eau, que l'on fait bouillir pendant une heure. C'est un manuluve émollient ; 2° Une infusion de fleurs de sureau, de sommités de menthe, 10 à 15 gr. par litre d'eau. C'est un manuluve aromatique ; 3° De l'eau, dans laquelle on a fait bouillir un pied de veau, les intestins d'un poulet, etc. C'est un manuluve gélatineux ou de tripes.

VII

Bains de pieds ou pédiluves.

Ces sortes de bains, employés ordinairement par mesure de propreté, avec de la simple eau chaude, sans aucune espèce de mélange, sont aussi employés comme dérivatifs, pour combattre un mal de tête, un mal de gorge, une irritation de poitrine, ou tout autre affection qui fait affluer le sang aux extrémités supérieures ; dans ce cas, on ajoute ordinairement, à l'eau chaude, quelques substances irritantes, comme la farine de moutarde, le sel commun et le vinaigre, les cendres, le savon.

La farine de moutarde s'emploie à la dose de 125 gr. environ ; on la mêle dans l'eau, un instant avant de mettre les pieds dans le bain. — Si l'on fait usage de sel et de vinaigre, on fait fondre deux poignées de sel commun dans le bain de pieds, 5 minutes avant de le prendre, et on y verse un verre de vinaigre, au moment même du bain. Pour la cendre, on la tamise, on en met une grosse pelletée dans un linge ; on noue le linge, on le plonge dans le bain de pieds, en pressant à plusieurs reprises la cendre, pour en extraire tout le sel, et on le laisse dans l'eau, pendant toute la durée du bain. Nous croyons utile de faire observer qu'on ne doit employer que de la cendre de bois.

Quant au savon, voici comment on l'emploie : l'eau chaude, une fois versée dans le vaisseau destiné au bain de pieds, on prend 125 gr. de savon blanc, qu'on gratte avec un couteau, jusqu'à ce que tout soit réduit en très petits morceaux, qu'on laisse tomber à mesure dans l'eau chaude ; au moyen d'un bâton, on agite celle-ci, afin que le savon s'y fonde et s'y mêle parfaitement.

On s'assure de la température convenable du bain de pieds, par l'immersion de la main et de l'avant-bras ; il faut qu'on puisse les y maintenir sans être nullement incommodé par la chaleur. Quand on a mis les pieds dans l'eau ainsi modérément chaude, la meilleure manière de prendre un bain de pieds, pour qu'il produise un effet dérivatif, consiste à élever progressivement la température du bain, en y ajoutant, toutes les 2 ou 3 minutes, et par petits filets, de l'eau presque bouillante. Par ce moyen, on supporte le bain beaucoup plus chaud que lorsqu'on veut tout d'abord plonger les pieds dans de l'eau très chaude.

Vis-à-vis des enfants, à peau extrêmement fine et plus sensible, il convient de procéder avec une grande prudence. Si l'enfant se plaint de la trop grande chaleur du bain, s'il crie, il faut ajouter de l'eau froide, alors même que l'on trouverait le bain à point ; en agissant autrement, on s'exposerait à provoquer une congestion à la tête ou à la gorge. Quand on réchauffe un bain de pieds pour un enfant, on doit avoir soin de mettre les mains entre les jambes de l'enfant et l'eau que l'on verse, afin de ne pas l'échauder.

Les personnes alitées, comme celles qui sont sujettes à perdre facilement connaissance, feront prudemment de rester assises sur le bord de leur lit, quand elles voudront prendre un bain de pieds, car il n'est pas rare de voir un évanouissement survenir alors, surtout chez les malades atteints de maux de gorge.

Il convient que l'eau du bain monte jusqu'à mi-jambe. La durée du bain de pieds doit être de 20 à 25 minutes. Après le bain, il faut essuyer les pieds avec soin. Comme ces parties tendent alors à se refroidir, parce que le sang, attiré par la chaleur vers les pieds, reflue vers les parties supérieures, on fait prendre au malade des bas ou des chaussettes en laine. Pour les malades qui se couchent après le bain de pieds, on met d'avance, dans le lit, une bouteille d'eau bien chaude.

Comme hygiène, un bain de pieds est recommandé après la fatigue d'une longue marche, d'une partie de chasse et aussi pour rappeler la chaleur aux extrémités inférieures, quand on a eu à supporter le froid ou l'humidité aux pieds.

Quand le pied ou le bas de la jambe est le siège d'une inflammation ou d'une ulcération, on fait prendre au malade un bain, soit simple, soit consistant en une décoction de mauves, de tripes, etc. L'eau employée doit être très modérément chaude.

VIII

Bains de vapeur aromatique.

Ce sont des bains chargés des principes odoriférants de diverses plantes. On peut les préparer d'une manière aussi simple qu'économique : On place, sous une chaise un peu élevée, une assiette contenant un demi verre d'alcool. Au moyen d'un petit trépied, on superpose à cette assiette une écuelle contenant un 1/2 litre d'eau bouillante et une forte poignée de plantes aromatiques ; puis on allume l'alcool. Après avoir fait asseoir le malade sur la chaise, on l'environne d'un dràp qui s'ajuste parfaitement à son cou et vient, comme une cloche, envelopper le corps et la chaise. On fixe par terre la portion traînante du drap, que l'aspiration causée par la chaleur pourrait entraîner sur la flamme. Une seconde enveloppe, formée d'une couverture de laine, concentre la vapeur sur le corps du malade, jusqu'à ce qu'une abondante transpiration se déclare. Le malade passe ensuite dans un lit convenablement chauffé.

IX

Bains médicamenteux.

On fait entrer parfois dans les bains différentes substances médicamenteuses : nous donnons la préparation de ceux qui sont le plus fréquemment mis en usage :

B. d'eau de mer artificielle. — Sel marin, 4 kil. ; sulfate de soude cristallisée, 1 kil. 750 gr. ; hydrochlorate de chaux, 400 gr. ; hydrochlorate de magnésie, 1 kil. 470 gr. On fait dissoudre dans la baignoire.

B. d'eau douce avec le son. — Prenez du son assez riche en farine pour que la main qu'on y plonge y soit blanche, 2 kil. Jettez-le dans de l'eau en ébullition ; agitez-le un instant dans le liquide ; passez et mélangez avec l'eau destinée au bain. Ces bains conviennent quand la peau est rude, aride, boutonneuse.

B. émollients. — Prenez feuilles et racines de mauve, de guimauve, de bouillon blanc, ou mourron et fumeterre, ou tout autre plante mucilagineuse, 3 kil. ; graines de lin, 250 gr. Ecrasez les herbes et les racines, après les avoir lavées, et faites bouillir le tout, une demi heure ; passez en pressurant bien, et mettez dans l'eau du bain. Ces bains sont indiqués dans toutes les maladies ou une grande sécheresse de la peau se joint à une grande irritation nerveuse.

B. sulfureux. — Sulfate de potasse liquide, 150 gr. ; eau tiède, quantité suffisante. Employé dans la *gale*, les autres *maladies de la peau* et le *rhumatisme*. — On prend ces bains dans des baignoires en bois et dans des appartements où il n'y a ni dorure, ni ornement métallique.

B. savonneux. — Pour un bain ordinaire, faites dissoudre 250 gr. de savon commun, divisé en copeaux, dans 10 litres d'eau chaude ; versez dans l'eau du bain et agitez. Employé dans les *obstructions du foie*. Pour les enfants, la dose sera de 1 gr. de savon pour 10 litres d'eau. On l'emploie dans le *carreau* et le *gonflement de la rate*.

B. astringent. — Prenez : alun, 2 kilogr. ; faites dissoudre dans 7 à 8 seaux d'eau froide ; ajoutez : lait caillé, 1 seau. Most recommande ce bain dans le cas où la plus grande partie du corps est couverte de *brûlures*. Le malade y restera deux heures.

B. de pieds salin. — Sel commun, 250 gr. ; eau chaude, 8 à 10 litres ; durée du bain, 1 quart d'heure. Maintenir la chaleur au même degré en y versant de l'eau plus chaude. Employé dans les *maux de tête* et de *poitrine*, par congestion.

B. de pieds avec la cendre. — Cendre de bois neuf, 1 kil. 500 gr. Faites bouillir. Le pédiluve, très irritant, réussit dans quelques *maux de gorge* et dans certaines *migraines*. Son usage, continué quelques jours, déracine les *cors aux pieds*.

B. de pieds irritant. — Raifort pilé, 250 gr.; eau chaude, 4 litres. Employé pour rappeler la *transpiration aux pieds*. Ce bain doit être réitéré, soir et matin, jusqu'à ce qu'elle soit rétablie. Le soir, on se couchera chaudement sans s'être essuyé.

B. de pieds savonneux. — Pour les femmes et les enfants, faites une forte eau de savon et tenez-y les pieds jusqu'à ce qu'ils soient très rouges. Recommandé dans les *rhumes*, *oppression de poitrine* et dans la *coqueluche*. Le bain doit être très chaud.

BAUMES

B. acétique. — Savon animal râpé, 10 gr.; camphre, 18 gr.; éther acétique, 80 gr.; huile volatile de thym, 30 gouttes. Faire dissoudre, à une douce chaleur, dans un flacon bien bouché. — S'emploie en frictions contre les *douleurs rhumatismales*.

B. d'Arcœus. — Suif de mouton, 60 gr.; térébenthine pure et résine élémi, de chaque, 45 gr.; graisse de porc, 30 gr. Faites fondre ensemble. — Très vanté contre *coups*, *contusions*, et pour hâter la *cicatrisation des plaies*.

B. charitable. — Dans une cruche de la contenance de 3 litres, mettez: feuilles et fleurs de lavande, 200 gr.; de romarin, 100 gr.; de marjolaine, id.; de sauge, id.; de baume, id.; de thym, id.; de mélisse, id.; de basilic, id.; de véronique, id.; d'hysope, id.;

de fenouil, id.; d'absinthe, id.: feuilles de laurier, 100 gr.; d'origan, id.; d'amandier, id.; de lierre terrestre, id.; baies de genièvre, 100 gr.; eau-de-vie, 2 litres et 1/2. — Hachez bien les plantes; bouchez hermétiquement avec plusieurs linges. Exposez la cruche au soleil, 2 ou 3 mois; filtrez et mettez en bouteilles. — Une cuillerée à bouche, prise pure ou dans du vin, sera excellente dans les *maux d'estomac* et les *digestions pénibles*. On l'emploiera aussi contre les *vers*, à la dose de 2 cuillerées à bouche, prises dans un verre d'eau tiède, le matin à jeun.

B. Chiron. — Camphre, 20 gr.; santal rouge en poudre, 4 gr.; baume du Pérou, 2 gr.; cire jaune, 10 gr.; térébenthine, 12 gr.; huile d'olive, 60 gr. Faire fondre ensemble les trois dernières substances; quand l'ébullition commence, mêler parfaitement les autres substances, jusqu'à complète dissolution; alors retirer le vase du feu, et continuer à remuer, jusqu'à refroidissement. — Ce baume s'emploie dans les *gerçures des seins* et les *engelures ulcérées*.

B. du Commandeur. — Racine d'angélique, 15 gr.; de millepertuis, 30 gr.; alcool à 31°, 1 litre; myrrhe, 15 gr.; oliban, 15 gr.; baume de Tolu, 90 gr.; benjoin, 90 gr.; aloès, 15 gr. — Ce baume stimulant s'administre à l'intérieur, à la dose de 12 à 15 gouttes; mais il est surtout usité à l'extérieur.

B. tranquille. — Faire cuire à un feu doux, dans 1 kilo d'huile d'olive, feuilles de belladone, de jusquiame, de morelle, de tabac, de pavot, de datura, 45 gr. de chaque. Laissez digérer pendant 2 heures, passez avec expression et versez cette huile chaude sur: sommités d'hysope, d'absinthe, de lavande, de menthe aquatique, de menthe-coq, de marjolaine, de millepertuis, de rue, de sauge, de thym, de fleurs de sureau, de fleurs de romarin, de chaque, 10 gr. Laissez macérer un mois en vase clos et au soleil ; passez, décantez et conservez à l'ombre. — Très employé en frictions dans les *rhumatismes* chroniques avec douleurs.

BOUILLONS

B. pour rhume, constipation, ardeurs d'entrailles. — Prendre : maigre d'agneau ou de veau, 20 gr. ; navets, 30 gr., ou racines de guimauve, 15 gr. ; feuilles de bourrache et de poirée, demi poignée de chaque, dans 1 litre 1/2 d'eau ; faire un kilo de bouillon. Les racines doivent bouillir une heure, les feuilles un 1/4 d'heure.

B. aux herbes. — Oseille, 50 gr. ; laitue, poirée, cerfeuil, 20 gr. de chaque ; faire cuire dans 1 litre d'eau ; ajoutez 2 gr. de beurre, autant de sel, et passez.

B. d'escargots. — Jetez les escargots dans l'eau bouillante, pour les tirer de la coquille ; enlevez les intestins ; lavez les escargots dans l'eau tiède et faites-les bouillir une 1/2 heure, 20 escargots par litre d'eau ; coulez avec expression, laissez déposer le résidu et tirez à clair.

B. de grenouilles. — Prenez les cuisses de 12 grenouilles, que vous ferez bouillir 1 heure, avec une demi poignée de bourrache et de pissenlit dans 1 litre d'eau. Ce bouillon est très adoucissant.

B. de veau. — Mettez 120 gr. de jarrets, poumons

de veau, coupés en petits morceaux, dans 1 litre d'eau; faites bouillir, 2 heures, en vase clos et passez.

B. de poulet. — Poulet maigre vidé, 125 gr.; eau, 1/2 litre; ajoutez: oseille, poirée, pissenlit.

B. de tortue. — Chair de tortue, 125 gr.; rejetez la tête, la carapace, les intestins; faites cuire dans 375 gr. d'eau, au bain-marie.

BOULE DE MARS OU DE NANCY

Limaille de fer, 1 partie; tartrate acidule de potasse, 2 parties, qu'on fait chauffer avec de l'eau-de-vie; on a soin d'en ajouter à mesure qu'elle se volatilise; puis on forme, avec la pâte qui en résulte, des boules de différentes grosseurs. — Pour s'en servir, on met une de ces boules, pendant quelque temps, dans une certaine quantité d'eau, jusqu'à ce que le liquide soit d'un brun rougeâtre. On recouvre la partie malade de compresses trempées dans ce liquide. — Excellent pour les *coups*, *entorses*, *chutes*, etc.

C

CAFÉS

C. d'orge et de seigle. — Faites brûler légèrement les graines d'orge ou de seigle, de façon à ne pas faire évaporer l'huile essentielle et le sel volatil. Mettez-les en poudre, et faites-en la décoction dans l'eau, comme on fait du café. Prenez la liqueur sucrée ou non, à votre goût. — L'une ou l'autre décoction est bonne contre la *migraine*. Le café d'orge rafraîchit; celui de seigle, outre le rafraîchissement qu'il procure, humecte et tient le ventre libre.

C. de betteraves. — Pour le faire, on coupe par petits morceaux des betteraves jaunes; on les fait sécher au feu, de façon à ne pas trop les rôtir; on les pulvérise sur-le-champ; froides, elles se réduiraient difficilement en poudre. — On mêle cette poudre avec une égale quantité de café, et on en fait une décoction qui convient aux *personnes nerveuses* et *irritables*.

CATAPLASMES

I

Diverses espèces de cataplasmes.

On appelle ainsi un médicament mou, pâteux, qu'on applique sur la peau, soit à nu, soit entre deux linges. — On en distingue quatre sortes : les cataplasmes *émollients*, *maturatifs*, *calmants* et *révulsifs*.

1° *Cataplasmes émollients.*— Ce sont les plus usités. Leur effet est de relâcher les tissus. Ils conviennent, quand il y a de la rougeur et de la chaleur, sur une partie quelconque du corps. L'inflammation des plaies en suppuration réclame le concours des cataplasmes émollients. Il en est de même pour les maladies inflammatoires de la poitrine et du ventre. Les nombreux vaisseaux absorbants, dont la peau est pourvue, leur permettent d'exercer une influence favorable sur les parties enflammées, bien que le contact ne soit pas immédiat. — La farine de lin en est la base ordinaire, Les cataplasmes préparés avec cette farine ne doivent point être cuits. On la démêle dans de l'eau très chaude, jusqu'à ce qu'elle forme une pâte homogène. Il faut qu'elle ait été récemment moulue ; trop vieille et mal conservée, elle produit une inflammation de la peau. On doit la conserver, non point dans du papier, comme cela se pratique journellement, mais bien dans un vase de terre ou de verre fermé avec soin. On reconnaîtra que la farine est de bonne qualité si, lorsqu'on en aura saisi une poignée et qu'on ouvre la main, elle reste tassée en masse et conserve l'empreinte des doigts. Il faut aussi qu'elle graisse promptement le papier et qu'elle blanchisse l'eau avec laquelle on la délaye. — Indépendamment de ces cataplasmes, qui s'appliquent toujours à chaud, on fait assez souvent usage de cataplasmes émollients appliqués à froid : les plus usités se font avec de la racine fraîche de guimauve râpée ou pilée. Dans les cas de douleurs locales très vives et d'hémorrhoïdes externes douloureuses, les cataplasmes de morelle fraîche pilée ou de la même plante, coupée grossièrement et cuite dans très peu d'eau, puis appliquée tiède, sont d'un effet calmant très rapide.

2° *Cataplasmes maturatifs.* — Ces cataplasmes hâtent la formation du pus, dans les tumeurs phlegmoneuses, et favorisent la sécrétion dans les abcès.

3° *Cataplasmes calmants.* — Ceux-ci sont appliqués sur les inflammations locales, cutanées, glanduleuses, etc., pour en calmer l'inflammation, en diminuer la douleur, en procurer la résolution.

4° *Cataplasmes révulsifs ou dérivatifs.* — Ils s'appliquent sur une partie saine éloignée ; aux pieds, aux jambes, dans les affections abdominales ; aux mains, aux poignets, dans celles de la poitrine, pour amener une dérivation salutaire.

Les cataplasmes maturatifs et révulsifs seront appliqués chauds ; les émollients et les calmants ne seront que tièdes.

II

Préparation des cataplasmes.

Un cataplasme ne doit être ni sec, ni étroit, ni épais, ni brûlé, ni placé entre des linges grossiers ou pleins de coutures ; son application augmenterait la douleur et l'inflammation qu'elle était destinée à calmer.

Plusieurs substances servent à la composition des cataplasmes :

C. calmant. — Mie de pain blanc, 125 gr. ; lait, 500 gr. ; faites cuire ce mélange sur un feu doux et appliquez-le tiède.

C. calmant. — Capsules de pavots, 32 gr. ; feuilles sèches de jusquiame, 64 gr. ; farine émolliente, 125 gr.

C. calmant et narcotique. — On le prépare avec de la farine de lin, dans une décoction de jusquiame, de morelle noire et de têtes de pavots.

C. émollient. — Farine de lin et d'orge, parties égales ; eau, quantité suffisante ; délayez les farines dans de l'eau et faites cuire, jusqu'à consistance convenable. On applique ce cataplasme sur les *tumeurs inflammatoires,* et pour entretenir l'*écoulement du sang*, après l'application des sangsues.

C. résolutif. — Savon blanc, 60 gr. ; farine d'orge ou de seigle, 20 gr. ; eau, quantité suffisante.

C. de mie de pain. — On émiette la mie de pain, on la fait bouillir dans de l'eau, de manière à former un pain cuit, un peu clair, mais bien lié. On a soin de remuer souvent, afin d'empêcher qu'elle ne brûle ou ne s'attache au fond du vase.

C. de son ou de fécules de pommes de terre. — On fait bouillir le son ou la fécule, comme on a procédé pour la mie de pain ; seulement, il faut avoir soin de démêler préalablement la fécule dans un peu d'eau froide, car autrement elle formerait des grumeaux.

C. de feuilles de mauve. — Avant de les employer en cataplasmes, on les ramollit par leur cuisson dans l'eau.

C. de fruits, de navets, d'oignons, de pommes de terre. — Ces substances doivent être préalablement ramollies par leur cuisson dans l'eau ou sous la cendre chaude ; puis on les écrase, on les pile, on les délaie avec de l'eau, de manière à former une pâte épaisse.

Quelquefois on les emploie crues, après les avoir râpées. On se sert aussi, au lieu d'eau simple, dans la confection des cataplasmes, d'une décoction de feuilles de mauves, d'une infusion de fleurs de sureau, etc.

Quand on doit joindre, aux cataplasmes, des graisses, des onguents, il faut les incorporer lorsque la préparation est finie et cependant encore chaude.

Si on veut ajouter à un cataplasme des huiles, des teintures, on doit en arroser la surface, au moment de l'application et non pas les incorporer.

III

Formation des cataplasmes.

Après avoir subi l'une des préparations décrites ci-dessus, les substances qui composent le cataplasme doivent être étendues, en une couche d'épaisseur égale, sur une pièce de linge, qu'on applique sur la peau, en le renversant.

Les cataplasmes, ainsi placés à nu, sont plus efficaces, il est vrai, mais ils ont l'inconvénient, quand on veut les enlever, de rester adhérents à la peau et à la surface des plaies. On obvie à ce désagrément, en les recouvrant d'un morceau de gaze, de mousseline, ou même d'une vieille toile assez claire pour laisser suinter l'humidité.

Le docteur Bertrand fait les sages recommandations suivantes : « Ni trop clairs, ni trop épais, les cataplasmes doivent avoir la consistance d'une bouillie et l'épaisseur d'un centimètre environ. Trop clairs, ils coulent, mouillent et salissent inutilement le lit du malade ; trop épais, ils agissent peu et gênent par leur poids ; trop minces, ils se dessèchent promptement. »

Quelquefois les cataplasmes sont employés très froids ou bien très chauds, contre les points de côté ou les coliques, mais habituellement ils sont appliqués tièdes. Il faut qu'on puisse les approcher de la joue ou les toucher avec le dos de la main, sans crainte de se brûler.

IV

Application des cataplasmes.

Pour réchauffer ou refroidir un cataplasme, au moment de l'appliquer, on l'arrose d'eau bouillante ou d'eau froide. On le maintient en place avec une bande ou une serviette formant une large ceinture.

On doit changer souvent les cataplasmes, si l'on veut qu'ils entretiennent la chaleur et l'humidité ; s'il s'agit d'une affection des organes respiratoires, d'un rhumatisme, on les changera dès qu'ils feront éprouver au malade la moindre sensation de froid. Toutes les 6 heures, on renouvellera ceux faits avec la farine de graines de lin, avec de la mie de pain ou du lait. Un cataplasme, non-seulement a perdu ses propriétés adoucissantes quand il répand une odeur aigre et qu'il s'est desséché, mais de plus il devient nuisible. On aura soin d'essuyer soigneusement, avec un linge chauffé, les parties sur lesquelles aura été placé le cataplasme.

On peut employer de nouveau le même cataplasme. Dans ce cas, détachez-en la pâte avec un couteau, et faites-la tremper dans l'eau, aussitôt que vous l'aurez ôtée.

CÉRAT

C. de Galien. — Mettez dans un plat de terre vernissé, 30 gr. de cire blanche, coupée en petits morceaux, et 150 gr. d'huile rosat; faites fondre à petit feu; agitez le liquide, jusqu'à refroidissement; alors mettez un peu d'eau fraîche et remuez, lavez-le ainsi 5 ou 6 fois, changeant l'eau chaque fois, jusqu'à ce qu'il soit bien blanc. — Vous pouvez, au lieu d'eau froide, vous servir des sucs de plantain, de morelle, de laitue ou de pourpier. — Bon pour les *brûlures*, les *inflammations* aux cuisses, etc. ; pour les *dartres*, les *démangeaisons* et les *érysipèles*.

C. de tabac. — Prenez 30 gr. de tabac, mettez-le sur des cendres chaudes, dans 250 gr. d'huile d'amandes douces ou d'olives, ou bien encore au soleil, pendant 3 jours; passez le mélange dans un linge fin, et ajoutez 50 gr. de cire jaune. — Bon pour les *plaies*, *ulcères*, *dartres*, *gale*, etc.

C. simple. — Prenez : 4 parties de cire blanche ; 16 d'huile d'amandes douces et 12 d'eau pure; faites fondre la cire avec l'huile, à un feu doux, et incorporez l'eau, goutte à goutte, en agitant constamment. — Le cérat soufré se prépare par l'addition de soufre sublimé et lavé.

C. pour les ulcères. — Mettez sur le feu, dans un vase propre : 30 gr. d'huile d'olive; 120 gr. de cire; faites fondre lentement, puis retirez du feu; incorporez, en remuant toujours : cinabre et minium, 30 gr. de chaque. Quand le cérat sera froid, enfermez-le.

C. camphré. — Axonge, 100 gr. ; cire jaune, 20 gr. ; camphre en poudre, 30 gr. Quand le cérat est figé, on l'étend avec une lame de couteau sur une toile, etc.

COLLYRES

On donne ce nom à des préparations médicinales destinées spécialement aux paupières et à l'œil. Il y en a de trois sortes : les collyres liquides, les collyres mous et les collyres en poudre.

1° *Collyres liquides.* — Ils consistent en une eau distillée, en une décoction ou une solution, que l'on fait pénétrer par gouttes entre les paupières, avec laquelle encore on opère des lotions, ou bien dans laquelle on fait baigner ces organes.

Quand on veut instiller un collyre entre les paupières, on renverse la tête du malade, puis, avec le pouce et l'indicateur d'une main, écartant les paupières, on fait tomber de l'autre quelques gouttes du collyre sur l'œil. — S'agit-il de lotions ? On lave l'œil avec une compresse, qu'on a trempée dans le collyre. Il faudra prendre garde d'éviter de nombreux frottements, qui ne feraient qu'augmenter l'inflammation. — Les sommités d'absinthe, pilées et mêlées avec un blanc d'œuf et de l'eau de rose, donnent un cataplasme excellent pour l'œil rouge et enflammé. — Pour le bain, on se sert d'un petit vase en verre ou en porcelaine, de forme ovale, et nommé *œillère.* On y fait baigner l'œil malade, en baissant la tête, et en l'y tenant plongé. Un coquetier peut suppléer à l'œillère.

2° *Collyres mous.* — Ce sont des pommades ou des onguents, dont on graisse le bord libre des paupières ou leurs parois intérieurs. Dans le premier cas, on prend de la pommade ou de l'onguent, du volume d'un grain de blé, et on le promène sur le bord des paupières. Dans le deuxième cas, alors qu'il s'agit de graisser la partie interne des paupières, on écarte ces dernières, et on promène, sur la partie malade, l'extrémité d'un petit rouleau de papier, enduite de pommade ou d'onguent.

3° *Collyres en poudre.* — On les insuffle dans l'œil, à l'aide d'un tuyau de plume ou de roseau, comme pour le gargarisme. (Voyez ce mot). — Contre les taches de l'œil, on fera une injection, 3 fois par jour, de sucre candi cristallisé réduit en poudre. On met la poudre dans une cuiller d'étain ; quand la poudre est noire, on s'en sert. Une peau de serpent, qu'on trouve dans les champs, et qu'on fait sécher pour la réduire en poudre, est un remède efficace. — Avant de recourir à l'emploi des collyres, on soulage l'inflammation des yeux, en lavant fréquemment ceux-ci avec de l'eau de guimauve ou une légère décoction de tête de pavot. Si la douleur et l'inflammation persistent, on recourra au collyre suivant : eau distillée de roses, 90 gr. ; acétate de plomb liquide, 6 gouttes ; teinture de benjoin composée ou baume du commandeur, 12 gouttes.

CRÈMES

Cold-cream. — Blanc de baleine récent, 20 gr. ; huile d'amandes douces, 100 gr. ; cire blanche, 20 gr. faire fondre, au bain-marie, la cire dans l'huile, puis incorporer peu à peu et lentement le blanc de baleine. Puis ajouter : teinture de benjoin, 4 gr. ; eau de roses, 40 gr. ; essence de roses, 5 gr. ; teinture d'ambre, 4 gr. ; mêler parfaitement toutes ces substances et veiller à ce qu'il ne reste aucun grumeau. — Très bon contre les *gerçures des mains et des lèvres*, contre toutes les *excoriations de la peau du visage.*

C. d'orge aux amandes. — Vous pilez dans un mortier de l'orge mondé, bien cuite, avec une douzaine d'amandes douces et une amande amère; vous passez à travers un tamis, vous y mêlez du sucre, un peu de fleurs d'oranger, et suffisante quantité de lait; puis vous faites mijoter votre crême sur un feu doux.

C. de pain. — Prenez des tranches de pain de froment, séchées au four; faites-les tremper dans l'eau, pendant 6 heures; exprimez dans un linge et mettez dans un pot; faites bouillir 8 heures, dans quantité suffisante d'eau, ayant soin de remuer le tout avec une cuiller, et d'y verser de l'eau chaude, à mesure qu'il s'épaissit; sur la fin, ajoutez anis et sucre, dans la proportion de 4 gr. d'anis et de 30 gr. de sucre, par 500 gr. de pain; passez le tout, à travers un tamis de crin. Cette crème se conserve 24 heures, dans un lieu frais.

E

EAUX

E. blanche (Eau de Goulard). — Extrait de saturne ou acétate de plomb, 8 gr.; eau-de-vie camphrée, 32 gr.; eau, 1/2 litre. Mêler et conserver. — Bonne pour les *yeux* et les *plaies.*

E. de Botot. — Faire infuser, pendant 8 ou 10 heures, dans 875 gr. d'eau-de-vie, 30 gr. de semences d'anis; 8 gr. de girofle; 8 gr. de cannelle concassée; on filtre et on ajoute au mélange 12 décigr. d'huile volatile de menthe et 4 gr. d'alcoolat d'ambre.

E. d'arquebuse. — Alcool rectifié, 750 gr. ; vinaigre d'Orléans, id. ; acide sulfurique faible, 160 gr. ; sucre blanc, 190 gr. ; mêlez. — Très bon contre les *plaies ;* on applique des compresses sur les parties nouvellement contuses.

E. de Casse. — Prenez casse en gousse ouverte, 30 gr. ; eau chaude, 500 gr. ; agitez pour délayer la pulpe et après quelques instants passez. — Prendre par tasses dans la matinée, comme *purgatif.*

E. céleste. — Sulfate de cuivre cristallisé, 20 centigr. ; faire dissoudre dans 120 gr. d'eau distillée ; ajoutez 8 à 10 gouttes d'ammoniaque liquide. — C'est un *collyre résolutif.*

E. de chaux. — On arrose d'un peu d'eau une certaine quantité de chaux, pour la réduire en poudre ; on délaie cette poudre dans 1 litre d'eau que l'on jette sur un filtre et l'on tire à clair. La dose est de 80 gr. dans un 1/2 litre de lait, contre la *gravelle* et comme *astringent.*

E. de Cologne. — Prenez : huile volatile de thym, de romarin, de marjolaine, de citron, de cédrat, de fleurs d'oranger et de cannelle, de chaque, 6 gr. ; alcool à 36 degrés, 2 litres. Mêlez ; faites digérer pendant 1 mois et passez au papier gris.

Eau divine. — Elle s'emploie contre l'inflammation des yeux. Pour la préparer, prenez : salpêtre purifié, alun de roche, vitriol de Chypre, 62 gr. de chaque ; le tout réduit en poudre. Mettez-y une cuillerée d'eau ; faites fondre à petit feu ; jetez sur cette matière chaude 4 gr. de camphre en poudre ; mêlez bien et bouchez. Deux jours après, vous trouverez une pierre bleuâtre. — Quand on veut faire usage de cette pierre, on en met le poids de 5 gr. ou d'une pièce de 1 franc dans une bouteille ; on verse dessus deux grands verres d'eau. Une heure après, on agite la bouteille, on prend une cuillerée de cette eau, qu'on fait tiédir, et, avec un linge, on se bassine le front, les tempes et l'extérieur des yeux, 4 fois par jour. La nuit, on se met une compresse sur les yeux. On doit aussi humecter, avec le doigt, les deux coins de l'œil malade. — On mettra, sur le cou ou derrière l'oreille, une ou deux mouches de Milan, selon qu'il y aura un ou deux yeux attaqués. — Matin et soir, 2 heures avant déjeuner et 3 heures après avoir soupé, on prendra de la tisane de patience ou de scabieuse. — On fait le même traitement pour les yeux chassieux.

E. ferrée. — Jetez 60 gr. de limaille de fer, bien porphyrisée, dans 1 litre d'eau bouillante, et, après un instant d'ébullition, passez et conservez pour l'usage. — Ou bien, mettez une poignée de clous rouillés dans 1 litre d'eau bouillante et laissez infuser 12 heures. — Ou encore trempez dans 1 litre d'eau un fer rougi. — On boit par verrée.

E. gazeuse. — Mettre dans un verre 1 gr. de bicarbonate de soude, et, quand la dissolution sera faite, jetez 1 gr. d'acide tartrique et buvez pendant l'effervescence.

E. gommée. — Remplir jusqu'aux deux tiers une carafe avec de l'eau pure et fraîche ; y mettre 30 gr. de gomme en morceaux, bien choisie ; agiter, et, au bout de 10 minutes, l'eau de gomme est préparée. A mesure qu'on l'emploie, on la remplace par une nouvelle quantité d'eau, ayant soin, chaque fois, d'agiter la carafe. Quand la gomme est presque toute fondue, on ajoute 15 gr. environ, et on procède de la même manière, tant qu'on en fait usage.

E. de mélisse des Carmes. — On met dans une cruche de grès, à large ouverture, 1 litre 1/2 d'esprit de vin à 33°; 250 gr. de feuilles et fleurs de mélisse; 8 gr. de racines sèches d'angélique et 62 gr. de zeste de citron. On laisse infuser, 8 jours, ces substances dans la cruche bien bouchée, ayant soin d'agiter le vase plusieurs fois par jour. Le 9e jour, on passe le mélange à travers un linge d'un tissu fort et serré, en l'exprimant avec force et en soumettant ensuite le marc à une nouvelle pression. Le liquide ainsi obtenu est versé dans la cruche; alors on y ajoute 100 gr. de coriandre; 20 gr. de noix muscade et 20 gr. de cannelle fine, concassée, plus quelques clous de girofle. On laisse encore infuser, 8 jours, ce second mélange, pour le passer ensuite à travers un linge, comme le premier, et, quand on a ainsi exprimé tout le liquide qu'il peut donner, on ajoute 1/3 de litre d'eau. Après 24 heures de repos, on tire au clair, on filtre et on met en bouteilles. — L'eau de mélisse s'emploie, à l'intérieur, comme *stomachique* et pour calmer les *maux de nerfs;* à l'extérieur, comme *vulnéraire*, pour les *coupures* et *plaies superficielles.*

E. miellée. — Dissoudre une petite quantité de miel dans de l'eau chaude; y ajouter un petit filet d'eau-de-vie, de rhum, d'alcool ou de vinaigre aromatisé. En préparer seulement pour 1 jour ou 2. — C'est une boisson très *rafraîchissante.*

E. miraculeuse. — Angélique, romarin, marjolaine, baume des jardins, hysope, absinthe, menthe, thym, 12 gr. de chaque; sauge, 18 gr.; eau-de-vie, 1 litre.

Mettre ces substances dans une bouteille qu'on expose, 15 jours, au soleil; on filtre, on met en bouteilles. Avoir soin de les tenir bien bouchées. — Excellente dans les *indigestions*, la *constipation*, les *étourdissements*, à la dose d'une 1/2 cuillerée à bouche, tous les matins, pour les deux dernières maladies; pour l'indigestion, on s'en sert au moment où elle se déclare. Contre les inflammations et blessures, on s'en sert en compresses, renouvelées 2 ou 3 fois par jour.

E. d'Oméara. — Alcool, 180 gr.; vétiver de l'Inde, 2 gr.; racine de pyrèthre, 8 gr.; girofle anglais, 15 centigr.; racine d'iris de Florence, 15 centigr.; racine de coriandre, 15 centigr.; essence de menthe anglaise, 6 gouttes; essence de bergamotte, 3 gouttes. Concasser les diverses substances solides; les mettre macérer, 8 jours, dans l'alcool. — Excellent remède contre les *maux de dents*. On trempe dans le liquide une boulette de coton, qu'on introduit dans le trou de la dent malade.

E. panée. — On enveloppe dans une mousseline claire 125 gr. de mie de pain; on noue de manière à ce que celle-ci ne soit nullement serrée, on la plonge dans un pot de terre contenant 1 litre d'eau. On laisse bouillir 20 minutes, et, après avoir pressé le sac à l'aide d'une cuiller, on le retire. On édulcore l'eau panée avec du sucre. On la remuera, chaque fois qu'on en fera usage.

E. de Portugal. — Mêlez 30 gr. d'essence d'oranges, dites de Portugal, avec 1/2 litre d'alcool à 36°; laisser infuser quelques jours; décanter et filtrer. — Très employée pour *parfumer les mouchoirs*.

E. de la reine de Hongrie. — Faire infuser, dans

1 litre d'alcool, 400 gr. de sommités fleuries de romarin ; 100 gr. de lavande et 100 gr. de marjolaine. Après quelques jours, on passe, on filtre et on conserve dans des flacons bien bouchés. — Recommandée dans les *défaillances* et les *syncopes*, à la dose de 2 ou 3 cuillerées dans un 1/2 verre d'eau sucrée.

E. de poulet. — Prenez un poulet d'une demi livre; farcissez-le d'orge ou de riz ; faites bouillir, un quart d'heure, dans un vase fermé. Ensuite ajoutez une forte poignée de feuilles d'oseille et autant de laitue fraîche. Vous ferez encore cuire un quart d'heure, et vous passerez. La dose est d'un verre toutes les heures. — Fortifiant dans les convalescences.

E. sédative. — Laisser dissoudre et déposer une poignée de sel de cuisine dans un verre d'eau. Quand l'eau a repris sa limpidité, on verse 2 petits verres à liqueur, pleins d'ammoniaque, dans une bouteille de la contenance d'un litre, puis un demi petit verre à liqueur d'alcool camphré ; on agite la bouteille, après l'avoir bouchée ; on y mêle ensuite le verre d'eau salée tout entier ; on agite encore et on achève de remplir la bouteille d'eau. On peut dissimuler l'odeur de l'eau sédative avec de l'essence de roses ou toute autre essence analogue.

E. de Sedlitz. — Sulfate de magnésie en poudre, 8 gr. ; bicarbonate de soude, 26 décigr. ; mêlez et faites un paquet. Ayez un autre paquet qui contienne 25 décigr. d'acide tartrique en poudre. Quand on veut se purger, on met les deux paquets dans un verre d'eau et on avale sur-le-champ.

E. de toilette. — Faire infuser, 10 à 12 jours, dans 400 gr. d'alcool à 22°, les substances suivantes : benjoin, encens, gomme arabique, 5 gr. de chaque; girofle, muscade, 2 gr. et 1/2 de chaque; amandes douces, iris de Florence, 8 gr. de chaque; essence de roses, de bergamote, de citron, de Portugal, 5 gouttes de chaque. On décante, on passe avec expression, on filtre et on garde dans des flacons bien bouchés. — On l'emploie pour *aromatiser l'eau* avec laquelle on se lave la figure.

Eau-de-vie camphrée. — Elle s'obtient en déposant le camphre en grumeaux dans le vase qui contient l'eau-de-vie; soit 500 gr. d'eau-de-vie, et 150 gr. de camphre. — On l'emploie, en lotions et en compresses, pour les *contusions, meurtrissures, foulures, plaies* de mauvaise nature, etc. Etendue de 10 fois son volume d'eau, elle peut être prise, à l'intérieur, sans danger.

E. vulnéraire. — Faire infuser à froid, 15 jours, dans 1 litre d'eau-de-vie, 6 gr. de chacune des plantes suivantes: sommités sèches d'absinthe, de lavande, de fenouil, d'hysope, de sauge, de marjolaine, d'origan, de menthe aquatique, de thym, de romarin, de mélisse et de fleurs de camomille, de basilic et d'angélique. Hacher ces plantes avant de les faire infuser. Après leur macération dans l'eau-de-vie, on les passe en exprimant, et on filtre au papier gris. — On l'emploie, à l'extérieur, contre *contusions, coups, foulures*, en compresses imbibées. On la donne aussi intérieurement, par cuillerées, dans les cas d'*évanouissement* et de *syncope*.

ELIXIRS

E. de Garus. — Faire macérer, 8 ou 10 jours,

dans 1 litre d'eau-de-vie à 22°, 12 gr. de myrrhe, 8 gr. d'aloès, 8 gr. de safran, 2 gr. de cannelle, 1 gr. de muscade et autant de girofle; le tout grossièrement concassé. La macération terminée, on passe le mélange avec expression, on filtre et on ajoute à la liqueur, pour la sucrer, 1 kil. de sirop de capillaire, et, pour l'aromatiser, de l'eau de fleur d'oranger en quantité plus ou moins grande, selon les goûts. — Très bon pour l'*estomac*.

E. de longue vie. — Faire macérer, 15 jours, dans 1 litre d'eau-de-vie ou d'alcool à 22° : agaric blanc, racine de gentiane, racine de rhubarbe, safran, cannelle, zédoaire, grossièrement pulvérisées, 2 gr. de chaque. Vers la fin de la macération, on ajoute 18 gr. d'aloès et 15 gr. de sucre. — *Stomachique* et légèrement *purgatif*, on en prend une 1/2 cuillerée à bouche le matin à jeun, ou 1/4 d'heure avant le repas.

E. pour les dents. — Mettre dans une cruche de grès : 1 litre d'eau-de-vie, 1 citron coupé par tranches, 8 gr. de cannelle pulvérisée, 60 gr. de romarin, autant de sauge et de cochléaria fraîchement cueillis et grossièrement hachés. — On bouche la cruche; on laisse infuser pendant 1 mois, ayant soin de l'agiter de temps en temps, puis on filtre. — On l'emploie à la dose de 8 ou 10 gouttes dans une cuillerée d'eau tiède, pour se laver la bouche. Il raffermit les gencives et peut prévenir la carie des dents. Il est bon même pour calmer les maux de dents, et, dans ce cas, on l'emploie pur, à la dose d'une cuillerée à café, et on le conserve dans la bouche le plus longtemps possible.

F

FOMENTATIONS

On a recours aux fomentations quand la sensibilité d'un organe ne peut supporter le poids d'un cataplasme. Si l'on veut qu'elles soient calmantes, on les prépare avec une décoction émolliente. Celle-ci peut se faire avec des têtes de pavot ou des racines de guimauve ; on en imbibe une compresse, que l'on étend sur la partie douloureuse. Veut-on, au contraire, produire un effet révulsif ? Il faut recourir à une décoction irritante. Dans ce cas, on met une partie de farine de moutarde dans quatre parties d'eau chaude, sans être bouillante ; on trempe la compresse dans ce mélange et on l'applique à l'endroit indiqué.

Plus encore que les cataplasmes, les fomentations demandent à être fréquemment renouvelées.

Nous indiquerons, pour calmer les maux de tête, outre la fomentation de fleurs d'oranger, d'eau vinaigrée ou d'eau sédative, la fomentation faite avec l'éther ou le chloroforme. Quand les douleurs sont peu profondes, et lorsque la peau n'est pas enflammée, on prend une compresse pliée en plusieurs doubles, on la trempe dans de l'eau très froide, on la tord jusqu'à ce que le liquide ne dégoutte plus, puis on l'étend après l'avoir arrosée avec une petite cuillerée d'éther, sur la partie malade. A la campagne, où souvent la glace fait défaut, on combat avantageusement les douleurs de tête par l'application, sur le front, de ces fomentations éthérisées.

F. pouvant remplacer les cataplasmes. — Prenez : feuilles de guimauve, de pavot, de jusquiame, de chaque, parties égales. Faites bouillir, pendant 25 minutes, dans quantité suffisante d'eau. Passez avec expression. On imprègne un morceau de flanelle avec ce liquide tiède, et on l'applique sur le ventre, en guise de cataplasmes, dans les *inflammations*, quand le malade ne peut endurer le poids d'un cataplasme.

F. savonneuse. — Savon, 16 gr. ; eau-de-vie, 1/2 litre ; faites dissoudre et battez. Employé contre les *entorses, contusions, ampoules des pieds*, après une longue marche, et contre les *meurtrissures des fesses*, chez les personnes non habituées au cheval.

FRICTIONS

On donne ce nom au frottement exercé sur une partie du corps, dans le but d'y attirer le sang et la chaleur, ou bien de faire pénétrer dans la peau ou à travers la peau des substances médicamenteuses en solution dans des teintures, des liniments, des pommades. Il y a deux espèces de frictions : les frictions *sèches* et les frictions *humides*.

Les *frictions sèches* se pratiquent, soit avec la main nue, que l'on fait aller rapidement et en pressant un peu sur la peau, soit avec une brosse à poils longs et fins, soit avec un morceau de flanelle ou de drap grossier. Elles doivent durer jusqu'à ce que la peau rougisse, c'est-à-dire environ 10 minutes. Ces frictions sont souvent un moyen très efficace de calmer, ou tout au moins de suspendre, pour un temps, les douleurs locales. C'est ainsi que des frictions sèches, soit avec un drap fin, soit avec une brosse douce, sont très utiles dans les coliques nerveuses et les douleurs de bas-ventre. Ce même genre de friction peut arrêter, à leur début, les progrès de douleurs rhumatismales.

Pour animer la vitalité d'un enfant délicat et languissant, et pour activer toutes les fonctions des appareils organiques, on frictionne légèrement tout le corps, avec la main ou avec un morceau d'étoffe de laine douce.

Les *frictions humides* se pratiquent avec la main nue ou recouverte d'un gant en peau, ou bien encore avec un morceau d'étoffe en laine. On y dépose l'huile, la pommade, la teinture que l'on veut faire absorber, et l'on frictionne 8 à 10 minutes et avec force, de manière, toutefois, à ne pas produire de douleur. Dans le cas d'une grande sensibilité ou d'une inflammation de la partie malade, les frictions seront de courte durée; on les fera doucement avec deux doigts de la main. — Quand les frictions sont faites avec des pommades, dont on ignore la composition, il sera prudent de déposer ses bagues, qui pourraient être altérées par plusieurs substances médicinales. — Les frictions humides, avec une pièce d'étoffe de laine enduite de baume tranquille ou de baume opodeldoch, sont fréquemment employées dans les rhumatismes, quand le mal est ancien et grave.

FUMIGATIONS

Les fumigations sont *humides* ou *sèches*.

Les *fumigations humides* sont de véritables bains de

vapeur, soit locaux, soit généraux. Nous avons indiqué, au mot *Bains de vapeur*, la manière de prendre ces derniers.

Fréquemment, on emploie contre l'enflure de la joue, provenant d'une fluxion, la fumigation locale. Elle s'applique de la manière la plus simple : Une infusion bouillante de fleurs de sureau est versée dans un vase, au-dessus duquel le malade place sa tête, enveloppée d'une serviette, pour empêcher la vapeur de se dissiper.

Les *fumigations sèches* consistent à diriger, sur une partie du corps, la fumée produite par la combustion lente de diverses substances. Pour les administrer, on projette, en une ou plusieurs fois, sur un réchaud empli de braise allumée ou sur une pelle rougie, les baies, les feuilles ou les substances minérales qu'on emploie. Il faut veiller à ne point brûler le malade, en le soumettant de trop près aux vapeurs ou aux gaz. Pour cela, il ne faut pas l'y soumettre immédiatement à leur sortie du vase où ils ont pris naissance. On doit encore, après une fumigation, veiller à garantir la partie malade contre un refroidissement.

La plus simple des fumigations sèches s'emploie avec succès contre le mal connu sous le nom vulgaire de *mal d'aventure* qui, souvent, dégénère en vrai panaris. On tortille, pour en former une sorte de torche, une feuille de papier gris légèrement humide, à laquelle on met le feu par un bout, il s'en dégage, par le bout opposé, une espèce de fumée. Le doigt malade est exposé au dégagement de cette fumée, qu'il doit recevoir aussi chaude que possible. Deux ou trois fumigations semblables, le plus souvent, suffisent pour arrêter le développement du mal.

Le docteur Ebrard recommande, pour remplacer les fumigations térébenthinées, un moyen d'exécution plus simple, plus facile et d'efficacité plus grande : Placez à proximité du malade un mouchoir sur lequel vous verserez, les premiers jours, une demi cuillerée, puis une cuillerée d'essence de térébenthine. L'essence s'évapore, se mêle à l'air, parvient ainsi aux organes de la respiration, et est absorbée si promptement, que les urines ont, au bout d'une demi heure, l'odeur de violette. Il arrive parfois que, sous l'influence de ces fumigations, les malades sont atteints d'oppression, d'étourdissements, etc.; pour dissiper ces symptômes, il suffira de mettre le mouchoir entre les draps du lit, ou bien d'ouvrir la porte de la chambre.

GARGARISMES

C'est dans les maux de gorge qu'on fait usage de ces médicaments, liquides généralement, et préparés avec une décoction de substances mucilagineuses, à laquelle on ajoute du miel ou du sirop. Quelquefois, cependant, ces médicaments sont introduits dans la bouche en poudre. Dans tous les cas, les gargarismes ne doivent point être avalés ; le malade les crache après les avoir conservés quelques instants.

1° *Gargarismes liquides.* — Tout le monde ne sait pas se gargariser ; quelques indications, à ce sujet, ne seront point inutiles.

Lorsque la maladie a son siège au gosier, ou lorsqu'elle est douloureuse, on prend une gorgée du gargarisme, et on la met en contact avec la partie malade, en penchant simplement la tête du même côté ; dans les inflammations de la luette, le malade, en se gargarisant, doit tenir la tête penchée en arrière. Si la maladie a son siège à l'intérieur des joues, aux gencives, si elle est peu douloureuse ou bien si le malade veut seulement se nettoyer la bouche, il remuera la langue, en imprimant des mouvements au liquide, éloignant et rapprochant, tour à tour, l'une de l'autre, les parois des joues.

Pour les enfants et les personnes dont les facultés sont affaiblies par la maladie, on leur fera cette opération. Pour cela, on trempera dans le gargarisme un pinceau fait avec de la charpie, et on touchera, à plusieurs reprises, les parties affectées. L'introduction d'une cuiller dans la bouche facilitera cette petite opération, et, en appuyant le manche sur la langue, on parviendra à mieux voir le siège du mal. Pour faire ce pinceau de charpie, on se servira d'une bandelette de vieille toile, large de 8 centimètres, qu'on effilera, sur un de ses bords, dans toute sa longueur, de manière à ce qu'elle présente une espèce de frange; on la roulera ensuite autour de l'extrémité d'une petite baguette, en faisant saillir les franges de fil.

Les gargarismes les plus simples et les plus usités se composent d'une décoction d'orge et de miel ordinaire ou de miel rosat.

G. adoucissant : lait chaud, 125 gr.; figues grasses, 3 ou 4. On fait macérer les figues dans le lait chaud, et on passe ce mélange à travers un linge.

G. rafraîchissant : feuilles de roses, 100 gr.; sirop de groseilles, 16 gr. On fait une décoction avec les feuilles de roses, on la passe et on ajoute au liquide le sirop de groseilles

G. astringent : vin rouge, 60 gr.; miel rosat, 15 gr.; acide acétique, 3 ou 4 gouttes. On mélange ensemble ces substances.

2° *Gargarismes en poudre.* — Ce sont des substances médicamenteuses, réduites en poudre très fine, que l'on porte directement sur les parties malades à l'aide d'un pinceau, ou bien que l'on insuffle à l'aide d'un tuyau de plume ou de roseau, quand le mal est situé à l'entrée du gosier. Pour procéder à ce dernier mode de gargarisme, on prend un tuyau de plume d'oie ou de roseau, ouvert à ses deux bouts, et on le remplit, à la hauteur d'un travers de doigt, de la poudre à insuffler. On fait ensuite ouvrir la bouche au malade, on presse, de la main gauche, sur la langue, avec le manche d'une cuiller, puis, approchant de la main droite le tuyau de plume, on dirige une de ses extrémités vers le siège du mal, et on souffle fortement par l'autre orifice.

H

HUILES

H. de camomille. — Prenez 64 gr. de fleurs de camomille romaine; 500 gr. d'huile d'olive; faites digérer environ 2 heures, dans un vase ouvert, à la chaleur du bain-marie, agitez de temps en temps, passez avec expression et filtrez. — On fait ainsi des huiles d'absinthe, de millepertuis, de mélilot; on emploie les sommités.

H. camphrée. — Camphre en poudre, 30 gr. ; huile d'olives, 250 gr. Le camphre se dissout à la température ordinaire, agitez tous les 1/4 d'heure, près du feu. — Cette huile est bonne contre les *douleurs rhumatismales.*

H. de Macassar. — On met au bain-marie, dans un vase bien luté, on chauffe pendant 1 heure et on fait ensuite infuser, pendant 8 jours, dans le même vase, en remuant 2 ou 3 fois par jour, 1 litre d'huile de noix de ben, un 1/2 litre d'huile de noisette, 125 gr. d'esprit de vin, 12 gr. d'esprit de musc, 12 gr. d'essence de bergamotte, 7 gr. d'esprit de Portugal, 12 gr. d'essence de roses ; on la colore en rouge avec de l'orcanette. — Un des meilleurs *cosmétiques.*

L

LAIT

L. végétal. — On prend 500 gr. d'amandes douces; on les met dans de l'eau bouillante pendant quelques minutes pour les monder, en leur ôtant cette pellicule rousse dont elles sont recouvertes. Puis on les met dans un mortier, pierre ou bois, pour les réduire en pâte. Avoir soin, en les pilant, de verser dessus un peu d'eau chaude, de temps en temps, pour empêcher la pâte de se convertir en huile. — Les amandes étant réduites en pâte, on y ajoute 500 gr. de sucre que l'on mêle exactement. Puis on met cette pâte dans un pot que l'on recouvre d'une toile ou d'un papier. On la peut conserver 6 mois. Quand on veut se servir du lait, pour une tasse de café, on fait bouillir un litre d'eau dans lequel on délaye parfaitement deux fortes cuillerées à bouche de cette pâte, et le lait végétal se trouve fait. — Il est adoucissant et très salutaire à la santé ; moins pâteux et plus délicat que le véritable lait.

L. virginal. -- Dépouillez de leur enveloppe, au moyen de l'eau chaude, 30 gr. d'amandes douces et 8 gr. d'amandes amères ; pilez dans un mortier, en y versant peu à peu 150 gr. d'eau de rose ; passez la liqueur et ajoutez-y 1 gr. de benjoin. — Cette liqueur s'emploie pour maintenir la *fraîcheur du teint* et pour faire passer le *hale* et les *taches de rousseur.*

LAIT DE POULE

Prenez un jaune d'œuf, délayez avec une verrée d'eau bouillante, versée goutte à goutte ; remuez vivement, afin que le jaune d'œuf ne cuise pas, et ajoutez quantité suffisante de sucre et d'eau de fleurs d'oranger. — On peut utiliser le lait de poule toutes les fois qu'il y a inflammation de la bouche ou de la gorge ; dans un léger rhume, le lait de poule produit une transpiration modérée.

Lorsqu'il y a fièvre, ou qu'on est soumis à la diète, le lait de poule ne doit pas être employé, il est trop nourrissant. — Les gens affaiblis et les convalescents peuvent prendre plusieurs laits de poule dans la journée, afin de réparer les forces perdues.

LAVEMENTS

Donner un lavement, c'est introduire directement

dans les intestins, parfois de l'eau simple, mais, le plus souvent, un liquide possédant diverses qualités, selon le but que l'on veut atteindre.

Quel que soit l'instrument dont on fasse usage, on doit veiller à ce qu'il ne contienne pas de bulles d'air. Avant d'introduire la canulle, il convient donc de faire manœuvrer l'instrument, de manière que le liquide s'élance un peu à l'extérieur. Une excellente précaution, qu'on ne négligera pas, surtout à l'égard des enfants, consiste à enduire le bout de la canulle avec un peu d'huile, de cérat ou de beurre frais ; cette mesure en facilitera l'introduction. Il importe, en outre, que la projection du liquide, dans le gros intestin, s'opère régulièrement, et plutôt avec lenteur que trop vite ; si la projection est saccadée ou accélérée, il en résulte une commotion qui peut occasionner des coliques, et empêcher de continuer l'opération.

La quantité de liquide à donner en un lavement ordinaire est de 60 à 120 gr., pour un enfant au-dessous d'un an ; de 120 à 200 gr., pour un enfant d'un âge plus avancé ; de 240 à 350 gr., chez les jeunes gens ; de 500 gr. ou d'un 1/2 litre, chez les grandes personnes.

S'il s'agit de lavements froids, ceux-ci ne contiendront que 150 à 200 gr. de liquide.

Lorsqu'on administre, en un lavement, des substances alimentaires ou médicinales non purgatives, on aura soin de diminuer la quantité de liquide, de moitié ou des 2/3. La raison en est facile à comprendre, car, il faut, en ce cas, que le lavement soit gardé, et on retient plus difficilement ceux qui renferment beaucoup d'eau, puisqu'ils distendent l'intestin et l'obligent à les rendre plus promptement. Les lavements renfermant des substances alimentaires ou médicamenteuses, doivent être précédés d'un lavement d'eau simple, destiné à nettoyer l'intestin. On attend que ce dernier soit rendu, avant d'administrer celui qui doit être gardé. Les lavements, quels qu'il soient, doivent être gardés, au moins pendant 1/4 d'heure ; cette recommandation est surtout importante pour les lavements médicamenteux.

En général, les lavements doivent être administrés tièdes. Pendant l'hiver, tenez compte de cette circonstance, que le liquide, versé dans un appareil qui n'a pas été chauffé auparavant, se refroidit promptement.

Le malade, qui vient de recevoir un lavement, doit rester tranquille ; chez les très jeunes enfants, on veillera à exercer une légère compression avec les doigts, afin qu'ils ne le rendent pas aussitôt.

Nous donnerons ici un bien bon conseil à une foule de personnes sujettes à la constipation et qui n'emploient d'autre moyen, pour combattre cet état, que l'usage des lavements quotidiens, pris même jusqu'à deux fois par jour. C'est là une très mauvaise pratique, contre laquelle on ne saurait trop garantir les intéressés : 1° On se soumet ainsi à une grande suggestion ; 2° L'habitude fait qu'on ne peut plus se passer de lavement ; 3° L'usage prolongé de ce moyen fatigue les intestins et leur fait perdre peu à peu toute élasticité. Mieux vaut combattre la constipation habituelle par quelques-uns des moyens que nous avons indiqués à cet article.

Les lavements les plus simples, adoucissants et rafraîchissants, se composent d'eau pure, d'eau de son, d'eau plus ou moins savonneuse, d'une décoction de racines de guimauve ou de graines de lin ; on ajoute quelquefois une ou deux cuillerées d'huile d'olive ou d'amandes douces.

Pour les lavements purgatifs, on fait fondre dans le liquide du miel commun, de la manne grasse, etc.

L. astringent. — Prenez deux poignées de chaque plante suivante : feuilles de plantain, bouillon blanc, bourse à pasteur, puis une poignée de roses rouges; faites une décoction, y trempant, 3 ou 4 fois, une bille d'acier rougie au feu, et dans un 1/2 litre de cette décoction, que vous aurez passée, faites dissoudre un jaune d'œuf.

L. émollient. — Prenez une poignée de chaque plante suivante: mauve, guimauve, pariétaire, violier, poirée ou chou rouge et mercuriale; faites cuire dans 2 litres d'eau ; passez et ajoutez 100 gr. de miel commun bien écumé.

L. rafraîchissant. — Couper une livre de veau, par petits morceaux, la mettre dans 2 litres d'eau, réduites de moitié par l'ébullition. On fait ainsi 2 lavements ; un qu'on prend le soir, 3 bonnes heures après le souper, et le second, le lendemain, si le lavement est bien frais, car ce remède ne se garde pas pendant les chaleurs.

L. d'amidon. — Délayez 15 gr. d'amidon dans 200 gr. d'eau froide. Faites bouillir 300 gr. d'eau que vous verserez sur ce mélange, ajoutez une demi tête de pavot.

L. émollient de savon. — Faites dissoudre 7 à 8 gr. de savon marbré dans 250 gr. d'eau.

L. de semences de lin. — Mettez dans un nouet, 15 gr. de semences de lin ; faites bouillir, pendant quelques minutes, dans de l'eau, de manière à obtenir 1/2 litre et passez.

L. de son. — Se fait comme le précédent.

L. de pavot. — Versez, sur 500 gr. d'eau bouillante, 20 gr. de tête de pavot ; laissez infuser, deux heures, et passez ; ajoutez 16 gr. d'amidon en poudre. — Contre la *diarrhée* et la *dyssenterie.*

LIMONADES

L. au citron et à l'orange. — Coupez un citron en tranches, avec son écorce ; exprimez-en le jus dans un litre d'eau ; ajoutez 60 gr. de sucre blanc. — Pour les orangeades, prenez une orange.

L. purgative de Rogé. — Faites dissoudre, dans 500 gr. d'eau chaude, 30 à 40 gr. de citrate de magnésie ; 1 gr. d'acide citrique, et filtrez. Ajoutez 100 gr. de sirop de sucre, et 2 gr. de teinture de zeste de citron. — A prendre en 3 verres.

M

MIEL

M. rosat. — Faites infuser, pendant 12 heures, dans 8 parties d'eau bouillante, 6 parties de pétales sèches de roses rouges ; passez avec expression ; ajoutez au liquide 10 parties de miel ; clarifiez aux blancs d'œufs et faites cuire en sirop. Ce miel, à la dose de 30 gr., est bon pour les *gargarismes*, et, à la dose de 120 gr., pour les *lavements*.

M. scillitique et *diurétique*. — Faites infuser une partie de scille sèche dans 16 parties d'eau bouillante ; passez ; ajoutez au liquide 12 parties de miel blanc et faites cuire en consistance convenable. — La dose, pour chaque fois, est de 60 gr.

M. térébenthiné. — 10 gr. essence de térébenthine ; 150 gr. miel rosat ; mêlez et augmentez progressivement l'essence de térébenthine. — 3 cuillerées par jour, dans le *lumbago*, les *névralgies*, la *sciatique*.

O

ONGUENTS

O. de la mère. — Prenez : beurre frais, suif de mouton, saindoux de porc, cire blanche, 30 gr. de chaque ; huile d'olive, 60 gr. Faire fondre dans un pot en terre vernissée, puis incorporer peu à peu 30 gr. de litharge d'or dans la fusion, en remuant avec une cuiller de bois, jusqu'à ce que l'onguent soit bien brun, puis ôter de dessus le feu et laisser refroidir. L'air l'altérant, il faut l'enfermer avec soin. — Spécifique pour les *tumeurs* qu'on veut amollir ; très utile dans les *abcès*, les *ulcères* et les *boutons* du visage.

O. divin. — Prendre : résine, cire jaune nouvelle, gomme de pin ou à défaut colophane, de chacune 125 gr. ; beurre frais de mai non salé, 500 gr. ; vert-de-gris en poudre, 4 gr. On fait fondre la cire dans une casserolle ; quand elle est fondue, on y mêle la résine, que l'on remue, pendant une demi-heure, avec une spatule de bois ; on y met ensuite la gomme de pin ou la colophane, que l'on mêle encore pendant une demi-heure, en faisant petit feu. On retire la casserolle, on laisse un peu refroidir, et on y met le beurre et le vert-de-gris, que l'on mêle bien, jusqu'à ce que l'onguent ait pris partout une légère couleur verte. On met, pendant quelques instants, la casserolle sur les cendres chaudes ; on passe le liquide à travers un linge fort clair et on le met dans un pot de terre vernissé, que l'on bouche bien. — Cet onguent est excellent pour toutes sortes de *plaies* et de *meurtrissures*, pour *foulures*, *panaris*, *cors aux pieds*, *chancre*, *teigne*, *lupus des jambes*, *dartres*, *furoncles*, *piqûres de serpents* et *scorpions*. Chaque jour, on lave le mal avec le *Vin céleste*, on y met ensuite un emplâtre de l'onguent divin. Pour obtenir plus vite la guérison, on prendra, matin et soir, trois cuillerées de Vin céleste. — Si le mal est un anthrax ou un furoncle non percé, on l'ouvre avec la lancette, puis on lave avec le Vin céleste et on applique un emplâtre de l'onguent divin. Il faut le renouveler soir et matin. Il combat victorieusement la *gangrène*.

P.

PANADE AU VIN

Mettez sur le feu un peu d'eau, avec deux ou trois

cuillerées à bouche de vin blanc, du sucre en quantité convenable, de la râpure de muscade et d'écorce de citron, très peu. Au moment où l'ébullition s'opère, jetez dans le liquide de la mie de pain; faites bouillir rapidement, jusqu'à ce que le tout forme un liquide assez peu consistant pour être bu; alors retirez du feu.

PAPIER SALPÊTRÉ

Pour le préparer, on prend un verre à vin de Bordeaux, rempli d'eau; dans cette eau, on jette 15 gr. de sel de nitre. Si tout le sel n'est pas dissous, on doit en conclure que la liqueur est saturée; alors on trempe dans le liquide du papier à écolier; on le fait sécher, on le roule en forme de cigarettes, et si on allume celles-ci, on les voit brûler comme de l'amadou.

Le mode d'emploi est très simple. On place une des cigarettes en ignition sous le nez du malade, qui aspire, par les narines et par la bouche, la fumée qui s'en dégage. A l'aide de cette fumigation, on voit souvent se calmer, en 10 ou 12 minutes, des accès d'asthme, qui avaient résisté à beaucoup d'autres moyens. — Il est recommandé dans l'*asthme nerveux*.

PASTILLES

P. de baume de Tolu. — Prenez sucre, 250 gr.; baume de Tolu, 15 gr.; gomme adragante, 2 gr. 1/2; eau distillée, 30 gr.; alcool à 86°, 15 gr. — Faites d'abord dissoudre le baume dans l'alcool, puis ajoutez l'eau, qu'on aura chauffée légèrement au bain-marie, puis filtrez. Avec le sucre, la gomme et cette liqueur, on fait un mucilage, que l'on divise en pastilles, d'un gramme environ. — Elles sont très bonnes comme *pectoral*.

P. de charbon. — Prendre charbon de peuplier, 275 gr.; magnésie calcinée pure, 25 gr.; chlorure de sodium, 10 gr.; quinquina pulvérisé, 10 gr. — Mêlez à une décoction de bois de réglisse très épaisse, faites une pâte, que l'on divise en pastilles. — Pastilles excellentes contre les *acides de la bouche*, la *mauvaise haleine*, les *digestions lentes et pénibles*.

PEAU DIVINE

Cire jaune, parfaitement pure; suif de mouton bien préparé, récent; térébenthine; de chaque, parties égales. Faites fondre à un feu doux; étendez, au moyen d'un pinceau, sur une peau de mouton, bien souple, et de manière à l'imbiber complètement. — Très bon contre les douleurs de *goutte* et de *sciatique*, en application. — Après 5 ou 6 heures, surviennent une démangeaison violente et une éruption de boutons. — Après l'enlèvement du topique, on peut calmer la cuisson par l'onguent *populéum* ou par un bain.

POMMADES

P. contre la brûlure. — Jaune d'œuf durci, 1; cire jaune, 16 gr.; huile d'amandes douces, 48 gr. Faites un cérat et incorporez le jaune d'œuf.

P. camphrée. — Mettre dans une tasse 100 gr. de saindoux, que l'on place sur le feu, au bain-marie, dans une casserole contenant 5 centim. d'eau. Quand le saindoux fondu présente la transparence de l'huile, on y verse peu à peu 30 gr. de poudre de camphre; on remue le tout avec une allumette; on retire du feu après deux ou 3 minutes. Puis on fait figer la pommade.

P. de concombre. — Axonge, 250 gr.; graisse de veau, 150 gr.; baume de tolu, 50 centigr.; eau distillée de roses, 3 gr.; jus de concombre, 300 gr. — Excellente pour les gerçures aux lèvres.

P. contre les entorses rebelles. — Battre dans une assiette un blanc d'œuf de poule bien frais; ajouter 5 ou 6 cuillerées de suie de cheminée; battre encore ce mélange et étendre sur des étoupes qu'on applique sur la partie malade.

P. contre les taches de rousseur. — Axonge, 90 gr.; borax en poudre, 15 gr.; essence de menthe, 5 gouttes. — Frictionner 2 fois par jour, 15 à 16 minutes.

POMME DE TERRE

La décoction légère de la pomme de terre rouge, avec de la réglisse, est recommandée dans les *catarrhes pulmonaires, intestinaux,* mais surtout *utérins*, dans la *gravelle* (M. Nauche). — Cette même décoction, en injections, réussit très bien dans les *flueurs blanches.* — La pomme de terre râpée est bonne, appliquée sur les *ulcères scorbutiques* des jambes. (Roussel). — Les cataplasmes de pomme de terre sont adoucissants et recommandés dans les *maladies de la peau*, les *éruptions* douloureuses, les *dartres vives*, les *excoriations*, les *gerçures*. Elle est préférable, dans ce cas, à la farine de lin, qu'on a rarement pure et fraîche. — La poudre de la fécule s'emploie avantageusement sur les *écorchures* des enfants et celles des personnes grasses. Les feuilles, les fleurs, les baies et les tiges sont *sédatives* et *narcotiques*. On les recommande dans les *névralgies*, les *rhumatismes*, les *catarrhes* pulmonaires chroniques. La décoction des tiges et des feuilles, édulcorée avec du sucre, du miel ou de l'extrait de réglisse, est très bonne dans les *toux* sèches, la *diarrhée* avec irritation. Le tubercule est *émollient* et *calmant*. Dans les *brûlures*, au lieu de cataplasmes de fécule, il est mieux de prendre le suc exprimé de la pomme de terre, que l'on applique, avec une plume, sur un papier brouillard recouvrant la blessure. Le tubercule, en décoction, avec la mauve, la guimauve, le bouillon blanc, une tête de pavot, donne de très bons cataplasmes maturatifs et calmants, pour *phlegmons*, *cancers*, *contusions*; ils sont préférables aux cataplasmes de lin, car ils sèchent moins vite et coûtent moins cher. — Le cataplasme de la fécule se prépare ainsi : quand l'eau est bouillante, on y verse brusquement la fécule : 60 gr. par litre d'eau délayée dans 60 à 100 gr. d'eau froide. On fait jeter 1 ou 2 bouillons et on retire du feu.

POUDRE DÉPILATOIRE

Prenez poudre d'amidon, 20 gr. ; poudre de chaux vive, 20 gr. ; hydrosulfate de soude cristallisé, 6 gr. Bien mélanger et conserver dans des flacons bouchés.

— Mouiller un peu de cette pâte et l'appliquer sur la place que l'on veut épiler.

PRUNEAUX

La prune est *laxative* et *diurétique*. Des prunes fraîches, mangées le matin avec du pain de seigle, régularisent les *selles* et les *urines*. — Le jus d'une poignée de pruneaux, qui ont bouilli dans un 1/2 litre d'eau, et dans lequel on fait infuser une petite pincée de séné, donne un très bon purgatif. On prépare aussi un purgatif avec la pulpe des pruneaux sucrée, et à laquelle on ajoute 8 gr. de crème de tartre. C'est une purgation anti-bilieuse, bonne sur la fin des *fièvres gastriques*.

PURGATIF ANGÉLIQUE

Prendre 1/2 litre de vin blanc, 30 gr. de séné mondé ; 16 gr. de serpolet, et 8 gr. d'épithym. On met le tout dans un pot vernissé, que l'on bouche bien. On laisse infuser à froid, 2 jours, puis on tire au clair et on divise en 3 prises égales, que l'on donne au malade, pendant 3 jours de suite, le matin, 2 heures avant de prendre un bouillon. — Ce purgatif convient parfaitement pour combattre la *sciatique*, les *dartres*, la *gale* ; il guérit la *mélancolie*, le *foie*, la *rate*, le *cerveau*, les *poumons* ; il aiguise la *vue*, l'*ouïe* ; il ôte la *douleur de tête*, les *rêveries* ; il aide à la guérison des *ulcères* internes et externes.

PURGATION

I

Diverses espèces de purgatifs.

Les signes auxquels on reconnaît ordinairement le besoin d'être purgé sont les suivants : un enduit blanchâtre ou jaunâtre de la langue, la perte d'appétit ou la perversion du goût, le gonflement ou l'embarras de l'abdomen, les urines rouges ou sédimenteuses, les borborygmes, les tranchées, etc. Dans tous ces cas, les purgatifs, loin d'exciter des troubles, débarrassent l'économie et favorisent le retour à la santé.

On prescrit encore utilement les purgatifs, soit contre des signes de pléthore, soit pour opérer sur les intestins une révulsion capable de détourner l'inflammation d'un organe important. C'est ainsi qu'on en fait usage dans certains cas de congestion cérébrale ou d'apoplexie, dans l'hydropisie, et dans beaucoup d'autres affections.

Les purgatifs qui exercent sur l'économie l'action la moins intense et qu'on nomme laxatifs sont : le *petit-lait*, le *miel*, les *pruneaux*, la *casse*, la *manne en larmes*, les *sirops de fleurs de pêcher ou de chicorée*, la *graine de moutarde blanche*, les *huiles d'amandes douces*, de *ricin*, etc.

Les purgatifs, dits *cathartiques*, et dont l'action est plus énergique, sont : la *rhubarbe*, le *séné*, la *manne en sorte* et la *manne grasse*, le *sel de Glauber* ou *d'Epsom*, l'*eau de Sedlitz*, la *limonade Rogé*, la *crème de tartre*, etc.

Enfin, les purgatifs *drastiques*, dont l'emploi inopportun est toujours dangereux, sont : le *jalap*, la *scammonée*, l'*aloès*, l'*huile de croton*, l'*ellébore*, la *coloquinte*, etc.

II

Administration d'un purgatif.

Ordinairement, on administre les purgatifs, le matin, le malade étant à jeun.

Pour faciliter l'action du purgatif, on boit du bouillon d'herbes ou de veau, des infusions légères de thé. A moins que le malade n'aille à la selle ou ne se sente de vives coliques, il commencera à prendre ces boissons 2 heures seulement après l'administration du remède. Un litre à un litre et demi de bouillon d'herbes ou d'infusion sera alors pris par demi verrées, tous les quarts d'heure.

Si le purgatif doit être pris en plusieurs fois et qu'à la première dose il détermine des selles abondantes, on ne doit pas donner les autres.

Pour soulager les coliques extrêmement douloureuses, qui surviennent quelquefois, appliquez sur le ventre des linges chauffés, et renouvelez à plusieurs reprises cette application. Des lavements adoucissants seraient employés, si on n'avait obtenu aucune amélioration.

On s'abstiendra de toute nourriture, jusqu'à ce que l'action du remède ait entièrement cessé depuis 1 heure ou 2. On pourra alors prendre un lait de poule, un consommé, ou un bouillon gras coupé avec de l'eau. Au bout de 3 ou 4 heures, on pourra encore, si on n'est pas à la diète avant d'être purgé et si on sent de l'appétit, prendre quelques aliments, en les choisissant parmi les plus légers, les plus faciles à digérer. Ils devront être peu copieux.

Un purgatif rendant plus impressionnable au froid, on aura soin de se couvrir davantage, et de ne point sortir, lorsque la température est froide ou humide.

Nous terminerons en recommandant de se tenir en garde contre l'usage abusif des purgations. Pris à contre-temps, les purgatifs ruinent l'estomac et fatiguent les intestins. Plus d'une fois, un régime sévère, des tisanes appropriées, beaucoup d'exercice et moins de sommeil remplaceraient avantageusement une purgation.

S

SANGSUES

I

Choix des sangsues.

Le choix des sangsues est important ; voici les caractères qui feront reconnaître une bonne sangsue : grosseur moyenne, corps plat de couleur noire, dos divisé en trois parties, par quatre lignes longitudinales, dont deux sur les flancs entièrement jaunes, et deux au milieu, jaunes aussi, mais parsemées de taches noires ; le ventre d'un gris noirâtre et marbré. On choisira celles qui sont vives et s'attachent avec force à la main, qu'on trouve hors de l'eau attachées aux parois des vases qui les renferment, ou qui, pressées entre les doigts, se contractent en forme d'olive. On doit laisser celles qui sont molles au toucher, couvertes de nodosités et d'ulcérations, celles qui laissent échapper du sang et que le moindre effort détache des parois du vase ; ces sangsues ne piquent pas ou n'absorbent que peu de sang. On rejetera les sangsues trop petites ; l'écoulement de sang produit par leur piqûre est insignifiant. On les réservera pour les enfants, car des sangsues très grosses détermineraient chez ceux-ci une perte de sang difficile à arrêter.

II

Application des sangsues.

Avant d'appliquer les sangsues, après les avoir retirées de l'eau, on les laisse jeuner 3 ou 4 heures, puis on les frotte légèrement avec un linge sec, pour les exciter à mordre. Si elles sont un peu engourdies par le froid, on les approche quelques instants du feu, pour les réveiller.

On rase la partie du corps où doit se faire l'application des sangsues, quand elle est couverte de poils. On la lave ensuite avec de l'eau chaude, soit pour enlever les résidus de la sueur, soit surtout quand il s'agit de nettoyer le contour d'une plaie ou une partie de la peau frictionnée avec des onguents. Si la peau est pâle et froide, des compresses mouillées d'eau chaude, des frictions ou même un léger sinapisme y appelleront la chaleur et le sang. Dans ce dernier cas, on lavera soigneusement la place du sinapisme, avant d'y apposer les sangsues.

Voici la meilleure méthode pour appliquer les sangsues : Couvrez l'ouverture d'un verre ordinaire, avec un morceau de toile fine, enfoncez-en le milieu au fond du verre, mettez-y les sangsues, et appliquez le tout sur la partie destinée à être mordue. Le vase étant maintenu en place, tirez les quatre coins du linge ; les sangsues ainsi ramenées sur la peau ne tarderont pas à mordre.

Si les sangsues, comme engourdies, refusaient absolument de piquer, vous promeneriez sur le fond et les parois d'un verre un de vos doigts mouillé de vin, ou bien vous rinceriez un verre avec du vin ou de l'eau vinaigrée, vous le laisseriez égoutter, puis, après y avoir mis les sangsues, vous le renverseriez sur la peau.

Quand il s'agit de faire mordre une sangsue près d'une cavité où l'on craint qu'elle ne pénètre, à l'intérieur des narines, à l'angle de l'œil, aux gencives, il faut, pour prévenir tout accident, rouler une carte, y placer la sangsue, puis appliquer sur la peau l'extrémité du tube où se trouve sa tête. Dès qu'elle aura mordu, vous déroulerez doucement la carte. — On pourra encore, si on préfère, passer une aiguillée de fil à travers la queue de la sangsue, puis la fixer au dehors sur la peau avec un morceau de diachylum. Ce procédé, sans diminuer son ardeur à mordre, l'empêchera d'entrer dans le nez et autres cavités.

Les sangsues sucent le sang pendant 30, même 45 minutes ; ne les dérangez pas, évitez de les toucher, laissez-les tomber d'elles-mêmes. Si, cependant, la cessation des mouvements d'ondulation de leur dos vous indiquait, qu'après avoir sucé un moment, quelques sangsues se seraient endormies sur la plaie, vous les feriez tomber en les saupoudrant d'un peu de sel.

Les sangsues tombées, on laisse les piqûres saigner quelque temps. On entretient l'écoulement du sang en lavant les piqûres avec précaution au moyen d'une éponge fine, qu'on applique et qu'on retire directement, sans la promener dans tous les sens, ce qui aurait l'inconvénient d'écarter l'ouverture de la plaie et pourrait même l'enflammer. Vous couvrirez ensuite les parties mordues d'un cataplasme de gros son mouillé ou de farine de graines de lin.

Quand on veut arrêter le sang, on saupoudre les piqûres avec de la poudre de colophane, ou simplement avec un peu d'amadou, que l'on assujettit à l'aide d'une compresse.

III

Remèdes à divers accidents qui peuvent survenir.

Divers accidents peuvent survenir dans l'application des sangsues; nous indiquerons ceux qui se présentent le plus ordinairement, ainsi que les moyens d'y remédier. — On ne doit pas appliquer les sangsues à un malade immédiatement après le repas; une indigestion pourrait s'en suivre. On se gardera aussi de donner à manger de suite après cette opération. — Si l'écoulement du sang a été copieux, le malade restera au lit; en se levant trop tôt, il s'exposerait à une défaillance. — Pendant les premiers jours qui suivent l'application des sangsues, on veillera à ce que leurs piqûres soient recouvertes d'un linge propre et à l'abri de tout contact avec des vêtements en laine. Le malade aura soin de ne point se gratter avec les ongles. En ne se conformant pas à cette double prescription, on provoquerait des érysipèles, l'inflammation des piqûres.— Des fomentations faites avec une décoction de feuilles de mauve ou avec une infusion de fleurs de sureau dissiperont l'inflammation qui est superficielle et limitée aux piqûres ; si l'inflammation est profonde, s'il y a une érysipèle, on appliquera des fomentations émollientes.

Certains malades, très susceptibles et impressionnables, sont menacés d'une défaillance, alors que les piqûres de sangsues saignent à peine depuis un instant. On se hâtera, dans ce cas, d'arrêter l'écoulement, en mettant sur les piqûres des morceaux d'amadou ou de linge brûlé, qu'on y maintiendra, quelques instants, avec le doigt. — Un véritable danger se présente quand l'application des sangsues doit se faire au pli de l'aine, au cou. Prenez garde à ne pas les poser sur les grosses veines superficielles qui se trouvent en cette partie. L'ouverture d'une de ces veines par des sangsues a, plus d'une fois, provoqué une hémorrhagie suivie de mort. Si une pareille hémorrhagie se déclarait, en attendant l'arrivée du médecin, dont la présence est nécessaire, maintenez sur la plaie, avec le doigt, des rondelles d'amadou ou des morceaux de linge pliés en plusieurs doubles, ou bien introduisez entre ses lèvres une petite boule de papier mâché.

La durée de l'écoulement du sang est de deux à trois heures ; il va même jusqu'à huit heures ; il cesse de lui-même. Si, cependant, il tendait à se prolonger et à produire même une défaillance mortelle, vous aurez recours aux moyens que nous venons d'indiquer, et, quand ils sont insuffisants, vous appliquerez des morceaux d'amadou saupoudrés d'alun calciné. En cas de danger, vous pourriez, au moyen d'une aiguillée de fil mince, réunir, par une ligature, les lèvres de la plaie.

IV

Conservation des sangsues.

Les mêmes sangsues peuvent être utilisées plusieurs fois. Aussitôt qu'elles ont servi, on les jette dans un mélange composé de 1 partie de vin et de 8 parties d'eau commune, à la température de 10 à 20 degrés centigrades. Quand elles commencent à se dégorger et qu'elles ont perdu peu à peu leur vivacité, on les retire une à une de ce bain, on les comprime doucement entre le pouce et l'index, et, par des pressions réitérées et modérées, on refoule vers la bouche et on fait sortir tout le sang qu'elles ont avalé. — On peut encore faire dégorger les sangsues en les jetant dans des cendres; mais il faut avoir soin, si on veut qu'elles recouvrent promptement leur vigueur, de les retirer aussitôt qu'elles ont rendu le sang absorbé et de les laver avec le plus grand soin.

Il y a deux procédés de conservation des sangsues: l'eau ou la terre glaise. Si on les veut conserver dans l'eau, on les renferme dans un vase en verre ou en terre vernie, que l'on remplit d'eau jusqu'au quart de sa hauteur. — L'eau se renouvelle moins souvent en hiver; en été, on doit le faire tous les jours et même chaque fois qu'elle devient jaune, rouge ou trouble. Il faut alors laver le vase. Les sangsues mortes ou malades seront enlevées soigneusement.

Le vase, recouvert d'un linge, sera placé dans un lieu frais.

La conservation dans la terre glaise est plus simple et plus efficace. Le vase sera empli, à la moitié de sa hauteur, de terre glaise, pure de toute substance végétale. Il faut qu'elle soit assez molle, assez humide, pour que les sangsues y pénètrent assez facilement, sans l'être cependant au point de salir leur robe. Qu'il n'y reste point d'eau libre. Pour entretenir son humidité, recouvrez-la d'une couche de mousse que vous aurez fait séjourner un jour dans de l'eau.

Quant aux soins à donner, ils se borneront à découvrir le vase, tous les mois, en hiver, tous les 15 jours, en été, pour renouveler la couche de mousse, lorsqu'elle est desséchée, et enlever les sangsues mortes ou malades. En les ôtant, enlevez également la terre sur laquelle elles reposent, car elle est souvent souillée.

SINAPISMES

On donne ce nom à des cataplasmes faits avec de la farine de moutarde. Leur emploi a pour but de réveiller la sensibilité du malade, de rappeler la vie qui s'éteint, et, le plus souvent, de détourner le sang et l'irritation des parties malades pour les porter vers les régions où on les applique. Quand le principe de la goutte ou du rhumatisme s'est fixé sur le cœur, la poitrine, la tête, on a recours au sinapisme, pour opérer une puissante dérivation. On emploie les sinapismes dans les assoupissements, l'apoplexie. Par ce moyen, on rappelle à la vie des malades qui semblent près d'expirer.

Pour préparer un sinapisme, on délaie 60 à 120 gr. de moutarde grise dans autant d'eau. On étend ensuite le mélange sur un linge, et on l'applique à nu, ou bien on le met entre deux mousselines.

Ne préparez jamais un sinapisme avec de l'eau bouillante ou de l'eau vinaigrée ; vous diminueriez la force de la moutarde et en retarderiez les effets. Employez simplement de l'eau chaude.

Il est important que la farine de moutarde n'ait point perdu une partie de sa force ; ce qui arrive ordinairement lorsqu'elle est conservée depuis longtemps. Vous reconnaîtrez qu'elle est trop faible, lorsqu'en approchant le visage du vase où on la délaie, vous ne sentirez pas des picottements dans les yeux.

Les sinapismes s'appliquent ordinairement sur les parties inférieures du corps, les cuisses, les mollets, le dessus ou la plante des pieds. On les applique aussi quelquefois sur la gorge, dans les maux de gorge, ou sur quelque région du corps affectée de douleurs rhumatismales.

La durée de l'application peut varier de 10 minutes à 1/4 d'heure, suivant l'âge et le tempérament des malades, et aussi selon que le remède est plus ou moins actif. Pour les enfants, elle ne sera que de 3 à 6 minutes, sauf à renouveler le sinapisme ; par là, on évitera les phénomènes convulsifs, qui se développent quelquefois.

L'action d'un sinapisme doit être surveillée. Lorsque le malade se plaint très vivement de la douleur, on soulève le topique, et, si la peau est très rouge, on l'enlève, ayant soin de le remplacer par un linge fin. Parfois, la première application d'un sinapisme n'apporte aucun soulagement; on peut alors, comme on dit vulgairement, le promener, c'est-à-dire, par exemple, l'ôter de la jambe pour l'appliquer au cou-de-pied.

Quand la farine de moutarde est très bonne, le même cataplasme peut servir pour plusieurs stations; il suffit d'humecter sa surface avec un peu d'eau tiède.

Le cataplasme sinapisé, c'est-à-dire un cataplasme ordinaire saupoudré de farine de moutarde, est employé chez les enfants et chez les personnes à peau très fine. L'action de la moutarde est alors bien plus douce.

Dans les jours qui suivent l'application d'un sinapisme, la peau devient-elle rouge, et le siège de vives douleurs, recouvrez-la d'un linge imbibé d'huile d'olives; survient-il des gonfles de la peau, percez-les et étendez sur la partie une compresse enduite de cérat ou d'huile.

Quand on manque de farine de moutarde, on peut y suppléer par l'application de racines de raifort râpées, d'aulx pilés, de feuilles de clématite ou de renoncule âcre broyées, comme aussi par des frictions avec des feuilles d'ortie.

Dans les cas très graves, mais dans ces circonstances seulement, et chez les personnes adultes, on pourra remplacer l'emploi de la farine de moutarde par le procédé suivant: Trempez dans de l'eau tiède une pièce de lin large comme la main, exprimez-la légèrement, puis, l'ayant étendue sur la peau, passez rapidement sur elle un fer à repasser, qui aura été préalablement chauffé par son immersion dans de l'eau bouillante.

SIROPS

S. de rhubarbe. — Racine de rhubarbe, 20 gr. ; racine et feuilles de chicorée sauvage, 55 gr. ; lichen d'Islande, 10 gr. ; sucre, 500 gr. ; faites bouillir chicorée et lichen dans 500 gr. d'eau, jusqu'à réduction de moitié ; en ôtant du feu, versez dans le liquide la racine de rhubarbe, coupée par petits morceaux ; laissez infuser et macérer jusqu'au lendemain matin ; passez à travers un linge fin ; mêlez-y 500 gr. de sucre, fondu à la chaleur dans 500 gr. d'eau. — *Purgatif* et *vermifuge* excellent pour les enfants ; se donne à la dose d'une cuillerée à café, matin et soir.

S. d'escargots. — Mettez au fond d'une assiette 8 à 10 escargots de vigne ; couvrez-les de sucre en poudre, et, après 24 heures, retirez le sirop qui se trouve dans l'assiette. — Une cuillerée à café, chaque matin, dans la *phthisie* et affections chroniques de la poitrine.

S. de gomme arabique. — Faites dissoudre, dans 30 gr. d'eau, 30 gr. de gomme que vous mêlez ensuite à 500 gr. de sirop de sucre. Laissez bouillir 3 minutes et filtrez.

S. de Luther. — Une forte décoction d'avoine et de sucre. Bon contre la *colique.*

S. de mûres. — Mêlez un kilo de mûres avec un kilo de sucre blanc ; faites bouillir un instant, en remuant avec une écumoire ; passez au tamis et laissez refroidir.

S. pectoral de mou de veau. — Prenez : mou de

veau, 32 gr.; dattes, jujubes, 5 gr. de chaque; racine de réglisse, 1 gr.; consoude, 1 gr.; feuilles de pulmonaire, 5 gr.; sucre, 64 gr.; eau, 40 gr. Coupez le mou de veau par morceaux et lavez à l'eau froide; faites cuire le tout au bain-marie, pendant 6 heures; passez, décantez et sucrez; clarifiez avec un blanc d'œuf.

S. de réglisse. — Bois de réglisse mondé et en poudre grossière, 500 gr., eau bouillante, 2 litres; faites macérer à une température de 20 à 25°; 24 heures après, passez avec expression, et laissez évaporer à une douce température, jusqu'à ce qu'il ne reste que 3 à 400 gr. de liquide, qu'on mêle à la mélasse. Une cuillerée à bouche peut édulcorer un litre d'une boisson gommeuse.

S. de rhubarbe. — Faites infuser, 12 heures, sur les cendres chaudes, 4 gr. de rhubarbe dans 12 gr. d'eau; passez la liqueur, ajoutez 30 gr. de sucre d'écorces d'orange. — Très bon *purgatif* pour les enfants; se prend en 2 ou 3 fois.

S. contre le rhume. — Prenez 3 pommes reinettes; pelez et coupez par tranches; mettez-les dans un vase avec 1 litre d'eau, 15 gr. de jujubes et autant de raisins de Damas; faites bouillir le tout jusqu'à réduction de moitié, passez et ajoutez 120 gr. de cassonade; faites encore bouillir de manière à réduire de moitié, puis versez dans une bouteille. Prendre une cuillerée, matin et soir, lors même qu'il y aurait inflammation.

S. de sucre royal. — Mettre dans un vase 1 kilo de sucre pulvérisé; y verser 1/2 litre d'eau; boucher le vase; agiter de temps en temps, pour faire fondre le sucre; filtrez le liquide.

S. de Tolu. — Baume de Tolu, 10 gr., qu'on fait dissoudre dans 10 gr. d'alcool ; on mêle à 2000 gr. de sirop de sucre. Il faut agiter le sirop avant de l'employer. — Excellent dans les *bronchites* et *catharres chroniques.*

T

TAFFETAS D'ANGLETERRE

Colle de poisson, 1 gr. ; eau, 8 gr. ; alcool, 8 gr. ; divisez la colle, laissez-la macérer dans l'eau 24 heures ; ajoutez l'alcool et faites dissoudre au bain-marie ; passez à travers un linge, et avec un pinceau, étendez plusieurs couches successives sur une bande de taffetas.

TEINTURES

T. d'arnica. — Fleurs d'arnica, 50 gr. ; girofle, 10 gr. ; cannelle, 10 gr. ; fleurs de balsamine, 15 gr. ; fleurs de millepertuis, 10 gr. ; alcool, 1 litre. Faire macérer, une quinzaine de jours, et passez à travers un linge. — Excellente contre les *contusions.* Si elles sont extérieures, on fait un mélange à partie égale d'eau et on applique des compresses imbibées ; si elles sont intérieures, on en met une cuillerée dans un verre d'eau sucrée et on la donne, en trois fois, au malade, dans la journée.

T. de quinquina. — Ecorce de quinquina gris, 120

gr. ; alcool à 21°, 500 gr. ; faites macérer pendant 15 jours et passez. On fait de même les teintures de racine d'aunée, de gentiane, de valériane, de rhubarbe, de colchique, de scille, etc.

THÉ DE BŒUF

On prend une livre de bœuf entièrement maigre, sans os ; on la hache menu, comme de la chair à saucisses, puis on y ajoute son poids d'eau froide, et l'on fait chauffer, jusqu'à ébullition. Quand le liquide a bouilli vivement, pendant une ou deux minutes, on le passe, en exprimant fortement la viande ; l'albumine se trouve coagulée et la fibrine est devenue dure comme la corne. Vous pouvez mettre du sel et autres assaisonnements d'usage, avec un peu de caramel ou d'oignon brûlé, pour lui donner de la couleur. — *Très fortifiant.*

TISANE

I

Préparation.

La tisane se prépare par *infusion* et par *décoction.*

Pour l'infusion, on verse de l'eau bouillante sur une substance médicamenteuse, et on laisse le liquide se refroidir, ou bien encore on met une substance médicamenteuse dans une cafetière d'eau bouillante qu'on retire de devant le feu. Le vase doit être, pendant cette opération, exactement couvert.

On a recours à l'infusion, quand on emploie des fleurs, des feuilles, des racines d'un tissu très tendre, ou bien des substances aromatiques, dont les éléments odorants s'échapperaient avec la vapeur d'eau, pendant une ébullition prolongée.

On prépare une tisane par décoction, lorsqu'on fait bouillir dans un liquide la substance médicamenteuse. La boisson ainsi préparée se nomme décoction. Ce mode de préparation est employé pour les racines, les écorces, les graines et les bois dépourvus d'éléments aromatiques, substances qui, étant d'un tissu très dur, cèdent difficilement à l'eau leurs principes actifs.

Les tisanes seront préparées dans des vases de terre, de faïence ou de porcelaine.

Que les fleurs et les graines soient bien mondées, c'est-à-dire purgées de substances étrangères ; quant aux graines et aux racines, qu'elles soient préalablement lavées. La tisane une fois faite, passez-la à travers un linge ou une passoire. Choisissez un linge à tissu serré, pour passer la tisane, quand celle-ci a été faite avec une plante velue, comme la bourrache ou l'arnica. Si les poils restaient dans la tisane, ils exciteraient les parties enflammées de la gorge et provoqueraient de la toux.

Ne mettez le sucre, le sirop et le miel qu'après avoir passé la tisane. La quantité de ces substances ne devra jamais dépasser 80 gr. au plus par litre d'eau. Trop sucrée, la tisane augmente la soif chez les personnes altérées ; chez les convalescents, elle retarde le retour de l'appétit.

Dans la préparation des tisanes par infusion, la dose est d'environ 8 gr. ; elle est généralement de

30 gr. pour la décoction. Si la tisane se compose de plusieurs substances, on diminuera la quantité de chacune, pour avoir une dose normale. Souvent les médicaments qui entrent dans la composition d'une tisane demandent chacun un mode différent de préparation ; vous devez alors y avoir égard. Si, par exemple, la tisane ordonnée se compose de racines de grande consoude, lesquelles demandent une décoction d'une heure, et de racines de réglisse, lesquelles doivent être traitées par infusion, vous ferez bouillir la première substance pendant une heure ; vous ajouterez ensuite les racines de réglisse, et vous retirerez le vase de devant le feu, pour laisser infuser.

II

Administration.

« Peu et souvent », tel doit être le principe qui règle l'administration de la tisane. Un quart de verre environ, toutes les demi heures, suffit. Vous en diminuerez la quantité, si le malade se plaint de ce que les boissons lui pèsent sur l'estomac.

La même tisane dégoûtant facilement le malade, ayez sous la main plusieurs tisanes douées des mêmes propriétés, et alternez.

Conservez-la dans un lieu frais. Renouvelez-la toutes les 12 heures, en hiver, toutes les 6 heures, pendant les grandes chaleurs.

La nuit, entretenez la chaleur de la tisane, en la plaçant sur une veilleuse, au dessus d'une lampe allumée, ou bien en la renfermant en une chopine que le malade tiendra sous son oreiller. On aura soin de choisir des veilleuses de durée et sans fumée; nous recommandons, comme remplissant parfaitement ces deux conditions, les *Veilleuses Jeunet.*

V

VÉSICATOIRES

I

Pose d'un Vésicatoire.

L'application et le pansement d'un vésicatoire sont des opérations auxquelles il est important de ne pas rester complètement étranger, parce que souvent, dans la famille, on a l'occasion de les pratiquer. Nous indiquerons donc comment il faut procéder.

Si la peau de la partie où l'on veut appliquer un vésicatoire est couverte de poils, on doit la raser. On la frictionne avec un linge imbibé de vinaigre, jusqu'à ce qu'elle rougisse. Le vésicatoire étant disposé, on le fait chauffer légèrement et on l'applique sur la partie du corps où il doit être placé, en le pressant avec la paume de la main. — Au bras, le vésicatoire s'applique vers le côté interne; à la jambe, c'est un peu en arrière et en dedans du mollet, c'est-à-dire vers les parties qui sont les moins exposées à la pression et au choc des objets extérieurs.

L'emplâtre, mis en place, est recouvert d'une compresse, puis assujetti avec une bande roulée. Il faut veiller à ce que le bandage soit serré convenablement, sinon l'emplâtre glisserait et il en résulterait, pour le malade, des ampoules et des érosions sur une large surface. On évitera plus sûrement cet accident, en étendant, sur le pourtour du vésicatoire, une couche très mince de térébenthine ; il sera alors exactement maintenu.

Quelques heures après l'application de l'emplâtre, le malade éprouve de la chaleur, ensuite de la cuisson ; la peau rougit, puis se gonfle. L'ampoule apparaît, plus souvent, après 7 ou 8 heures, mais, quelquefois, seulement après 24 heures. Aussi, on n'ôtera un vésicatoire qu'après avoir connu, en soulevant un de ses bords, la production de la vessie ou gonfle. On applique préférablement le soir ce genre d'emplâtre, parce que le repos du malade contribue à empêcher qu'il ne change de place. En outre, les douleurs qu'il détermine passent souvent inaperçues pendant le sommeil.

Au premier pansement, on perce dans le bas l'épiderme soulevé par le liquide, et on fait écouler celui-ci. Si on a voulu produire un vésicatoire *volant*, c'est-à-dire ne devant pas avoir de durée, on recouvre la plaie avec une compresse enduite de cérat ou d'huile d'olive. Si, au contraire, on a eu l'intention d'avoir un vésicatoire *permanent*, c'est-à-dire une plaie suppurante devant être entretenue, on se sert, pour couvrir la plaie, d'une feuille de poirée ou de vigne. — Dans le premier cas, on laisse toujours l'épiderme, qui se recolle après un ou deux jours ; dans le deuxième cas, on l'enlève au deuxième pansement. Cette petite opération sera rendue moins douloureuse, si on la diffère d'une journée.

Pour enlever l'épiderme, on saisit, d'une main, avec une pince ou tout autre instrument semblable, la pellicule, à l'endroit où elle a été percée ; puis, de l'autre main, on élargit l'ouverture avec des ciseaux, après avoir soulevé la membrane, et l'on tire sur celle-ci, qui se détache plus facilement, si l'on donne, en même temps, quelques coups de ciseaux au pourtour de la plaie.

II

Pansement d'un Vésicatoire.

Le pansement consiste d'ordinaire à appliquer du beurre ou de la pommade en couche assez mince, soit sur du papier brouillard ou du linge fin un peu usé, soit sur des feuilles de poirée, tendres et fraîches, dont on aura d'abord aplati les côtés. Cet appareil doit être plus étendu que la plaie et la déborder pour prévenir des adhérences douloureuses. — Pendant les premiers jours, le beurre ou l'huile d'olive suffit pour entretenir la suppuration de la plaie, mais la production de l'humeur diminuant peu à peu, on mêle alors au beurre ou à l'huile de la pommade épispastique ; on l'emploie d'abord en très petite quantité ; on l'augmente, à mesure que la tendance de la plaie à sécher est plus marquée. Cette pommade, si on l'employait tout de suite, sans mélange, produirait une inflammation douloureuse.

Souvent, la pommade épispastique enflamme le contour de la plaie, quand elle est en contact immédiat avec la peau. Pour prévenir cette inflammation, ou même la guérir, si elle existe, on se sert d'une compresse présentant à son centre un vide, de la grandeur de la surface dénudée, et enduite de cérat sur ses bords. On l'applique, de manière qu'elle recouvre le contour de la plaie, et que la surface de celle-ci se trouve seule en rapport avec la feuille graissée de pommade épispastique. Par le même moyen, on combat la tendance de quelques vésicatoires à s'étendre.

Si la plaie du vésicatoire se recouvre d'une membrane blanche ou jaunâtre, vous appliquerez un cataplasme émollient ou adoucissant ; puis vous enlèverez cette concrétion membraneuse. Il arrive parfois que la plaie d'un vésicatoire, dont la suppuration est difficile à entretenir, se couvre d'ulcérations, à la suite de l'emploi de la pommade ; le mieux est de la laisser sécher et d'en former une autre, si la chose est nécessitée par la maladie. — Des boissons émollientes dissipent l'inflammation des organes urinaires, qui survient après l'application d'un vésicatoire. Du reste, cette inflammation ne tarde pas à disparaître, dès qu'on a enlevé le vésicatoire. Si elle survient lorsque l'application du vésicatoire est déjà ancienne, elle provient d'une pommade épispastique contenant des cantharides. Vous remplacerez alors celle-ci par une pommade au garou, ou bien vous entretiendrez la suppuration en plaçant, chaque jour, sur la plaie, un morceau d'écorce de garou, ramolli auparavant par son séjour dans de l'eau fortement vinaigrée, et, à défaut de garou, d'écorce fraîche de clématite.

Le vésicatoire doit être entretenu avec une grande propreté. A chaque pansement, il faut nettoyer la plaie avec un linge de toile, qu'on y applique un moment, en le tenant tendu, et qu'on enlève doucement. Souvent aussi, il est nécessaire de nettoyer les bords de la plaie avec un peu d'eau tiède, dont on imbibe un morceau de linge ou une petite éponge.

Dès qu'une inflammation des organes urinaires se déclare, après l'application d'une mouche de Milan, celle-ci sera enlevée immédiatement.

VINS

Vin céleste. — Prendre 1 litre de bon vin blanc, 125 gr. de sucre et 60 gr. d'aristoloche ronde, que l'on coupe par tranches et que l'on lave, après en avoir ôté l'écorce ; on met le tout dans un pot de terre vernissé ; on le ferme, de sorte que la vapeur ne sorte pas. — On fait bouillir à petit feu, 1 heure environ ; on laisse refroidir ; on passe dans un linge blanc et on met dans une bouteille qu'on bouchera hermétiquement. Au bout de 8 jours, ce vin ne pourra plus être employé intérieurement, mais on s'en servira extérieurement, après avoir ôté ce qui est moisi.

Ce vin est excellent pour guérir les *enflures* des membres, les *douleurs de reins,* de *côté et autres.* Il suffit de s'en frotter devant le feu et d'appliquer ensuite sur la douleur un linge imbibé de ce vin. Il préserve de la *peste* et du *poison,* pris intérieurement, 3 cuillerées, matin et soir.

V. de quinquina. — Mettre 62 gr. de poudre, dans 1 litre de vin blanc, préférablement de vin de Bordeaux. Si on donne, avec le sucre, de la consistance à ce liquide, on a le sirop vineux de quinquina.

VINAIGRES

V. camphré. — Camphre en poudre, 30 gr. ; vinaigre rectifié, 1 litre ; on dépose la poudre de camphre dans le vinaigre et on bouche le flacon. On agite et on laisse dissoudre. — Bon : 1° pour *désinfecter* les appartements ; 2° pour être respiré en cas de *syncope ;* 3° pour *gargarisme,* dans les affections scorbutiques ; 4° pour lotions, étendu dans une grande quantité d'eau, contre les menaces d'*infection* purulente et de *décomposition du sang,* de *charbon,* de *peste,* de *maladie contagieuse,* et contre les effets de *piqûre cadavérique.*

V. rosat. — Pétales desséchées de roses rouges, 50 gr. ; vinaigre rouge très fort, 500 gr. ; faire macérer pendant 8 jours. On s'en sert pour la toilette.

V. de senteur. — Mêler ensemble 2 gr. d'essence d'ambre et autant d'essence de lavande ; 1 gr. d'essence de girofle et autant d'essence de romarin ; 4 gouttes d'essence de cannelle, avec 60 gr. d'acide acétique et 15 gr. de baume noir du Pérou. On filtre et on conserve dans des flacons parfaitement bouchés.

V. de Pennès. — Nous ne saurions trop le recommander comme *antiseptique, cicatrisant, hygiénique.*

VOMITIFS

Certaines personnes, pour la plus légère indisposition, ou même par le simple désir de prévenir une maladie, se prescrivent à eux-mêmes et s'administrent un vomitif, sans être capables de juger s'ils ont besoin de ces remèdes ! Leur abus, cependant, est presque aussi préjudiciable à la santé que celui des purgatifs ; en débilitant les organes digestifs, ils exposent à contracter des maladies plus ou moins graves et d'une guérison toujours longue et difficile.

I

Leur administration dans les accidents.

Cependant, dans plusieurs circonstances, telles que les cas d'empoisonnement par de mauvais champignons et les indigestions accompagnées d'étouffement, il est nécessaire de provoquer, sans retard, les vomissements, en attendant les secours du médecin. On fera avaler, par gorgées, de l'eau tiède avec un peu d'huile d'olives. Si l'indigestion d'un enfant est causée par un excès d'aliments qu'il ne peut ni digérer, ni rejeter, et que le danger de suffocation soit imminent, on trempe dans de l'huile d'olives les barbes d'une plume, qu'on introduit à l'entrée du gosier, ce qui provoque infailliblement le vomissement et suffit pour faire cesser le danger.

Il y a encore certains cas dans lesquels il est urgent d'administrer un vomitif, en l'absence du médecin, lorsque, par exemple, des symptômes manifestes annoncent chez un enfant l'invasion du croup. Dans ce cas, on peut administrer soit du sirop d'ipécacuanha, par cuillerées, jusqu'à vomissement, soit une solution de 0 gr 05 à 0 gr 10 d'émétique, dans un demi verre d'eau sucrée, que l'on donne par cuillerées jusqu'à vomissement.

II

Leur administration dans les maladies.

Les vomitifs s'administrent ordinairement le matin, délayés ou dissous dans une verrée d'eau, que l'on boit en 2 ou 3 fois, à un quart d'heure d'intervalle.

Pour aider à vomir et rendre les efforts moins pénibles, on usera de boissons tièdes. Toutefois, on ne recourra à ces boissons que dans le cas où le malade éprouverait des nausées douloureuses et ferait de vains efforts pour vomir. Attendez que les vomissements aient commencé. Alors, vous réitérerez l'administration de la boisson, toutes les fois qu'ils auront lieu.

Quand la première dose ou la deuxième a produit des vomissements, vous cesserez l'administration du médicament, s'il a été prescrit à plusieurs doses d'une manière conditionnelle.

Si les vomissements, déterminés par l'émétique, devenaient excessifs, très douloureux, mêlés de sang, ou accompagnés de crampes, on en arrêtera les effets par l'administration d'une ou de plusieurs tasses de bouillon gras, ou, à défaut de bouillon, avec deux cuillerées de beurre frais fondu au bain-marie, données à intervalle d'un quart d'heure.

Le vomitif, parfois, produit des selles abondantes; dans ce cas, on agira comme pour une purgation, et on prendra, relativement au froid et au régime alimentaire, les mêmes précautions qui ont été recommandées à propos des purgatifs.

III

Emétique ou tartre stibié.

On appelle ainsi un tartrate d'antimoine et de potasse, fort employé comme vomitif. L'émétique, découvert, en 1631, par Adrien de Mynsicht, premier médecin du duc de Mecklembourg, fut employé d'une manière abusive, comme toutes les choses nouvelles, et produisit des accidents. Dès lors, toutes les préparations antimoniales devinrent suspectes, et la Faculté de Paris obtint un arrêt du Parlement qui en défendit l'usage ; mais Louis XIV, encore mineur, ayant été guéri par ce médicament, dit-on, qui lui avait été donné en secret, l'arrêt du Parlement fut révoqué vers 1665. Depuis cette époque, les services qu'il a rendus à la thérapeuthique sont si nombreux qu'il est devenu un des médicaments les plus précieux et les plus employés.

Comme vomitif, on le donne à la dose de 0gr10 à 0gr20, dans deux verres d'eau, pris par tiers, de demi heure en demi heure ; on aura la précaution de faire boire de l'eau tiède en abondance aux premiers vomissements, et lorsqu'il y en aura eu 3 ou 4, on cessera de faire prendre ce qui pourrait rester d'émétique.

Pour les enfants, on peut faire une potion très simple, sucrée et aromatisée de 120 gr. de liquide, avec 0gr10 à 0gr15 d'émétique ; on la donne par cuillerée à soupe, de quart d'heure en quart d'heure, et on cesse à deux ou trois vomissements.

A dose moindre et étendu dans une grande proportion d'eau, l'émétique devient purgatif.

On emploie aussi l'émétique à l'extérieur, pour déterminer une vive irritation à la peau et une éruption qui se présente sous l'apparence d'une éruption variolique locale ; pour obtenir ce résultat, il suffit d'en répandre 0gr.70 à 0gr.80 sur un emplâtre qu'on laisse en place quelques jours, ou de l'incorporer avec de l'axonge au tiers de son poids : c'est ce qui constitue la *pommade* d'*Autenrieth*.

La substance émétique la plus employée, après le tartre stibié, est l'ipécacuanha ; on l'emploie à la dose de 0gr.60 à 1gr.20, seul ou mélangé à moitié dose avec le tartre stibié.

VIN DE BORDEAUX Le malade, le convalescent ont besoin, le plus souvent, d'un bon vin de Bordeaux. Nous donnons à nos lecteurs le nom d'une maison honorable et digne de leur confiance. *(Voir aux Annonces).*

APOZÈME DE SANTÉ DOUX LAXATIF-RAFRAICHISSANT

Depuis la découverte de la circulation du sang par Harvez et celle de l'anatomie des tissus par Bichat, la connaissance des fonctions de l'organisme humain, la vraie physiologie est née.

On a compris que notre corps, au lieu de se diviser en trois cavités distinctes : la tête, la poitrine et l'abdomen, et en appendices ou membres, était un composé harmonieux de divers tissus qui se reproduisent sur toutes ses parties et dont la tonalité est entretenue par un liquide vital qui est le sang.

Ce ruisseau de vie qui traverse notre organisme, après s'être renouvelé dans les poumons, à chaque inspiration, par l'oxygène de l'air et purifié à chaque expiration par le rejet des résidus de la combustion interne, se ramifie en vaisseaux toujours plus ténus jusqu'à former dans les parties les plus éloignées du cœur un réseau capillaire non interrompu et dont les moindres canaux sont solidaires les uns des autres.

Une seule maille rompue dans ce réseau peut produire les accidents les plus graves : épanchements dans le cerveau, l'estomac, qui peuvent produire la mort ; étranglement dans les veines des jambes, du périnée ou d'autres parties, qui amènent des dilatations variqueuses ou des hémorroïdes ; tuméfactions, phlegmasies, inflammations, hémorrhagies, c'est-à-dire une quantité de maladies dont la cause unique doit être attribuée à un trouble quelconque dans la circulation normale du sang.

Cette énumération de maladies indique cette fois d'une manière tout autrement sérieuse, l'importance qu'il y a à entretenir la circulation régulière du liquide vital dans toutes les parties de notre organisme. A cet effet, la science a multiplié les moyens les plus divers, soit de ramener la circulation là où elle était interrompue, soit de provoquer l'hémorrhagie là où il y avait congestion, soit de l'arrêter là où il se produisait des ruptures dans les vaisseaux.

Un fait absolument logique, c'est la coexistence de la constipation avec l'hystérie, les hémorrhoïdes, la migraine et autres affections qui ont pour cause un dérangement dans la circulation sanguine.

Que faut-il donc faire ? Rétablir les fonctions digestives au moyen de laxatifs doux et rafraichissants, et, d'elle-même, la circulation du sang se rétablit, la douleur cesse, la tuméfaction diminue, l'hémorrhagie se tempère.

Tous les médecins du monde ont obtenu ce résultat par l'emploi de l'*Apozème de Santé* de Lemaire.

L'*Apozème de Santé* est le résultat de nombreux essais de l'association de plantes aromatiques et de substances salines dont les propriétés *laxatives, rafraichissantes, antispasmodiques et carminatives* ont été étudiés et calculées de façon à ce que une ou deux cuillerées à café du mélange, pris en infusion, produisent des effets désirables sans donner de coliques, ni amener de syncopes chez les personnes faibles.

L'*Apozème de Santé* convient à tous égards aux personnes sujettes :

A la Constipation. Maladie caractérisée par une souffrance des intestins qui ne remplissent plus leurs fonctions habituelles et sont le siège d'une inflammation plus ou moins grande due à ce qu'ils ne secrètent plus une quantité suffisante de liquide, pour humecter les résidus de l'alimentation ; par suite il y a accumulation de ces résidus qui durcissent et causent une douleur cuisante, d'autant plus gênante, que les intestins n'ayant plus assez de force pour se contracter et expulser au dehors leur contenu, deviennent le siège d'une inflammation qui détermine toujours dans la région du rectum des accidents graves connus sous le nom d'*Hémorroïdes*.

L'*Apozème de Santé* possède au plus haut degré la propriété de provoquer doucement une secrétion nécessaire et suffisante pour ramollir les matières durcies dans les intestins, et donner à ceux-ci une force contractive suffisante pour les expulser au dehors. La dose ordinaire de l'*Apozème de Santé* pour produire cet effet, est de deux cuillerées à café chez les personnes robustes, et d'une cuillerée chez les personnes délicates.

Les *Hémorroïdes* existent toujours en même temps que la *Constipation* à un degré plus ou moins développé.

Elles donnent lieu généralement à un écoulement sanguin qui peut devenir pour la santé du malade une cause sérieuse de danger. Le plus redoutable des accidents auxquels les *Hémorroïdes* donnent lieu, c'est leur étranglement que la Chirurgie combat d'abord avec les bains, les applications de sangsues et les mouchetures avec la lancette, puis quand tous ces moyens ont échoué, par la cautérisation avec le fer rouge, la ligature et l'excision avec un instrument tranchant. Malgré ces opérations, les malades succombent souvent soit à d'abondantes *Hémorrhagies* consécutives à l'opération, soit à la gangrène de l'intestin et des parties intérieures de l'abdomen, soit à l'infiltration purulente du tissu cellulaire du bassin, soit à des phlébites ou à des érysipèles consécutifs. Bien des médecins ont demandé à la matière médicale des spécifiques contre cette affection.

Résoudre les tumeurs hémorrhoïdales par un agent médicamenteux, sans avoir besoin d'avoir recours aux opérations incertaines de la Chirurgie, était un problème non moins intéressant pour la science que pour les nombreux malades qui souffrent des *Hémorrhoïdes.*

La grave solution de ce problème est aujourd'hui un fait acquis. L'*Apozème de Santé*, administré régulièrement à la dose de deux cuillerées à café par jour, tout en détruisant la constipation, ramène rapidement, dans la région hémorrhoïdale, la circulation du sang, et au bout de quelque temps la douleur cesse, la tuméfaction diminue, l'hémorrhagie se tempère, et l'étranglement, quand il a lieu, ne tarde pas à disparaître. Combien de personnes ont trouvé dans l'*Apozème de Santé* une guérison inespérée !

Cette préparation est aussi conseillée aux personnes qui souffrent de l'*Hystérie* et des *Maladies inflammatoires de la Vessie* ; par les substances salines et rafraîchissantes qui entrent dans sa composition, l'*Apozème de Santé* enlève rapidement l'inflammation qui est la cause de ces maladies, et ceux qui en souffrent se trouvent soulagés en peu de temps.

La population anglaise l'a compris, car chez elle, où l'*Hystérie* est une maladie très commune, on se sert aujourd'hui de l'*Apozème de Santé* avec un véritable succès.

Les personnes qui souffrent de la *Goutte ou des Rhumatismes* éprouvent journellement les meilleurs effets de ce médicament ; car ce qu'il faut, chez elles, c'est de ramener la circulation du sang à l'état normal et de redonner du ton à l'organisme entier.

Il est encore une affection qui se lie étroitement à la *Constipation*, je veux parler de la *Migraine*. Toutes les personnes constipées le savent bien, elles éprouvent toutes ce malaise, par suite de la chaleur très forte développée dans la région de l'*Abdomen* et des *Reins*; cette tension incommode fait refluer le sang vers la tête et produit ces migraines affreuses, hélas, trop connues !

L'action douce et bienfaisante de l'*Apozème de Santé*, en rafraîchissant le corps, rétablit les fonctions générales des intestins et avec le retour de la circulation régulière du sang, procure ce bien-être que chacun recherche. Les substances toniques qui entrent dans sa composition fortifient l'estomac, facilitent la digestion et le malade renaît, pour ainsi dire, à la vie.

Les bons témoignages que plusieurs médecins m'ont donnés, m'engagent à le propager, certain de rendre un véritable service aux nombreux malades qui souffrent de ces affections, et aux *Praticiens*, en leur faisant connaître un médicament exactement dosé et d'un effet certain.

Comme il est impossible de reproduire dans un prospectus tous les compliments élogieux adressés à l'*Apozème de Santé*, je me bornerai à citer textuellement les paroles que M. le Professeur P. Ménière, d'Angers, a prononcées à son cours à la Faculté de Médecine de Paris.

Extrait du cours fait à l'Ecole Pratique de la Faculté de Médecine de Paris, par le Docteur P. Ménière, d'Angers, Professeur de maladies des femmes :

« . . . . J'ai adopté et vous recommande tout spécialement non-seulement dans le cas actuel, mais dans la plupart des constipations, si fréquentes chez les femmes atteintes d'affections de matrice, l'*Apozème de Santé* de Lemaire.

« L'heureux dosage et l'intelligente association des substances qui constituent ce médicament offrent aux malades, aussi bien qu'aux personnes chez lesquelles la constipation est le symptôme prédominant de troubles organiques divers, un composé dont l'action est presque mathématique, le mode d'administration facile, et qui n'a aucun des inconvénients que je vous signalais tout à l'heure à propos des laxatifs et purgatifs ordinaires. . . . . . »

Je ne puis m'empêcher d'ajouter que l'*Apozème de Santé* de Lemaire a donné les meilleurs résultats dans les cas de constipation chez les jeunes filles qui éprouvent des douleurs au moment des menstrues, chez les femmes enceintes et chez les nourrices.

La vente considérable de ces produits dans toutes les parties du monde depuis plus de vingt ans, nous est une sûre garantie de son efficacité.

MODE D'EMPLOI. — L'*Apozème de Santé* se prend le soir, au moment de se coucher, lorsque la digestion est faite ; l'effet se produit le lendemain matin seulement. — Pour le préparer, prendre selon le besoin une ou deux cuillerées à café bien pleines, du mélange. Mettre dans une petite théière, verser dessus la valeur d'une tasse à thé d'eau bien bouillante, laisser infuser une demi-heure et passer. On peut boire chaud ou tiède à volonté et ajouter, si l'on veut, une cuillerée à bouche, de lait, de cognac ou de rhum.

(Voir aux annonces).

DICTIONNAIRE EXPLICATIF

DE QUELQUES MOTS MOINS GÉNÉRALEMENT CONNUS

ET RENFERMÉS DANS CE VOLUME

Acné, dartre légère, siégeant surtout aux épaules, sur le devant de la poitrine et au visage.

Acidules, médicaments tempérants et rafraichissants ayant une saveur aigre.

Acuminé, terminé en pointe acérée.

Aigrette, ensemble des poils simples ou plumeux qui couronnent les graines du pissenlit, etc.

Aigu, qui se termine en pointe.

Ailé, muni d'une membrane mince qui borde une graine, un fruit, et se nomme *aile*.

Alterne, se dit des feuilles placées des 2 côtés de la tige, à une hauteur différente : c'est le contraire des feuilles opposées.

Aménorrhée, suppression accidentelle des règles.

Antiseptiques, remèdes qui s'opposent à la putréfaction.

Antispasmodiques, remèdes employés contre les spasmes ou les convulsions.

Apéritif, remède que l'on supposait ouvrir les vaisseaux et faciliter la circulation capillaire.

Articulation, jointure de parties, qui, à une certaine époque, se séparent sans déchirure.

Articulé, muni d'articulations.

Astringent, médicament qui resserre les tissus, qui arrête les hémorrhagies capillaires.

Atténuants, médicaments auxquels on attribue la propriété de rendre les humeurs moins épaisses.

Aubier, bois imparfait, situé entre l'écorce (à l'intérieur) et le bois proprement dit (à l'extérieur).

Axillaire, qui est placé dans l'aiselle ou l'angle formé par le rameau, la feuille et la tige, ou par la feuille et le rameau.

Baie, fruit simple, mou, charnu, sans noyau, et ne s'ouvrant point spontanément.

Béchique, médicament que l'on donne contre la toux et les inflammations des bronches, de la trachée artère.

Bisannuelle, plante qui naît et produit des feuilles la 1re année, fructifie et meurt dans la 2e.

Bractée, organe membraneux, écailleux ou filiforme qui avoisine les fleurs.

Bulbe, bourgeon renflé placé au collet de la racine.

Cachexie, dépérissement qui suit les maladies longues ou état qui nous représente l'idée d'une constitution profondément altérée.

Calmant, substance qui calme les douleurs.

Cannelé, portant alternativement des côtes et des sillons.

Capillaire, mince comme un cheveu.

Capitule, réunion de fleurs sessiles ou presque sessiles sur un réceptacle commun.

Capsule, fruit sec s'ouvrant par des valves ou des pores.

Carminatifs, médicaments qui ont la propriété d'expulser les gaz intestinaux.

Céphaliques, médicaments propres à guérir les maladies de la tête de nature nerveuse.

Chaton, assemblage de fleurs sessiles ou presque sessiles, sur un axe commun, et qui tombent, sans se désunir, après la floraison.

Chlorose, ou *pâles couleurs*.

Chronique, maladie qui dure longtemps.

Cilié, bordé de cils.

Collerette, involucre de l'ombelle dans les plantes de la famille des ombellifères.

Cordial, substance qui excite les mouvements du cœur et augmente la force du pouls.

Cordiforme, en forme de cœur.

Corolle, enveloppe florale intérieure, placée immédiatement au dehors des étamines et ordinairement *colorée*. Les feuilles ou pièces de la corolle se nomment pétales.

Corymbe, disposition des fleurs portées sur des pédoncules qui atteignent la même hauteur, mais qui ne partent pas du même point.

Délayants, médicaments qui augmentent la liquidité du sang.

Dépuratifs, médicaments qui passent pour avoir la propriété de retrancher de la masse des humeurs les principes nuisibles qu'elles peuvent contenir, et de les porter au dehors par la transpiration, les urines, etc.

Dérivatifs, on les emploie pour amener une dérivation.

Dessiccatifs, médicaments topiques propres à dessécher les plaies ou ulcères, soit en absorbant le pus, soit en modérant ou arrêtant sa sécrétion.

Détersifs, médicaments topiques propres à nettoyer les plaies ou les ulcères.

Diaphorétiques, ou *sudorifiques*.

Digestifs, substances qui favorisent la digestion.

Digitation, insertion des feuilles au même point en divergeant comme les doigts de la main.

Digité, même sens.

Dioïque, plante dont les fleurs mâles et les fleurs femelles sont séparées sur des individus différents.

Diurétique, qui augmente la sécrétion urinaire, en calmant les irritations des reins.

Drastiques, ou purgatifs énergiques.

Dyspnée, difficulté de respirer, oppression.

Ecchymose, épanchement de sang entre la peau et la chair, ordinairement le résultat d'une contusion.

Emétique, synonyme de *vomitif*.

Emménagogues, médicament qui provoque les règles.

Emollients, médicaments qui ont la propriété de relâcher les tissus et de combattre les inflammations.

Epicarpe, épiderme du fruit.

Erythème, inflammations superficielles de la peau, avec rougeur et chaleur.

Etalé, rameau, feuille, fruit, formant un angle droit avec la tige.

Excitant, qui excite, qui stimule l'organisme et le cœur en particulier.

Expectorant, substance qui a la propriété de favoriser l'expulsion des matières contenues dans les bronches.

Fébrifuge, qui chasse la fièvre, empêche le retour des accès.

Fibre, filament des végétaux.

Filiforme, allongé, grêle et cylindrique comme un fil.

Flatulent, rempli de flatuosités ou d'accumulations de gaz dans le corps.

Fleuron, corolle des fleurs composées, tubuleuse dans toute sa longueur et ordinairement à 5 lobes.

Floconneux, qui ressemble à des flocons.

Fondants, médicaments auxquels on attribue la propriété de résoudre les engorgements.

Follicule, fruit sec, membraneux.

Foliole, petite feuille.

Fronde, organe qui porte l'appareil reproducteur dans les fougères.

Galactorrhée, secrétion anormale du lait.

Géminé, disposé deux à deux.

Glabre, se dit d'une surface totalement dépourvue de poils.

Globulaire, qui a la forme d'un globe.

Glauque, d'un vert de mer, mat et grisâtre.

Gonorrhée, maladie inflammatoire des organes génitaux.

Hématurie, pissement de sang.

Hémostatiques, substances que l'on emploie pour arrêter les hémorrhagies.

Herbacé, se dit des plantes dont la tige périt après la fructification.

Hampe, pédoncule radical, qui ressemble à une tige, mais qui ne porte pas de feuilles.

Incisé, divisé comme avec un instrument tranchant.

Incisifs, médicaments qui ont la propriété de diviser les humeurs qu'on suppose épaisses et coagulées. Synonyme *d'expectorants*.

Involucre, assemblage de bractées ou feuilles florales qui entourent les fleurs à leurs pédoncules.

Lancéolé, se dit des feuilles dont les deux bords se rapprochent vers le sommet en fer de lance.

Laxatifs, médicaments qui purgent sans irriter.

Linéaire, se dit d'une surface longue, étroite, à côtés parallèles.

Lobe, division large et arrondie de certaines feuilles.

Leucorrhée, *flueurs blanches*.

Mucilagineux, médicaments qui renferment une grande quantité de substances se rapprochant beaucoup de la gomme et qui rendent l'eau visqueuse. Ce sont des *émollients*.

Narcotique, médicament qui produit l'assoupissement, qui endort.

Narcotico-âcre, médicament qui irrite l'appareil digestif, tout en agissant sur le système nerveux.

Nervures, fibres plus ou moins saillantes qui parcourent le limbe des feuilles.

Oblong, en forme d'ellipse allongé.

Ombelle, disposition des fleurs portées sur des rayons partant d'un centre commun et s'élevant à une même hauteur.

Opposé, se dit des feuilles qui naissent vis-à-vis l'une de l'autre, une de chaque côté de leur support.

Palmé, semblable à une main ouverte.

Panicule, inflorescence caractérisée par des fleurs insérées sur des pédoncules longs, rameux, et dont les supérieurs sont plus courts que les inférieurs.

Pectoral, médicament propre à agir sur les organes pectoraux, à combattre les bronchites, les rhumes.

Pédicelle, dernière division d'un pédoncule rameux, celle qui porte la fleur.

Pédicule, toute partie d'une plante qui en supporte une autre et qui est plus mince ou plus grêle qu'elle.

Pédoncule, support particulier des fleurs.

Pétiole, support particulier de la feuille.

Persistant, ce mot s'applique plus ordinairement aux feuilles qui restent plus d'une année.

Pinnatifide, se dit de la feuille divisée jusqu'au milieu de son limbe, partie mince de la feuille directement insérée sur la tige.

Pivotant, qui s'enfonce perpendicalairement en terre.

Psoriasis, inflammation chronique de la peau, non contagieuse, mais héréditaire, dont les éruptions écailleuses, une fois sèches, remplissent, en se détachant, les vêtements et le lit du malade.

Pubescent, garni de poils fins, de duvet.

Pulpe, partie molle des substances végétales, qui se rencontre surtout dans plusieurs fruits, racines ou feuilles.

Radical, qui part de la racine ou qui appartient à la racine.

Rafraîchissants, substances propres à calmer la soif et à diminuer la température du corps.

Rampante, tige qui pousse en se couchant sur le sol.

Réceptacle, dilatation du pédoncule, quelquefois à peine apparente, d'autres fois très développée, sur laquelle sont insérées les fleurs.

Résolutifs, médicaments qui déterminent la guérison par le retour de la partie malade à son état normal.

Réticule, qui offre l'apparence d'un réseau, d'un filet.

Révulsifs, médicaments qui détournent le principe d'une maladie, une humeur, vers une partie plus ou moins éloignée.

Rhizome, organe moitié tige, moitié racine, qui présente à sa surface des écailles, des cicatrices.

Rubéfiant, substance qui rougit les parties sur lesquelles on les applique.

Sagitté, se dit des feuilles en forme de fer de flèche.

Sarmenteux, ligneux, grêle et grimpant.

Sédatif, médicament employé pour combattre les inflammations douloureuses.

Sternutatoires, médicaments qui provoquent l'écoulement nasal et l'éternuement.

Sessile, qui n'a pas de support propre ; feuille sans pétiole ; fleur sans pédoncule ; pétale sans onglet.

Simple, feuille dont toutes les parties sont contenues ensemble.

Solitaire, qui est seul, isolé.

Spadice, assemblage de fleurs nues, unisexuelles, insérées sur un support charnu.

Spathe, bractée ample, membraneuse, qui entoure les fleurs dans certaines espèces.

Stimulants, médicaments qui ont la propriété d'exciter l'action organique des divers systèmes de l'économie.

Stomachiques, médicaments excitants, qui fortifient l'estomac et facilitent la digestion.

Strié, pourvu de stries ou de sillons parallèles et peu profonds.

Succulent, qui a beaucoup de suc.

Sudorifique, substances qui, en général, excitent les organes de la circulation, activent la transpiration cutanée, provoquent la sueur.

Suppuratifs, médicaments qui facilitent la suppuration.

Tempérants, agents acidules qui rafraîchissent les organes et sont employés à l'intérieur et à l'extérieur comme antiphlogistiques.

Thyrse, disposition en pyramide des fleurs de certains arbres, marronniers, lilas.

Tomenteux, se dit des tiges ou des feuilles qui ont l'apparence du drap, du velours.

Tonique, qui excite doucement l'économie animale, qui fortifie les tissus, combat les faiblesses.

Topiques, médicaments qu'on applique à l'extérieur sous forme d'emplâtres, d'onguents, de cataplasmes, de fomentations, de frictions, etc.

Traçant, rampant.

Verticille, réunion de feuilles, de fleurs, disposées en anneau autour de leur support commun.

Verticillé, disposé en verticille.

Vésicant, remède qui, appliqué sur un tissu vivant, soulève l'épiderme et produit des espèces de vessies.

Visqueux, gluant.

Vivace, plante dont la racine vit plusieurs années, et dont les tiges ne fructifient qu'une fois.

Vrille, fils ordinairement en spirales, à l'aide desquels certaines plantes s'accrochent aux corps voisins.

Vulnéraires, médicaments qui favorisent la cicatrisation des plaies.

I

TABLE GÉNÉRALE DES PLANTES

RENFERMÉES DANS LA PREMIÈRE PARTIE

La disposition des Plantes par ordre alphabétique dans le volume rendant superflu le renvoi à la page, nous l'avons supprimé.

S

T

V

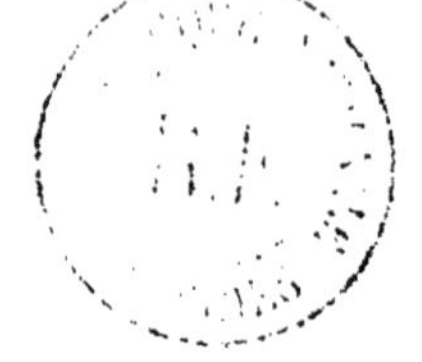

II

TABLE GÉNÉRALE DES MALADIES

ET

DES REMÈDES

RENFERMÉS DANS LES TROIS PARTIES DE L'OUVRAGE

Le chiffre I désigne la Première Partie; — II, la Deuxième; — III, la Troisième. Le lecteur, en s'y reportant, trouvera les renseignements nécessaires sur les maladies et leurs remèdes.

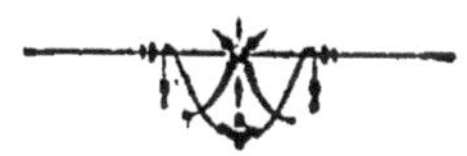

Saint-Amand (Cher). — Imprimerie catholique Saint-Joseph.
Fondateur : l'Abbé J. PAILLER. — Gérant : Em. CHAGNON.

SOUS PRESSE

MES BÊTES

HYGIÈNE ET MALADIES DE L'ÉCURIE,
DE L'ÉTABLE, DE LA BERGERIE,
DE LA BASSE-COUR, DU COLOMBIER
ET DU VIVIER

In-octavo avec gravures

Pour paraître prochainement

MES OISEAUX

HYGIÈNE ET MALADIES DES OISEAUX
D'AGRÉMENT

Saint-Amand (Cher). — Imprimerie Catholique Saint-Joseph.

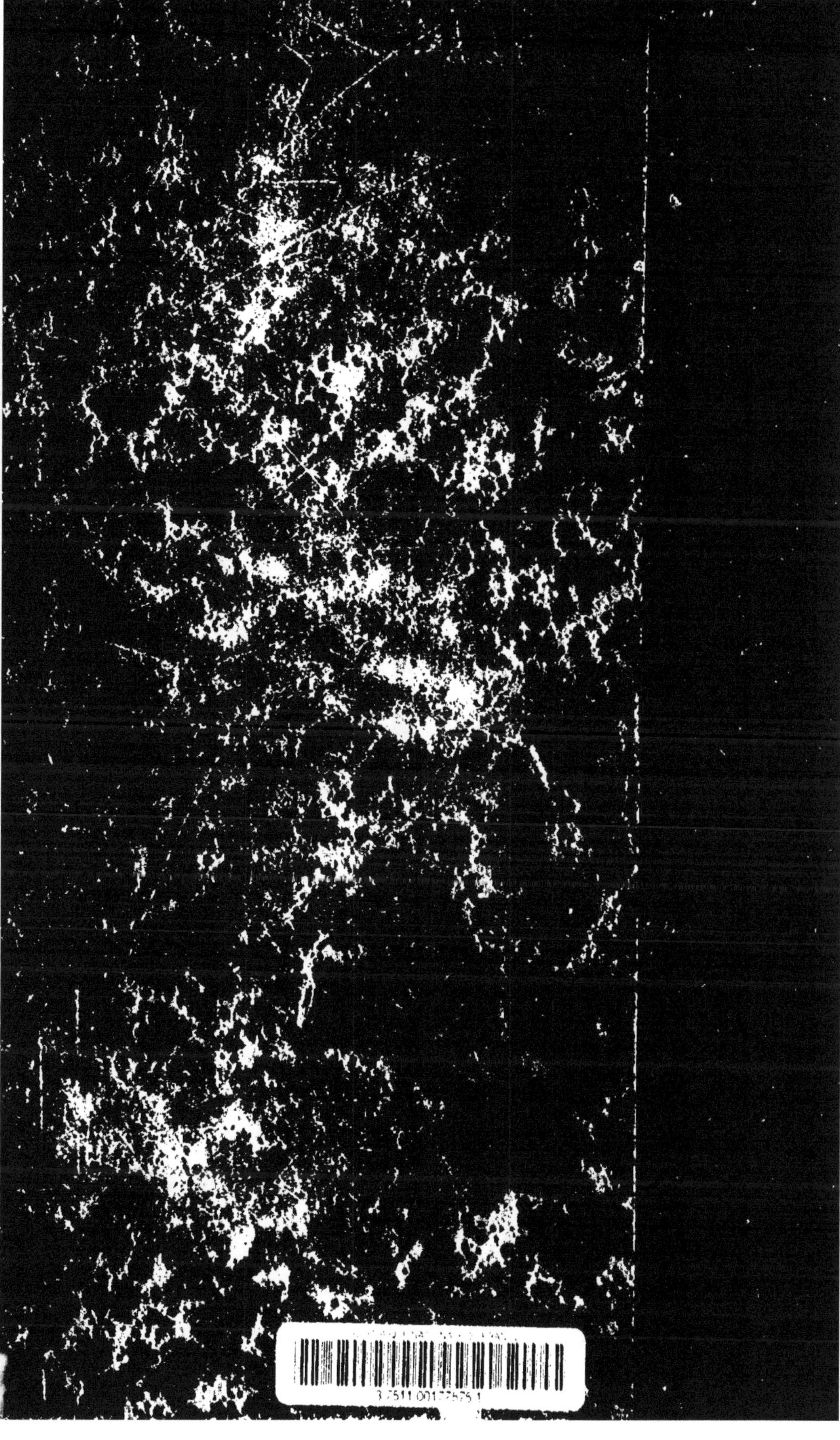

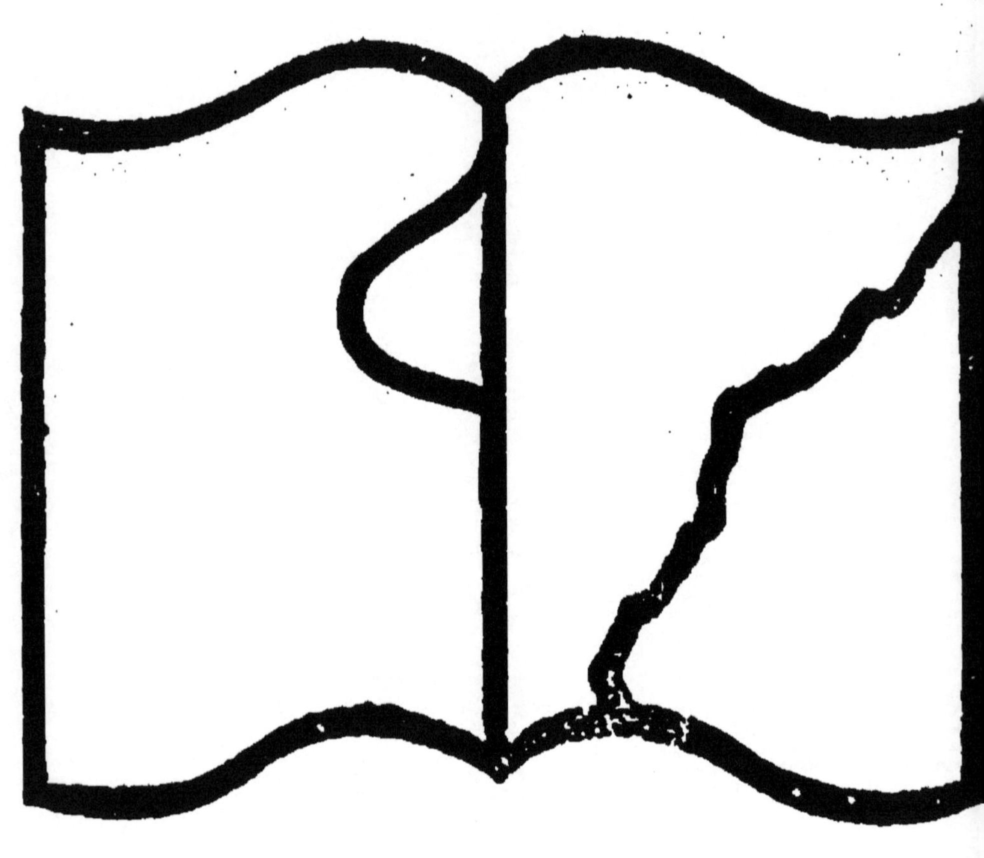

www.ingramcontent.com/pod-product-compliance
Ingram Content Group UK Ltd.
Pitfield, Milton Keynes, MK11 3LW, UK
UKHW020305200726
13857UKWH00001B/89

9 782012 932487